本书受国家自然科学基金重点项目"健康中国背景下基层卫生服务能力提升研究：理论与机制"（编号：71734003）、南京医科大学公共管理重点学科建设项目、南京医科大学学术著作出版资助项目和江苏省卫生健康委医学科研立项项目（编号：Z2022038）的资助

基层卫生服务治理
中国的实践与经验

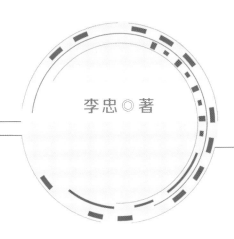

李忠◎著

中国社会科学出版社

图书在版编目（CIP）数据

基层卫生服务治理：中国的实践与经验/李忠著 . —北京：中国
社会科学出版社，2023.2
ISBN 978-7-5227-1382-3

Ⅰ . ①基…　Ⅱ . ①李…　Ⅲ . ①医疗卫生服务—体系建设—
研究—中国　Ⅳ . ①R199.2

中国国家版本馆 CIP 数据核字（2023）第 026142 号

出 版 人	赵剑英
责任编辑	刘晓红
责任校对	周晓东
责任印制	戴　宽

出　　版	中国社会科学出版社
社　　址	北京鼓楼西大街甲 158 号
邮　　编	100720
网　　址	http：//www.csspw.cn
发 行 部	010-84083685
门 市 部	010-84029450
经　　销	新华书店及其他书店

印　　刷	北京君升印刷有限公司
装　　订	廊坊市广阳区广增装订厂
版　　次	2023 年 2 月第 1 版
印　　次	2023 年 2 月第 1 次印刷

开　　本	710×1000　1/16
印　　张	15.5
插　　页	2
字　　数	249 千字
定　　价	86.00 元

前　　言

　　党的十九大报告指出，中国特色社会主义事业进入了新时代，我国社会主要矛盾已经转化为"人民日益增长的美好生活需要和不平衡不充分的发展之间的矛盾"。[①] 当前，我国医疗卫生事业存在的突出矛盾是人民群众日益增长、不同层次的医疗卫生服务需要与优质医疗资源总量不足、结构分配不合理之间的矛盾，存在着区域、城乡、服务机构和学科范围间发展不平衡不充分等问题。伴随着社会经济、人口结构和居民价值观念等巨大变化，我国居民健康需要出现了层次性变化，涌现出新的健康服务需要、卫生服务需求和利用。健康需要已经不再局限于"预防为主"和"治疗性"的生存需要，也出现了长期照护、医养结合、安宁疗护、医疗旅游、互联网医疗等新业态和新的服务模式，逐步形成了健康产业的消费性、发展性和社会性需要。[②③] 人的需要基本属性指出，人的需要是在社会实践中创造的，随着生产力的发展和时代的变化而不断变化，也受到客观条件的约束。[④] 长期以来，我国对健康需要满足的认识多停留在专业医疗卫生服务体系中，如医疗、公共卫生等

---

　　① 习近平：《决胜全面建成小康社会夺取新时代中国特色社会主义伟大胜利——在中国共产党第十九次全国代表大会上的报告》，中国共产党新闻网，http://cpc.people.com.cn/19th/n1/2017/1027/c414395-29613458.html.

　　② Feng Z., et al., "Long-term Care System for Older Adults in China: Policy Landscape, Challenges, and Future Prospects", *The Lancet*, Vol. 396, No. 10259, Oct 2020.

　　③ Huang Q. S., "A Review on Problems of China's Hospice Care and Analysis of Possible Solutions", *Chinese Medical Journal*, Vol. 128, No. 2, Jan 2015.

　　④ 高峰、胡云皓：《从马克思的需要理论看新时代中国社会主要矛盾的转化》，《当代世界与社会主义》2018年第5期。

"小健康"领域，具有一定的不完整性。党的十八大以来，"大健康"价值理念不断深入人心，健康理念逐渐融入公共政策制定与实施的全过程。① 只有充分认识到居民健康需要内涵在"大健康"视域下的外在延展，才能够通过一系列的制度安排②和政策供给改变以医院为中心的服务供给、实现以基层为重点的改革目标，有效促进体系衔接和整合。③

作为政府履行健康责任的主要方式之一，医疗卫生服务体系的高质量发展是社会公平正义的重要体现，是社会凝聚力和经济发展的重要保障，与民生和社会治理两大社会建设的根本任务密切相关。④ 伴随着健康需要结构和层次的动态变迁，如何把握居民健康需要、医疗卫生需求与利用的理论逻辑与实践路径，最大限度地满足人民群众的需要，实现基本医疗卫生服务的均衡供给，是实现多重卫生政策目标、促进医疗卫生服务体系可持续发展的核心任务之一。有研究指出，20世纪80—90年代医疗改革的曲折和挑战很大程度上是医疗卫生服务体系有效治理匮乏引发的，体现在医疗卫生领域"九龙治水"、管理网络复杂、制度框架新旧体制并存。⑤ 新医改以来，政府对于医疗卫生领域的投入增长迅速。但是，受限于基层医疗卫生机构（以下简称基层机构）较弱的服务能力，居民往往对基层机构信心不足，造成了患者就医选择的"整体性迁移"。作为医疗卫生服务体系的网底，基层医疗卫生服务体系是全民健康的"守门人"，在保障人群健康方面发挥着不可替代的作用。2016年，世界银行、世界卫生组织和中国财政部、国家卫生计生委、人力资源和社会保障部联合发布《深化中国医药卫生体制改革——建

① 申曙光、马颖颖：《新时代健康中国战略论纲》，《改革》2018年第4期。
② 霍尔（Hall，1986）将制度界定为在政治和经济各领域形塑个人之间关系的正式规则、顺从程序和标准的惯例。其中，宏观层面指的是与民主主义和资本主义相关的基本组织结构，是约束政策方向的结构性框架。中观层面的制度指的是有关国家和社会基本组织结构的框架，对社会集团间的权力关系、国家政策的制定和执行产生影响，是解释各国政策差异的主要变量。微观层面指的是公共组织的标准化惯例、规定和日常程序，包括了正式、非正式两种，其稳定性最差。
③ 巩瑞波、韩喜平：《"需要"与"发展"关系视角下的共享理念论说》，《学术交流》2018年第5期。
④ Yip W., et al., "Early Appraisal of China's Huge and Complex Health-care Reforms", *The Lancet*, Vol. 379, No. 9818, Jun 2012.
⑤ 申曙光、马颖颖：《新时代健康中国战略论纲》，《改革》2018年第4期。

设基于价值的优质服务提供体系》报告指出：不断增加的医疗费用支出加重了医疗保险基金和财政支出的负担，我国医疗卫生服务体系存在费用激增、边际健康产出减少的"低价值服务风险"，提高医疗卫生体系的运行效率需要加强各级医疗卫生机构门诊服务和基层机构医疗卫生服务的利用。① "健康中国 2030" 规划指出要逐步缩小城乡、地区和人群间健康水平的差异。② 2020 年 6 月开始实施的《中华人民共和国基本医疗卫生与健康促进法》（以下简称《基本医疗卫生与健康促进法》）规定，基本医疗卫生服务是指维护人体健康所必需、与经济社会发展水平相适应、公民可公平获得的，采用适宜药物、适宜技术、适宜设备提供的疾病预防、诊断、治疗、护理和康复等服务。

既往研究已经指出了当前居民的健康服务需要未被充分评估，健康服务供需矛盾在一定程度上造成了医疗资源的浪费和卫生费用的不合理增长。③④ 新医改以来，我国医保基金规模、医务人员数量和床位数迅速增长，但是不同层级医疗卫生机构服务供给、利用和效率差别较大，出现了基层机构资源利用率不高、医务人员工作积极性不高、服务供给失衡等现象。⑤ 第一，正如社会经济发展的区域差异，医疗卫生服务体系发展的区域差异也是无法避免的，原因在于不同区域社会文化背景和人口结构不同、不同人群的支付能力和意愿也不同，形成的健康需要、医疗卫生服务需求与利用也有所差异，对基层机构服务供给的引导作用也不同。⑥ 第二，如果服务供给未能够从政府健康责任出发，则会出现尽管强调"保障公益性"，但是"一刀切"政策导致了资源配置、机构

① World Bank：*Healthy China：Deepening Health Reform in China：Building High-Quality and Value-Based Service Delivery*，World Bank Publications，https：//openknowledge. world-bank. org/bitstream/handle/10986/31458/9787509591802. pdf.

② 中共中央国务院：《"健康中国 2030" 规划纲要》，中国政府网，http：//www. gov. cn/zhengce/2016-10/25/content_5124174. htm.

③ Meng Q. ，et al. ，"What Can We Learn from China's Health System Reform?"，*BMJ*，Vol. 365，Jun 2019.

④ Li Z. ，et al. ，"End-of-life Cost and Its Determinants for Cancer Patients in Urban China：a Population-based Retrospective Study"，*BMJ Open*，Vol. 9，No. 3，Mar 2019.

⑤ Li X. ，et al. ，"The Primary Health-care System in China"，*The Lancet*，Vol. 390，No. 10112，Dec 2017.

⑥ Yang G. ，et al. ，"Rapid Health Transition in China，1990-2010：Findings from the Global Burden of Disease Study 2010"，*The Lancet*，Vol. 381，No. 9882，Jun 2013.

定位与服务供给"脱钩"，出现基层机构资源配置和服务供给不匹配的现象。第三，如果制度安排和政策供给未能充分结合区域资源禀赋特征，则会出现特定基层机构重复"标准化"建设、服务供给不充分不均衡等现象。①

深化医改事关人民群众健康福祉，任务艰巨、责任重大。基本医疗卫生服务的充分和有效保障是居民基本健康权得到满足的重要体现，基层机构服务的有效供给是国家治理能力的外在体现，也是民生建设的重要抓手，更是居民获得感和幸福感的重要保障。基层机构供给失衡和有效治理不足一定程度上导致了当下居民就医行为的"整体性迁移"，加剧了"基层机构—医院"双要素间的冲突和矛盾。② 医疗卫生服务体系的"小修小补"忽略了体系改革的整体性和系统性。作为医疗卫生服务体系的网底，基层机构服务供给是否充分、均衡和有效一定程度上决定着"医改"成果能否取得、维持和制度化，即通过基层机构服务的均衡供给承接各项改革成果，最大限度地降低卫生服务的不合理利用和卫生费用的不合理增长，提高服务体系筹资的可持续性。如果政府在健康服务领域上角色缺位与扭曲，将无法体现政府在居民健康保障方面的价值理念，不利于医疗卫生服务体系整体绩效作用的提升。③ 然而，财政补助投入的不足或者医保支付方式改革、薪酬制度改革等配套措施的不完善一定程度上影响了我国基本医疗卫生事业的发展，比如家庭医生签约制度的有效落地、全科医生的有效培养、县域内就诊比例提升等目标的实现。因此，基层机构服务均衡供给、资源投入和有效治理已经成为国家治理和民生建设的主要挑战之一，也是国家医疗卫生服务体系加强和治理的核心目标之一。目前，国内已有大量研究指出基本药物、基础设

---

① 李忠、张亮：《卫生服务体系发展不充分不平衡与有效治理：一个理论分析框架》，《中国卫生政策研究》2019 年第 9 期。

② 利伯曼（Lieberman，2002）指出：制度要素间的冲突和断裂导致制度的变迁，多个要素构成的制度貌似稳定，但其内部始终存在要素间冲突的可能性，冲突激烈程度越高，制度变迁的可能性就越高。

③ 傅虹桥：《新中国的卫生政策变迁与国民健康改善》，《现代哲学》2015 年第 5 期。

施、人力资源、医联体建设对基层机构服务供给的影响。①②③ 但是，现
有研究较少从基本健康服务需要满足、区域特征"适宜"的制度安排和
政策供给进行，尚未见基层机构服务供给失衡与治理机制相关研究。

　　由于社会经济发展水平的不同，各国基本医疗卫生服务供给范围和
保障程度均有不同，区域间服务供给主体（基层机构、独立执业个体
等）构成有所差异。我国的二级医院、三级医院提供了大量"本应"
由基层机构提供的医疗卫生服务，在一定程度上引发了患者"整体性
趋高就医"这一现象。同时，村卫生室和社区卫生服务工作站、医务
室、门诊部和诊所等由于自身规模及服务能力的局限性，服务供给项目
的范围相对有限。因此，本书主要选择乡镇卫生院和社区卫生服务中心
作为研究对象，从治理理论视角对其服务供给失衡形成机制进行研究，
分析居民健康需要、资源禀赋对基层机构服务供给，服务供给对患者结
局的影响机制。在上述研究基础上，梳理政府、医院、医保和财政等主
体制度安排和政策供给对基层机构服务供给的作用点，分析不同关键利
益主体制度安排和政策供给对基层机构服务均衡供给和有效治理的影响
机制，解释基层机构服务均衡供给的促进性和障碍性因素，揭示基层卫
生服务治理的内在机制和有效策略，为响应居民基本健康服务需要、医
疗卫生资源优化配置、制度安排和政策供给提供依据。

　　根据研究目标，本书主要采用了如下研究方法：①文献研究法。系
统梳理医疗卫生治理的研究现状，确定医疗卫生治理，特别是基层医疗
卫生服务供给失衡与治理的主流框架和典型模式。考虑到专业文献数据
库无法纳入重要的灰色文献，一方面，本书尽可能收集与基层机构发展
相关的政策文件以及世界卫生组织、世界银行等国际组织的相关报告；
另一方面，本书梳理了典型国家基层医疗卫生服务体系发展过程中的关
键目标、治理框架等资料，重点总结和比较相关指标的适用性和情境化

　　① Xu J., Mills A., "Challenges for Gatekeeping: a Qualitative Systems Analysis of a Pilot in Rural China", *International Journal for Equity in Health*, Vol. 16, No. 1, Jul 2017.

　　② Chen M., et al., "Does Economic Incentive Matter for Rational Use of Medicine? China's Experience from the Essential Medicines Program", *Pharmacoeconomics*, Vol. 32, No. 3, Mar 2014.

　　③ Xu J., et al., "Effectiveness of Primary Care Gatekeeping: Difference-in-differences Evaluation of a Pilot Scheme in China", *BMJ Global Health*, Vol. 5, No. 8, Aug 2020.

的可能性，构建和完善研究过程中的相关指标框架。②比较研究法。一个国家的医疗卫生服务体系发展取决于政治、经济、社会等多种因素，尽管一国的医疗卫生服务体系受到政治经济、社会文化的影响程度各不相同，但其均为民生建设的重要抓手，是各国政府获得居民支持的基石。因此，研究需要整体、系统、综合、连贯地进行不同治理模式和治理框架的比较分析，结合世界卫生组织、世界银行等组织发布的公开报告和相关数据，对相关研究结果进行讨论分析，丰富供给失衡形成机制与有效治理机制研究的理论解释和实践应用价值。③规范分析法。规范分析重点回答"事物的本质应该是什么，事物应该怎样运行"的问题，是以一定的价值判断为基础，制定相应的价值标准，指导特定问题的分析和相应决策的提出。本书从公共政策、伦理学、社会学、政治经济学等多学科视角对基本医疗卫生服务属性、供给边界、供给失衡与有效治理进行了价值判断。④现场调查法。2018年，研究团队采取多阶段分层抽样方法对山东、广东、湖北、河南、贵州、重庆6省份的36个县/区的基层机构（乡镇卫生院和社区卫生服务中心）开展了调查，考察了部分县/区的制度设计和政策供给情况，进行了大规模的问卷调查和卫生统计信息直报系统的数据收集。2019年，研究团队又受国家财政部和国家卫生健康委员会委托对基层机构运行机制和财政投入政策进行了研究，其间召开了多次专家论证会，同时对湖北省和广东省的两个县/区进行了典型案例研究。

　　本书以"制度（有效治理）—结构（资源投入）—过程（基层机构服务供给）—患者结局"为主要分析框架开展研究：第一章梳理了我国基层医疗卫生体系在社会经济不同发展阶段的变迁，及其与国民健康改善间的关系。第二章结合国家治理现代化和现代医疗卫生体制改革时代背景，对基层医疗卫生体系相关制度安排和政策供给进行了分析，提出新时代基层医疗卫生服务体系的功能重建与再定位。第三章对国内外基层医疗卫生服务供给的发展和研究现状进行了文献综述，① 分析了基层卫生服务治理的国际经验与教训。第四章从人的需要理论、健康公

---

　　① 考虑到不同国家和地区医疗卫生服务体系有所不同，且部分国家和地区家庭医生、独立诊所等个体执医现象较多，涉及其他国家和地区相关资料比较分析时，本书使用了"基层医疗卫生服务供给"这一表述。

平理论、区域差异理论和治理理论出发，界定了居民健康需要的内涵及其与基层卫生服务供给的逻辑关系，总结了基层卫生服务体系发展面临的新形势，论证了基层卫生服务供给与公共利益满足间的关系。第五章首先提出了基层卫生服务供给有效治理的分析框架、基层机构服务供给失衡的测量指标和层次；其次，从基本医疗服务项目和基本公共卫生服务项目两个方面对我国基层机构服务项目供给进行了测量，并对基层机构服务供给的"供需失衡"和城乡、区域失衡进行了分析和讨论，即框架中"过程（基层机构服务供给）"的失衡分析；最后，选择安宁疗护这一典型服务短板进行健康整合视角下的服务供给路径分析。第六章首先从资源禀赋视角出发，开展了不同基层机构服务供给范围分组下资源配置等变量的比较分析，测算了资源配置等要素对基层机构服务供给项目数量的影响；其次，对服务供给的相关影响因素，特别是对基层机构财政补助投入占总收入比例与基层机构服务供给项目数量间的倒"U"形曲线关系进行了检验，即框架中"结构（基层机构相关资源配置）—过程（基层机构服务供给项目数量）"间的关系分析；最后，研究聚焦于基层机构服务供给项目数量对患者结局的影响机制，分析基层机构服务供给对住院患者服务利用、医疗质量和费用影响的边际效应，即改善基层机构服务供给失衡的潜在收益。并就上述两部分实证分析的结果进行了讨论，即框架中"过程（基层机构服务供给项目数量）与结局（患者结局）"间的关联分析。第七章首先分析了我国医疗卫生财政投入改革的现实需求和根本取向，围绕层级政府事权梳理了卫生服务财政投入的逻辑体系、内在要求和路径；其次，梳理了基层卫生财政投入的国际经验；最后，通过一系列定性定量分析对基层机构经济运行现状、新形势和新要求进行了分析，指出了新的发展时期下基层卫生财政投入机制有效运行的可能路径。第八章提出了基层卫生服务整体性治理的制度基础和政策执行的"弹性边界"，以及政策创新与整体性治理的契合关键在于激励相容。通过定性分析和定量分析相结合的方式，对基层机构服务均衡供给和有效治理内部要素间的作用路径进行了阐释和讨论，即框架中"制度—结构—过程—结局"的作用路径分析。第九章对治理环节中行政机制、市场机制之外的社群机制进行了论证，阐释了我国基层卫生服务治理的有益经验。第十章对全书进行了总结，提出了基层卫生服务均衡供给和有效治理的对策与建议。

需要指出的是，当前的研究仍存在一些不足和未来研究需要继续努力的方向。在书稿的立项、框架构建、数据分析和写作过程中受到了导师张亮教授和出版社刘晓红老师的大力支持，在此表示衷心的感谢！希望本书的出版，能够为卫生行政部门、财政部门、医保部门、基层机构等相关部门和组织提供相关决策支撑，为学术界进一步深入探讨基层卫生服务治理提供参考。若有不当之处，敬请批评指正。

目　　录

第一章

基层卫生体系在中国：
执政理念与国民健康改善

在"条块协同、属地管理"制度环境下，基层机构同时面临着上级主管部门和当地政府的管理。"上面万条线、下面一根针"，基层机构的治理主体如何有效协同，服务整合能否有效降低医疗卫生服务供给过程中的交易费用已经超越了单一的政府行政管理范畴，涉及机构内部管理和机构外其他要素的治理问题。尽管基层社区距离居民健康服务需要最近，但受不同时期政府财政能力和价值理念变化影响，各类基层社区对于基层卫生服务供给的参与程度有所不同。因此，有必要对我国基层卫生服务体系发展的简要历程进行回顾。

第一节　市场化改革主导的基层卫生发展
（1979—2003 年）

优质高效的基层医疗卫生服务体系有利于促进人群健康的公平分布和降低健康差异。[1] 中华人民共和国成立初期，我国人均寿命仅为 35 岁，新生儿死亡率高达 20%，营养不良、鼠疫、天花等传染病严重威胁我国居民的生命健康，特别是农村地区急性传染性疾病防控形势极为

---

[1]　Starfield B., et al., "Contribution of Primary Care to Health Systems and Health", *The Milbank Quarterly*, Vol. 83, No. 3, Jul 2005.

严峻，成为当时医疗卫生事业的重点任务。[1] 1950 年，第一届全国卫生工作会议确定了"面向工农兵、预防为主、团结中西医"的卫生工作三大原则。全国第一届卫生工作会议要求各县可逐步探索建立卫生所，即乡镇卫生院的雏形。1951 年 9 月，毛泽东主席在《关于加强卫生防疫和医疗工作的指示》中指出"今后必须把卫生、防疫和一般医疗工作看做一项重大的政治任务，极力发展这项工作……"这一指示为党和政府领导卫生工作奠定了思想理论基础。[2] 1952 年，国家层面提出了"面向工农兵、预防为主、团结中西医、卫生工作与群众运动相结合"的工作方针。面对严重匮乏的医疗卫生资源，我国政府建成了多层次的医疗卫生服务体系，在农村地区建立了县乡村三级服务体系，城市地区则是医院社区两级体系，基本上解决了广大居民缺医少药等问题，有效地响应了中华人民共和国成立初期急性传染性疾病预防和控制的社会需要。[3] 农村三级医疗保健网、合作医疗制度和"赤脚医生"[4] 一度被认为是我国农村医疗卫生工作的"三大法宝"。尽管该阶段国家财政主要投资于重工业和国防工业，[5] 但仍然维持了医疗卫生机构的社会福利性质。1956 年，《改进卫生财务管理》规定了"医院全额管理、差额补助、年终结余上缴"的原则。1960 年，《关于农村卫生工作几个问题的意见》明确指出，公社卫生院职责在于医疗、预防、妇幼保健、卫生宣传教育等。[6] 1962 年，《关于调整农村基层卫生组织问题的意见》中出现了乡镇卫生院管理的萌芽。[7] 在"面向工农兵、预防为主、团结中西医、卫生工作与群众运动相结合"方针指导下，《关于把卫生工作重

---

[1] 国家卫生健康委员会：《70 年来中国人均预期寿命从 35 岁提高到 77 岁》，中国新闻网，http：//www. chinanews. com/gn/2019/09-26/8966320. shtml.

[2] 刘雪松：《毛泽东与新中国医疗卫生》，中国共产党新闻网，http：//dangshi. people. com. cn/n1/2016/0509/c85037-28333912. html.

[3] Hsiao W. ，"the Chinese Health Care System：Lessons for Other Nations"，*Social Science & Medicine*，Vol. 41，No. 8，Oct 1995.

[4] "赤脚医生"指的是没有固定编制，经乡村或基层政府批准或指派的有一定医疗知识和能力的医护人员，受当地乡镇卫生院直接领导和指导，是农村合作医疗制度的产物。

[5] 林毅夫等：《比较优势与发展战略——对"东亚奇迹"的再解释》，《中国社会科学》1999 年第 5 期。

[6] 汪文新等：《我国乡镇卫生院历史沿革实证研究》，《安徽农业科学》2011 年第 35 期。

[7] 王轶等：《我国乡镇卫生院防保现状》，《中国农村卫生事业管理》2007 年第 10 期。

点放到农村的报告》中提到了农村地区高级卫生技术人员不足的现实困境：1964 年，69% 的高级卫生技术人员分布在城市地区。[①] 1978 年，《全国农村人民公社卫生院暂行条例》将农村人民公社卫生院定性为综合性卫生事业单位，增加了爱国卫生运动、培训"赤脚医生"等工作，明晰了乡镇卫生院的三大功能。这一时期内，我国医疗卫生服务体系实行严格的分级诊疗制度，医疗服务作为公共产品向全民提供，广覆盖、较低水平、公平性较高的服务模式发挥了重要作用。[②] 1975 年，农村合作医疗覆盖了全国范围内 84.6% 的行政村。1980 年我国人均年医疗费用支出为 11 美元，显著低于同期发达国家的 1860 美元，该阶段我国居民的健康水平显著提升，新生儿死亡率降至 1980 年的 4%，人均期望寿命上升至近 70 岁。[③] 同期相比，我国人均期望寿命上升幅度显著高于印度（见图 1-1）。世界妇女儿童基金会报告指出，我国的"赤脚医生"

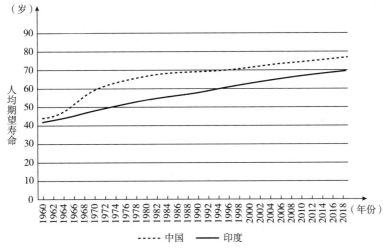

图 1-1 中国与印度人均期望寿命对比（1960—2018 年）

资料来源：The World Bank：Life expectancy at birth, total（years）–China, India, The World Bank.

① 姚力：《把医疗卫生工作的重点放到农村去——毛泽东"六·二六"指示的历史考察》，《当代中国史研究》2007 年第 3 期。

② 任飞、王俊华：《基于差异的正义：我国基本医疗服务资源合理配置与实现路径》，《苏州大学学报》（哲学社会科学版）2019 年第 5 期。

③ 张自宽：《亲历农村卫生六十年——张自宽农村卫生文选》，中国协和医科大学出版社 2011 年版，第 101 页。

制度为欠发达国家提高医疗卫生水平提供了重要参考。[1]

1978年，党的十一届三中全会作出了"从1979年起，把全党工作重点转移到社会主义现代化建设上来"的战略决策。会议提出简政放权，按经济规律办事等一系列举措。[2] 在"放权让利"改革导向下，各级政府逐渐确立了市场导向的医疗体制改革思路，形成了市场化的医疗卫生筹资渠道、办医模式、薪酬机制、人事制度和价格形成机制。在此背景下，财政支出占卫生总费用的比例逐渐减小，基层机构的发展受到了较大冲击。[3] 1980年，个体开业执医得到允许，市场化的运行机制一定程度上弥补了特定时期医疗资源的不足。1983年，人民公社体制被废除，乡被恢复为一级农村政府，乡镇财政开始重新建设，许多地方将卫生院下放给乡镇政府管理，乡镇政府有限的财力使得农村公共产品的供给面临困境，乡镇卫生院不得不"重医疗轻预防"。[4] 有研究指出，该阶段乡镇卫生院的医疗和公共卫生支出间的差距不断增加，乡镇卫生院通过承包等模式、依靠市场机制或市场化进行医疗服务的供给。1985年，《关于卫生工作改革若干政策的报告的通知》提出，"必须进行改革，放宽政策，简政放权，多方集资，开阔发展卫生事业的路子，把卫生工作搞活，解决卫生工作资金不足的问题"。随着农村集体经济解体和合作医疗瘫痪，乡镇卫生院的发展基本失去了稳定且可持续的资金来源，社会结构的分化催生了多样化的医疗卫生服务需求。基层和医院之间的关系从分工协作走向服务竞争，城乡地区的上下转诊网络被逐利行为严重破坏。[5]

1992年，《关于深化卫生改革的几点意见》提出，"进一步推进医疗领域要素市场的自由流动，利用市场价值来配置资源"，"确保提供

① 文库：《初级卫生服务"中国样板"的重塑：赤脚医生与中医药研究述评与展望》，《南京中医药大学学报》（社会科学版）2019年第3期。
② 中国共产党新闻网：《改革开放三十周年系列策划·党的重要会议之一：1978历史大转折——十一届三中全会的台前幕后》，中国共产党新闻网，http://cpc.people.com.cn/GB/64162/134580/134581/index.html.
③ 熊巨洋等：《乡镇卫生院功能及其绩效评价实践》，《中国初级卫生保健》2008年第3期。
④ 李莉：《农村医疗保障财政责任的制度变迁》，《软科学》2007年第1期。
⑤ Bhattacharyya O., et al., "Evolution of Primary Care in China 1997-2009", *Health Policy*, Vol. 100, No. 2-3, Jun 2011.

基本服务的前提下开展特殊服务"。1990年，原卫生部等十部委联合发布了《关于发展城市社区卫生服务的若干意见》，提出到2005年各地建成社区卫生服务体系的基本框架，2010年要在全国范围内建成较为完善的社区卫生服务体系，为城市居民提供医疗、预防、保健等卫生保健服务。1992年，卫生部《乡镇卫生院建设标准条文说明》将乡镇卫生院"三大"功能明确定义为预防保健、基本医疗、卫生管理和村级卫生人员培训。1997年，《关于卫生改革与发展的决定》提出，"卫生机构实行并完善院（所、站）长负责制，进一步扩大经营管理自主权"，尽管该决定强调"中央和地方政府对卫生事业投入增加幅度不低于财政支出的增长幅度"，但卫生财政占财政支出比例整体上依然偏低，严重滞后于经济社会发展水平。[①] 2000年，《关于城镇医药卫生体制改革的指导意见》"鼓励各类医疗机构合作、合并、共建医疗服务集团"，扩大公立医疗机构的运营自主权，市场化改革的思路和方向持续强化。2002年，《中共中央国务院关于进一步加强农村卫生工作的决定》进一步明确了乡镇卫生院的功能，即以公共卫生服务为主，综合提供预防保健和基本医疗服务，受县级卫生行政部门委托承担公共卫生管理职能。有研究指出：该阶段以市场化为导向的改革在一定程度上提高了医疗卫生服务的供给能力，缓解了政府财政支出的压力，为集中社会资源发展经济提供了基础。[②]

在市场化主导的医疗卫生体制改革中，医疗卫生服务体系侧重于运用经济激励等市场机制促进医疗卫生服务的提供。尽管该阶段我国医疗卫生资源总量得到了有效提高，但信息不对称增加了医方的道德风险，医疗机构在经营过程中出现科室承包、药品回扣、医务人员收入与药品和检查收入挂钩等现象，引发了医疗卫生服务供给失范、患者服务利用失序等问题。比如，农村患者"小病不出村，大病直接去县级或以上医院"，城市患者"直接去二级或三级医院"，乡镇卫生院和社区卫生

---

① 缪建春、刘继同：《我国公立医院卫生财政补偿政策变迁及医院成本核算的战略意义》，《中国医院管理》2010年第8期。
② 鄢洪涛：《农村医疗卫生制度的历史变迁与绩效分析》，《湘潭大学学报》（哲学社会科学版）2013年第6期。

服务中心服务量呈下降趋势。[①] 与此同时，城乡医疗卫生支出差距巨大，2002 年城市地区居民人均卫生费用为 987.1 元，农村地区居民人均卫生费用仅为 259.3 元（见表 1-1）。有研究发现，2004—2009 年，乡镇卫生院财政投入和上级补助收入占乡镇卫生院收入比例最低达到了 15.4%，医疗收入仍占据较大比例，乡镇卫生院"重医轻防"的现象未得到根本改变。[②] 很长一段时间内，我国居民健康改善速度下滑，居民未能在医疗卫生服务方面享受到经济快速发展的红利，出现了"看病难，看病贵"问题。2005 年，国务院发展研究中心课题组《对中国医疗卫生体制改革的评价与建议》研究报告指出，[③] 我国医疗卫生体制改革"基本不成功"，集中表现在医疗卫生服务的公平性下降和投入效率低下：一是体系绩效差，农村卫生服务三级体系基本瓦解，2000 年世界卫生组织对成员方医疗筹资分配公平性评估中我国排名 188/191 名，其原因在于卫生投入低、卫生政策制定不得当、实施效果出现偏差。二是卫生资源配置公平性不高，主要表现在医疗保险覆盖面有限，城镇职工基本医疗保险仅覆盖 23% 的城镇人口。[④] 城乡、区域医疗卫生资源配置差距大，多集中在城市和东部发达地区；不同群体医疗卫生资源差异持续扩大，弱势群体灾难性卫生支出发生率居高不下，引发了因病返贫等现象。[⑤]

表 1-1 　　　　　城乡居民人均卫生费用对比（1990—2004 年）

年份	城市（元）	农村（元）
1990	158.8	38.8
1991	187.6	45.1

---

① 眷馨：《历史的往复：1978—1992 年的中国公立医院改革》，《中国经济史研究》2020 年第 2 期。

② 郑文贵等：《医疗和防保功能在乡镇卫生院经营活动中的地位分析》，《中国卫生资源》2000 年第 6 期。

③ 国务院发展研究中心课题组：《对中国医疗卫生体制的评价与建议》，《中国发展评论》2005 年第 1 期。

④ 王绍光等：《政策导向、汲取能力与卫生公平》，《中国社会科学》2005 年第 6 期。

⑤ Ramesh M., et al., "Health Governance and Healthcare Reforms in China", *Health Policy and Planning*, Vol. 29, No. 6, Sep 2014.

续表

年份	城市（元）	农村（元）
1992	222.0	54.7
1993	268.6	67.6
1994	332.6	86.3
1995	401.3	112.9
1996	467.4	150.7
1997	537.8	177.9
1998	625.9	194.6
1999	702.0	203.2
2000	812.9	214.9
2001	841.2	244.8
2002	987.1	259.3
2003	1108.9	274.7
2004	1261.9	301.6

资料来源：《中国卫生统计年鉴（2006）》，中国协和医科大学出版社 2007 年版。

第二节　公益性回归的基层卫生发展 （2003—2008 年）

2003 年，严重急性呼吸综合征（SARS）疫情的暴发和流行暴露出我国公共卫生服务体系和医疗卫生服务体系的短板，引发了多方对于公共卫生体系改革的关注，全面推进医疗卫生体制改革势在必行。2003年 1 月，《关于建立新型农村合作医疗制度意见的通知》提出建立新型农村合作医疗制度，提出"到 2010 年，实现在全国建立基本覆盖农村居民的新型农村合作医疗制度的目标，减轻农民因疾病带来的经济负担，提高农民健康水平"。2003 年 5 月，《突发公共卫生事件应急条例》的颁布拉开了我国公共卫生治理体系建设探索的序幕，此后，政府责任逐步得到了回归。2006 年，全国人民代表大会十届四次会议提出要着眼于逐步解决群众看病难、看病贵的问题。2008 年全国人民代表大会十一届一次会议提出了深化医疗卫生体制改革的基本目标，即坚持公共医疗卫生的公益性质，建立基本医疗卫生制度，为群众提供安全、有效、方便、价廉的基本医疗卫生服务。[①] 2008 年，新型农村合作医疗制度实现了全面覆盖，2011 年参合人口数为 8.3 亿人次，参合率达 97.5%，居民医疗卫生服务可及性和支付能力得到了显著提升。随着人均经费的不断增长，基本公共卫生服务项目逐步得到了落实。但是，新出现的服务内容，如家庭医生签约制度，在特定的时间段内未得到财政投入和医疗保险支付方式改革的重视。[②]

第三节　新医改后的基层卫生发展（2009 年至今）

2006 年 9 月，十一部委组成的医改协同小组开始研究制定新医改政策；2008 年 10 月，《关于深化医药卫生体制改革的意见（征求意见稿）》公开发布；2009 年 4 月，中共中央、国务院颁布《关于深化医药卫生体制改革的意见》，指出了新一轮医药卫生体制改革的方向和原则，改革从"回归公平"的政策导向出发，提出将"人人享有基本医疗卫生服务"作为重要改革目标。新医改以来，政府对于医疗卫生领域的投入增长迅速，基层医疗卫生尤其是基本公共卫生服务项目财政补助投入加大。[③] 2009—2018 年，全国各级财政投入累计支出达到了 9.6 万亿元（见表 1-2），基本实现了全民医保覆盖和基本公共卫生服务的均等化。《深化医药卫生体制改革的意见》提出，乡镇卫生院负责提供公共卫生服务和常见病、多发病的诊疗等综合服务，承担对村卫生室的业务管理和技术指导。[④] 2011 年，《乡镇卫生院管理办法》再次指出乡镇卫生院是公益性、综合性的基层医疗卫生机构，其基本功能在于以维

[①] 温家宝：《政府工作报告——2008 年 3 月 5 日在第十一届全国人民代表大会第一次会议上》，中国人大网，http：//www.npc.gov.cn/zgrdw/huiyi/dbdh/11/2008－03/19/content_1421002htm.

[②] 汪志强、梁玉红：《我国基本公共卫生服务的财政策略优化研究》，《湖北行政学院学报》2012 年第 6 期。

[③] 张明妍等：《我国社区卫生服务机构服务能力现状，问题及对策》，《中国卫生事业管理》2016 年第 9 期。

[④] 中共中央国务院：《关于深化医药卫生体制改革的意见》，中国政府网，http：//www.gov.cn/jrzg/2009-04/06/content_1278721.htm.

护当地居民健康为中心，综合提供公共卫生和基本医疗等服务，并承担县级卫生行政部门委托的卫生管理职能。村卫生室受乡镇卫生院指导，并接受乡镇卫生院的绩效考核。《全国医疗卫生服务体系规划纲要（2015—2020）》指出，中心乡镇卫生院在强化医疗服务能力的同时，承担对周边一般乡镇卫生院的指导。随着分级诊疗的开展和推广，乡镇卫生院又被赋予了"为慢病、康复期、老年病、晚期肿瘤患者提供治疗、康复、护理等服务"的功能定位。有研究指出基本公共卫生项目财政投入的不断增加，削弱了乡镇卫生院的基本医疗职能，[①] 部分乡镇卫生院出现优秀人力资源流失、服务功能萎缩等现象。[②]

表1-2　　　　　　　　国家卫生总费用基本情况　　　　单位：亿元，%

年份	政府卫生支出	国家财政支出	国内生产总值	政府卫生支出占国家财政比重	政府卫生支出占国内生产总值比重	卫生总费用	卫生总费用占国内生产总值比重
1998	590.1	10798.2	84883.7	5.5	0.7	3678.7	4.3
1999	641.0	13187.7	90187.7	4.9	0.7	4047.5	4.5
2000	709.5	15886.5	99776.3	4.5	0.7	4586.6	4.6
2001	800.6	18902.6	110270.4	4.2	0.7	5025.9	4.5
2002	908.5	22053.2	121002.0	4.1	0.8	5790.0	4.8
2003	1116.9	24649.9	136564.6	4.5	0.8	6584.1	4.8
2004	1293.6	28486.9	160714.4	4.5	0.8	7590.3	4.7
2005	1552.5	33930.3	185895.8	4.6	0.8	9659.9	4.6
2006	1778.9	40422.7	217656.6	4.4	0.8	9843.3	4.5
2007	2581.6	49781.4	268019.4	5.2	1.0	11573.3	4.3
2008	3593.9	62592.6	316751.7	5.7	1.1	14535.4	4.6
2009	4816.3	76299.9	345629.2	6.3	1.4	17541.9	5.0
2010	5732.5	89874.2	408903.0	6.4	1.4	19980.4	4.8
2011	7464.2	109247.8	484123.5	6.8	1.5	24345.9	5.0

---

① 程艳敏等：《乡镇卫生院功能的政策界定及在实践中的演变》，《卫生软科学》2016年第8期。

② 李慧等：《2010年我国基层卫生机构服务功能现状分析》，《中国卫生信息管理杂志》2012年第1期。

续表

年份	政府卫生支出	国家财政支出	国内生产总值	政府卫生支出占国家财政比重	政府卫生支出占国内生产总值比重	卫生总费用	卫生总费用占国内生产总值比重
2012	8432.0	125712.3	534123.0	6.7	1.6	28119.0	5.2
2013	9545.8	140212.1	588018.8	6.8	1.6	31669.0	5.3
2014	10579.2	151785.6	636138.7	7.0	1.7	35312.4	5.5
2015	12475.3	175877.8	676707.8	7.1	1.8	40974.6	6.0
2016	13910.3	187755.2	743585.5	7.4	1.9	46344.9	6.2
2017	15205.9	203330.0	827121.7	7.5	1.8	52598.3	6.4

注：卫生总费用指的是一个国家或地区在一定时期内，为开展卫生服务活动从全社会筹集的卫生资源的货币总额（来源法核算），它反映了一定经济条件下，政府、社会和居民个人对卫生保健的重视程度和费用负担水平，以及卫生筹资模式的主要特征和卫生筹资的公平性和合理性。政府卫生支出指各级政府用于医疗卫生服务、医疗保障补助、卫生和医疗保障行政管理、人口和计划生育事务性等各项事业的经费。

资料来源：《中国卫生健康统计年鉴（2018）》，中国协和医科大学出版社 2019 年版；《中国统计年鉴（2019）》，中国统计出版社 2020 年版；历年《中国财政年鉴》，中国财政杂志社。

医疗卫生服务体系改革的本质就是对社会医疗卫生资源重新分配，关系到社会公平正义，涉及各利益主体之间的博弈和理性选择间的平衡。2015 年，党的十八届五中全会首次提出"推进健康中国建设"，[①] 2016 年全国卫生与健康大会确立了新时期我国卫生与健康工作"以基层为重点，以改革创新为动力，预防为主，中西医并重，将健康融入所有政策，人民共建共享"的新方针。"人民共建共享"是卫生方针新增内容之一，体现了人人有享受基本医疗卫生服务的权利。[②] 同时，《"健康中国 2030"规划纲要》提出了相应的建设目标和任务，适应了医学发展理念从"以疾病为中心"向"以人民健康为中心"转变的发展要求。2017 年，该战略被写入党的十九大报告。2018 年，国家机构改革

① 新华社：《中共中央关于制定国民经济和社会发展第十三个五年规划的建议》，中国政府网，http：//www.gov.cn/xinwen/2015-11/03/content2959432.htm.

② 新华社：《全国卫生与健康大会 19 日至 20 日在京召开》，中国政府网，http：//www.gov.cn/xinwen/2016-08/20/content_5101024.htm.

组建了国家卫生健康委员会、国家医疗保障局等机构。作为国家治理变革的产物，国家医疗保障局的成立是医保制度在顶层设计上的重大变革，医保全过程管理有助于厘清行政机制与市场机制的关系，建立与国家治理体系和治理能力现代化建设要求相适应的现代医保管理制度。[①] 2019 年颁布的《中华人民共和国基本医疗卫生与健康促进法》对居民享有基本医疗卫生服务的权利进行了法律保障。《柳叶刀》一份系统评价指出，我国医疗服务质量和可及性排名从 1990 年的 110 位上升至 2017 年的 48 位，新医改效果显著。[②]

有研究指出我国基层机构医疗卫生人员数量有所增加、地区差异有所改善。[③] 我国乡镇卫生院适宜技术提供情况有一定的地区差异，未能开展理化检查服务的原因主要在于人力资源不够，人才流失使得妇产科和外科不断衰落，部分沿海地区出现乡镇卫生院转型开展康复治疗服务等现象。[④] 虽然我国基层机构医疗卫生服务能力及实际利用情况有所改善，但存在经费投入不合理、医疗与公共卫生发展不平衡、常见病诊疗能力有待完善、人才流失等问题。[⑤] 此外，村卫生室财政投入过少是造成服务供给数量不足和能力低下的根本原因，[⑥] 财政补助分配错位降低了政府投入的整体效益，县医院床位数的无限扩张导致基层机构床位使用率不高。[⑦] 虽然资源的均等化分布，比如基本公共卫生服务项目经费投入促进了基层机构业务的开展，维持了基层机构人力资源队伍的稳定

---

① 郭凤林、顾昕：《激励结构与整合医疗的制度性条件：兼论中国医联体建设中的政策思维模式》，《广东行政学院学报》2015 年第 5 期。

② Barber R. M., et al., "Healthcare Access and Quality Index Based on Mortality from Causes Amenable to Personal Health Care in 195 Countries and Territories, 1990－2015: a Novel Analysis from the Global Burden of Disease Study 2015", *The Lancet*, Vol. 390, No. 10091, Jul 2017.

③ 王帅：《我国基层卫生人力资源现状研究及政策建议》，硕士学位论文，首都医科大学，2016 年，第 2 页。

④ 陈凯：《转型期乡镇卫生院功能定位与发展策略》，博士学位论文，华中科技大学，2016 年，第 2 页。

⑤ 张明妍等：《我国社区卫生服务机构服务能力现状、问题及对策》，《中国卫生事业管理》2016 年第 9 期。

⑥ 张永梅、李放：《农村基本医疗卫生服务供给满意度分析——基于江苏省的调研数据》，《南京农业大学学报》（社会科学版）2010 年第 1 期。

⑦ 周金玲等：《基本公共卫生服务筹资均等化政策的实证分析：基于对部分农村地区基本公共卫生经费分配的实地调查》，《中国卫生经济》2011 年第 6 期。

性，但可能对其他医疗服务产生"挤出"效应，即行政机制主导的资源配置可能与部分机构、医务人员自我发展目标相背离。有学者指出，"去行政化"是各级政府推动治理范式和制度模式的创新，医疗政策制定需要改变行政机制主导一切的旧格局，发挥市场机制和社群机制在资源配置与组织结构中的协调作用。[①]

总体而言，从卫生事业福利时期（1949—1978 年）、市场化改革时期（1978—2003 年）到回归公益性时期（2003 年至今）卫生政策变迁经验的表明，一味地强调市场化虽然能够增加服务供给，但国民健康改善并不明显。[②] 财政投入机制不完善是影响基层卫生服务体系绩效的重要因素，当下的制度安排和政策供给在一定程度上未能够真正促进基层机构服务的均衡供给。实现基层卫生服务供给的有效治理亟须构建并落实财政投入和有效运行机制，转变当下"医院为中心"的供给体系，落实"预防为主"的卫生工作方针。此外，卫生总费用占国民生产总值比重（见表 1-2）和行政管理事务支出占医疗卫生财政支出不断增加（见表 1-3）。如果不能通过有效的制度安排和政策供给建立有效的治理机制，那么基层卫生服务的均衡供给将无从谈起。

表 1-3　　　　　　我国医疗卫生财政支出按项目构成情况　　单位：亿元，%

年份	总量	人口与计划生育事务支出	占比	行政管理事务支出	占比	医疗保障支出	占比	医疗卫生服务支出	占比
1998	590.1	50.4	8.5	19.9	3.4	176.8	30.0	343.0	58.1
1999	641.0	58.5	9.1	22.9	3.6	191.3	29.8	368.4	57.5
2000	709.5	64.5	9.1	26.8	3.8	211.0	29.7	407.2	57.4
2001	800.6	81.8	10.2	33.0	4.1	235.8	29.5	450.1	56.2
2002	908.5	114.8	12.6	44.7	4.9	251.7	27.7	497.4	54.8
2003	1116.9	141.8	12.7	51.6	4.6	320.5	28.7	603.0	54.0
2004	1293.6	181.4	14.0	60.9	4.7	371.6	28.7	679.7	52.6

[①]　顾昕：《新中国 70 年医疗政策的大转型：走向行政、市场与社群治理的互补嵌入性》，《学习与探索》2019 年第 7 期。

[②]　傅虹桥：《新中国的卫生政策变迁与国民健康改善》，《现代哲学》2015 年第 5 期。

续表

年份	总量	人口与计划生育事务支出	占比	行政管理事务支出	占比	医疗保障支出	占比	医疗卫生服务支出	占比
2005	1552.5	221.2	14.3	72.5	4.7	453.3	29.2	805.5	51.9
2006	1778.9	256.9	14.4	84.6	4.8	602.5	33.9	834.8	46.9
2007	2581.6	347.3	13.5	124.0	4.8	957.0	37.1	1153.3	44.7
2008	3593.9	425.3	11.8	194.3	5.4	1577.1	43.9	1397.2	38.9
2009	4816.3	515.8	10.7	217.9	4.5	2001.5	41.6	2081.1	43.2
2010	5732.5	587.9	10.3	247.8	4.3	2331.1	40.7	2565.6	44.8
2011	7464.2	694.4	9.3	283.9	3.8	3360.8	45.0	3125.2	41.9
2012	8432.0	812.9	9.6	323.3	3.8	3789.1	44.9	3506.7	41.6
2013	9545.8	904.9	9.5	373.2	3.9	4428.8	46.4	3838.9	40.2
2014	10579.2	895.1	8.5	437.0	4.1	4958.5	46.9	4288.7	40.5
2015	12475.3	835.1	6.7	625.9	5.0	5823.0	46.7	5191.3	41.6
2016	13910.3	741.4	5.3	804.3	5.8	6497.2	46.7	5867.4	42.2
2017	15205.9	714.1	4.7	933.8	6.1	7007.5	46.1	6550.5	43.1

资料来源：《中国卫生健康统计年鉴（2018）》，中国协和医科大学出版社 2019 年版。

第二章

国家治理现代化与基层卫生服务治理

随着 20 世纪后叶全球化进程加速，各国内部治理结构进入了深刻调整时期，公民对政府公共服务领域和范围的期望日益增加，传统的政府管理模式越发无法满足公民对于优质高效服务的期望和要求，各国政府普遍面临财政资源有限而公共需要无限的难题。① 20 世纪 60—70 年代，西方发达国家开始了一场旨在增进政府效率和效能（绩效）的"新公共管理"改革运动，作为政府职能部门中影响组织行为最有力和起支配作用的因素，财政部门是各国改革的焦点和重点。② 在居民自我健康意识不断提高、社会性健康服务需要不断激发、健康行为不断改变的情境下，如何从居民健康需要出发，重新认识基层卫生服务治理的复杂性、整体性和协同性是基层医疗卫生政策创新和扩散过程中的重要问题。

第一节 治理理论在中国：舶来品的本土化

治理概念源自古典拉丁文或古希腊语"引领导航"一词，原意是控制、引导和操纵，指的是在特定范围内行使权威。它隐含着一个政治

---

① 王家峰：《国家治理的有效性与回应性：一个组织现实主义的视角》，《管理世界》2015 年第 2 期。

② 吴建南等：《财政管理、角色冲突与组织绩效——面向中国乡镇政府的探索性研究》，《管理世界》2005 年第 12 期。

进程，即在众多不同利益共同发挥作用的领域建立一致或取得认同。但治理并不是一个完全的"舶来词"，"大禹治水"形成了我国特有的治理语境，传统文化中的治理内涵包括统治与管理、理政的成效、政务的道理、处理公共事务。① 1995 年，全球治理委员会对治理给出如下界定：治理是或公或私的个人和机构经营、管理相同事务的诸多方式的总和，是使相互冲突或不同的利益得以调和并且采取联合行动的持续过程，包括有权迫使人们服从的正式机构和规章制度，以及各种非正式安排，凡此种种均由人民和机构同意，或者符合他们的利益而授予其权力。② 近些年的理论研究中，"治理"日益成为一个时髦用语，被用来指称许多不同的社会现象，从经济、社会再到政治领域，从制度结构、社会关系再到管理工具，一系列迥然有别的社会实践现象都被理解为"治理"，成为多个学科的热点议题。为此有学者提出"什么都是治理，但治理是什么？"甚至只是"新瓶装旧酒"。因此，将治理从原理论上的意义转换为一个分析性的概念得到广泛的呼吁。③ 尚虎平研究指出，当前我国治理研究主要聚焦于"善治""多元治理""全球治理""国家治理"四个层面，前三类研究主要传播了西方话语体系，而后者却无限扩大了国家治理的外延，模糊了其内涵，使治理成为"万能文科研究"。④ 我国"善治"研究的倡导者俞可平坚持"善治"至少应该具备合法性、透明性、责任性、法治、回应、有效和稳定七个基本要素。⑤ 多中心治理则包括了社会组织、社区治理、协商治理等多种关键词，该理论随着埃莉诺·奥斯特罗姆于 2009 年获得诺贝尔经济学奖得到广泛的关注，她按照是否共用和是否排他将公共产品进行了分类，打

---

① 徐勇：《国家治理的中国底色与路径》，中国社会科学出版社 2018 年版，第 138 页。

② 俞可平：《治理和善治：一种新的政治分析框架》，《南京社会科学》2001 年第 43 期。

③ Schuppert G. F. , *Alles Governance oder was?*, Nomos Verlagsgesellschaft MBH & Co. KG, 2011.

④ 尚虎平：《"治理"的中国诉求及当前国内治理研究的困境》，《学术月刊》2019 年第 5 期。

⑤ 俞可平：《治理和善治：一种新的政治分析框架》，《南京社会科学》2001 年第 43 期。

破了政府既是服务供给责任方又是提供方的传统观念。① 其核心在于在市场和政府间，存在其他多种可能的治理方式，各主体在结构、功能等方面的互补性可有效解决单一治理方式无法解决的问题。奥斯特罗姆挑战了公共资源管理"政府失灵"就应当私有化或政府调控的传统，提出了自主治理在公共领域的可能性，即不能够仅依靠权威政府化解公地悲剧难题，还需要依靠自主治理来解决公共事务问题。她提出的制度多层次选择理论将制度分为宪制选择、集体选择和操作选择层次，而且各层次制度是相互嵌套的，即第一层的制度选择受制于上一层的制度规则，挑战了单一制、自上而下、科层式的管理，倡导立足参与的自发秩序。她指出最佳实践的 8 项规则，包括"清晰界定边界、占有和供给规则与当地条件保持一致、集体选择的安排、监督、分级制裁、冲突解决机制、对组织权的最低限度的认可、嵌套型组织"。② 全球治理与本研究关系较小，此处不予讨论。③ 国家治理作为时代命题，该理论的核心诉求在于解决失衡、无序、合法性不足等"治理失灵"问题，把国家拉到治理过程，在"多元（主体）治理"过程中，国家（政府）要成为"同辈中的长者"，发挥号召、沟通、黏合作用。

实际上，政府（government）与治理（governance）语出一源，其区别在于前者指的是政府活动的主体，而治理指的是政府活动的过程，因此国家治理自然应以政府为主体，尽可能地吸引更多社会主体参与治理过程。国家治理理论提出了"无国家在场导致治理失败的可能性"，强调国家主导"元治理"的重要性，其本质是补充市场机制和政府自

① Ostrom E., Gardner R., Walker J., et al., *Rules, Games, and Common-pool Resources*, University of Michigan Press, 1994.

② 王亚华：《增进公共事务治理：奥斯特罗姆学术探微与应用》，清华大学出版社 2017 年版，第 110 页。

③ 1995 年，全球治理研究的鼻祖詹姆斯·罗西瑙（James Rosenau）出版了《没有政府的治理》一书，提出"世界范围内，没有政府的治理是可能的，即我们可以设想这样的一种规章机制：尽管它们未被赋予正式的权力，但在其活动领域内也能够有效地发挥功能"，国内部分研究只是看到了"全球治理"的客观物质性需求，比如全球变暖、环境恶化等，却未能够洞察其社会化、意识形态性诉求。甚至对于"没有政府的治理"话语引进可能会扩大相应的风险体系。

上而下调控的不足。① 治理失败的原因部分来自治理规则与其他体系规则之间不能兼容，或自身组织的脆弱性，需由国家行使"元治理"职权，建立适当的宏观组织架构和战略规划，处理长期的组织间变化关系。② 王绍光将国家能力定义为"国家将自身意志转换为现实的能力"，即"国家能力 = 国家实际实现的干预程度/国家希望达到的干预范围"。③ 除了超越利益集团的独立性和自主能力之外，国家通过嵌套在人民的社会生活和公众权威等强制工具，采用赋权、协商、嵌入、形塑、整合等方式构建各种社会关系，形成服务、管制与合作的多种治理模式，即国家主导、多元主体参与、多种政策工具协同的复合治理模式，最终实现政党、政府与社会良性互动。④ 同时，有研究指出"将自主治理机制视为基本治理结构根本性转型"的观点是夸大其词，⑤ 其不过是一种新的政府工具，政府与社会主体通过伙伴关系形成积极的治理安排，通过社会参与、权力分享、合作治理等方式提高效率，赢得社会的支持和信任，并且更具合法性。因此，正如习近平总书记所指出的"中国国家治理体系需要改进和完善，但怎么改、怎么完善，我们要有主张、有定力"，⑥ 研究必须将作为组织、制度实体的国家放在理解现代治理的核心位置。

自古以来，我国的国家治理面临着纵向同构性和横向多元性的基本矛盾。"职责同构"作为我国政府关系的重要特征，区域社会经济发展差异驱使制度安排与政策供给必须在中央统筹与地方自主之间取得平衡，而不是"一刀切"。我国中央和地方目标治理机制根本上在于中央

① 王家峰：《国家治理的有效性与回应性：一个组织现实主义的视角》，《管理世界》2015 年第 2 期。

② Jessop B.，"The Rise of Governance and the Risks of Failure：The Case of Economic Development"，*International Social Science Journal*，Vol. 50，No. 155，Mar 1998.

③ 王绍光：《学习机制与适应能力：中国农村合作医疗体制变迁的启示》，《中国社会科学》2008 年第 6 期。

④ 杨开峰：《中国之治：国家治理体系和治理能力现代化十五讲》，中国人民大学出版社 2020 年版，第 12 页。

⑤ Bell S.，Hindmoor A.，*Rethinking Governance：The Centrality of the State in Modern Society*，Cambridge University Press，2009.

⑥ 习近平：《坚持和完善中国特色社会主义制度推进国家治理体系和治理能力现代化》，中国政府网，http://www.gov.cn/xinwen/2020-01/01/content_5465721.htm.

与地方的耦合，主要通过政治引导和行政强制的双重作用机制，使我国的治理模式从"单中心治理"走向了中央地方复杂互动的多中心治理模式。① 基层机构作为医疗卫生服务体系的网底，医疗卫生服务治理和基层治理的双重交汇体现了基层机构服务均衡供给和有效治理对于国家治理体系和治理能力现代化的重要意义。既往"摸着石头过河"式的改革模式，是务实主义的重要体现，试点改革充分降低了改革的信息成本和风险。在深化医药卫生体制改革过程中，各地形成了多方专家、智库、各级政府共同参与的改革典型，如安徽天长的医共体、深圳罗湖医院集团的整合型医疗卫生服务模式、三明医改等，另外还有神木模式、高州模式等试点渐渐淡出了改革和研究的视野。②

周雪光等提出了我国政府内部权威关系的理论模型，将各级政府部门间的控制权分为目标设定、检查验收和激励分配权。③ 不同权力在不同层次政府间的分配方式引发了不同的政府治理模式和政府行为。基层医疗卫生相关政策执行可以分为以下几种情况：①上级政府对下级政府施加较大任务压力，下级政府官员只能"层层加码压实"，确保政策执行或改革任务的完成，如重大危机面前，全国各级政府和人民共同努力应对；②部分基层管理者采用敷衍或弱化方式应对上级压力，如部分数据上报过程质量控制不严谨，无法为决策和资源投入提供参考；③中央政府作为政策制定和设计的权威，通过激励设置、绩效评估等权力委托服务（委托方）；基层政府和相应职能部门作为服务供给方，负责具体执行落实上级指令和政策（代理方）；中间层次政府和上级职能部门则承担了管理和监管政策执行的功能，但存在多级政府共同合谋应对上级检查和督导现象，如基本公共卫生服务项目考核过程中，部分基层机构与上级主管部门"合谋"粉饰相应的绩效考核要求，共同"欺骗"上级政府。因此，如何解读不同主体的微观行为与过程机制、确保目标一致和行动一致是基层机构服务均衡供给和有效治理的核心。从本质上

① 吕捷等：《"碎片化"还是"耦合"？五年规划视角下的央地目标治理》，《管理世界》2018 年第 4 期。

② 岳经纶、王春晓：《三明医改经验何以得到全国性推广？基于政策创新扩散的研究》，《广东社会科学》2017 年第 5 期。

③ 周雪光、练宏：《中国政府的治理模式：一个"控制权"理论》，《社会学研究》2012 年第 5 期。

讲，医疗卫生服务体系的组织结构是政府对医疗卫生供给控制权的分配形式，随着政府执政理念的转变而发生改变。比如，改革开放初期医药卫生体制改革过程强调市场化，随后各方逐步意识到政府责任回归的重要性，开始设定健康发展目标、设计各层级医务人员的激励机制。但是，当前公立医院和基层机构的控制权分配差异明显，上级政府通过实行"法人治理"将机构内部绩效考核、人事制度等控制权赋予公立医院；基层机构相关控制权相对有限。

在我国官方的政策文本中，国家治理被界定为运用国家制度体系管理社会各方面事务的过程。① 党的十九大提出"中国特色社会主义进入了新时代"的战略判断，从"实现两个一百年"和"中国梦"的角度提出新时代"实现国家现代治理体系和治理能力现代化"的重大要求。② 医改作为国家治理能力的重要考验，基层机构服务供给失衡一定程度上影响了分级诊疗等各项医药卫生体制改革的进程。③ 因此，如果改革仅从某一子系统出发，忽略整体复杂性、系统间和系统内部要素间的相互作用机制，那么改革往往会被既得利益者阻挠，无法达到预期，处于"有政无效"或"治理效能低下"的状态。制度变迁的不确定性可能会导致改革过程出现部分弊端，如"只摸石头不过河"或步入"转型陷阱"，或是沿着最小阻力的方向前进，"先易后难"改革进程将阻碍改革的深化，丧失改革动力；模糊的"顶层"与空洞的"设计"也可能带来相关问题。④ 顶层设计和底层推进在不同层面有其对应的问题，前者清晰度高，适用于利益冲突较大的情境；后者能够较好地考虑地方差异。通过政策干预进行基层机构服务均衡供给和有效治理，前提是必须对不同要素结构和行为进行系统性改革。⑤

<hr/>

① 习近平：《切实把思想统一到党的十八届三中全会精神上来》，中国共产党新闻网，http：//cpc.people.com.cn/n/2013/1231/c64094-23993888.html.
② 习近平：《决胜全面建成小康社会夺取新时代中国特色社会主义伟大胜利——在中国共产党第十九次全国代表大会上的报告》，中国共产党新闻网，http：//cpc.people.com.cn/19th/n1/2017/1027/c414395-29613458.html.
③ Li X., et al., "Quality of Primary Health Care in China：Challenges and Recommendations"，*The Lancet*，Vol.395，No.10239，Jun 2020.
④ 王曦、陈中飞：《"新改革观"论》，《中山大学学报》（社会科学版）2014 年第 3 期。
⑤ 万泉等：《完善新时代卫生经济政策体系的基本思路与对策》，《卫生经济研究》2020 年第 8 期。

第二节 基层卫生服务治理：复杂性、整体性与协同性

居民健康需要的充分有效回应是服务体系加强和全民健康覆盖的关键所在，为提供以患者为中心的医疗卫生服务，政策制定者必须关注复杂的社会和经济环境，包括更广泛的不公平和社会正义问题。[①] 医疗卫生资源的有限性决定了医疗卫生事业的发展和政府资源投入是有边界限制的。[②] 面对居民不断增长的健康服务需要和医疗卫生服务需求，不同层次地方政府、政府职能部门、服务提供机构、市场主体不断争夺资源以实现自身利益的最大化，可能会诱发政策设计和供给的激励扭曲和制度失范。[③] 新医改以来，我国医疗卫生服务体系回归了公益性属性，从基本医疗保障制度、基本药物制度、基层医疗卫生体系、基本公共卫生服务均等化、公立医院改革五个方面不断推动医疗卫生服务体系的改革。然而，经济社会高速发展过程中，社会保障体系建设相对滞后，出现了一些社会问题：问题的不断累积加大了医疗卫生服务供给和利用过程中的冲突和矛盾，增加了医改的复杂性。[④] 世界卫生组织、世界银行等国际组织联合发布的《深化中国医药卫生体制改革——建设基于价值的优质服务提供体系》对我国新医改以来全民医保覆盖、基本公共卫生服务均等化等成就给予了充分的肯定，但也指出了医疗卫生费用不合理增长影响了医疗卫生服务体系筹资的可持续性。[⑤] 随着政府财政投

---

① Webster F., et al., "The Mismeasurement of Complexity: Provider Narratives of Patients with Complex Needs in Primary Care settings", *International Journal for Equity in Health*, Vol. 18, No. 1, Jul 2019.

② 姚强：《国家卫生系统绩效评价模型理论与方法研究》，博士学位论文，华中科技大学，2015年，第2页。

③ 高春亮等：《激励机制、财政负担与中国医疗保障制度演变——基于建国后医疗制度相关文件的解读》，《管理世界》2009年第4期。

④ 徐凤辉、王俊：《中国新时期医药卫生体制改革研究——基于宏观视角的顶层设计》，2017年年会暨第21次全国财政理论研讨会论文，北京，2017年4月，第10页。

⑤ World Bank, et al., *Deepening Health Reform in China: Building High-Quality and Value-Based Service Delivery*. World Bank, https://openknowledge.worldbank.org/bitstream/handle/10986/31458/9787509591802.pdf.

入的持续增加，基层机构基础设施设备和人员薪酬水平都得到了一定程度上的提高。但是，大量超出自身功能定位的服务供给导致了我国医院负载过重，基层机构全科医生队伍的建设无法应对当下巨大的慢病负担。割裂的服务合作架构和过于细化的专科医疗服务难以应对社会性的健康问题。① 各地改革过程侧重点和实践逻辑的不同形成了我国医改的复杂性。2009—2020 年，我国政府对医疗卫生服务体系累计投入超过了 10 万亿元。新型农村合作医疗制度（2003 年）、城镇居民医疗保险制度（2007 年）、城镇职工医疗保险制度三大项目累计覆盖了超过 95%的人口。医保支付方式改革作为医药卫生体制改革的牵引，在人口老龄化日益加剧和经济增长持续放缓的背景下，如何通过有效治理不断提高医疗保险基金筹资的可持续性，如何通过医疗保障体系的持续改革促进基本医疗卫生服务的公平可及，提高居民的获得感和制度认同感面临着系统改革的挑战。本节以医疗保险支付方式改革为出发点，提出认识我国基层卫生服务治理的复杂性、整体性和提高治理协同性的重要性和紧迫性。

为了避免改革的形式化、过密化和无效治理，需要采取整体思维进行系统改革，开展政策制定和实施。② 首先，当前的医保基金管理和支付方式改革大多数为属地管理，尽管新型农村合作医疗保险、城镇居民医疗保险体系整合后，医疗保险基金统筹范围从县区级上升到地市级政府，但全国范围内仍然存在数百个相应的医保管理部门。从管理体制看，既往劳动保障部门负责城镇居民医保基金管理，卫生部门统筹管理新型农村合作医疗基金。此种制度安排下，医保部门没有足够的谈判议价能力，处于信息劣势地位的医保管理部门无法有效控制过度医疗、诱导医疗等行为，无法有效控制"虚高"的药品价格。以基层机构收入结构为例，财政补助收入占农村地区基层机构收入的比例从 2010 年的 23% 上升到 2017 年的 37%，城市地区基层机构这一比例则从 2010 年的

---

① Yip W., Hsiao W., "A Systemic Approach to Reform Hong Kong's Health Care Financing: the Harvard Proposal", Jan 2004.

② 赵黎：《发展还是内卷？——农村基层医疗卫生体制改革与变迁》，《中国农村观察》2018 年第 6 期。

25%上升到 2017 年的 45%。① 2009—2018 年，医疗卫生费用平均增长率达到了 14.7%（见表 1-3）。其次，快速形成的全民医保覆盖释放了居民的就医需求。《2018 年全国基本医疗保障事业发展统计公报》数据表明：城镇职工医保住院人次分布中，三级医院住院患者人次占比从 2012 年的 47.6%上升到 2018 年的 54.7%，一级和二级医疗机构住院患者人次占比明显下降。2018 年，职工医保参保者三级、二级、一级及以下医疗机构的住院费用分别为 4363 亿元、1533 亿元、408 亿元，分别比上年增长 10.2%、4.8%、4.3%，分别占住院费用的 69.2%、24.3%、6.5%，分别比上年度占比提高了 1.1 个百分点、降低 0.9 个百分点和 0.2 个百分点。好转的一个趋势在于，门诊慢特病待遇人次在三级、二级、一级及以下医疗机构分布比例分别为 47.6%、27.1%、25.3%，较上年占比分别提高 0.2%、降低 0.5%、提高 0.3%（见图 2-1）。最后，碎片化的管理模式引发了基层机构信息系统等基础设施的重复建设，也增加了服务体系的行政成本。

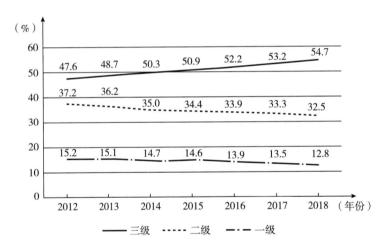

图 2-1　2012—2018 年城镇职工住院人次在不同等级医院分布比例

医疗卫生服务供给的特殊性引发的体系复杂性要求从整体进行基层卫生服务体系的供给侧改革。有学者针对福建省的两个典型案例进行了

---

① Ma X., et al., "Realigning the Incentive System for China's Primary Healthcare Providers", *BMJ*, Vol. 365, Jun 2019.

研究，指出在不同情境下地方政府改革的动力、决心和路线选择不同，其中风险也有所不同。① 2009 年 3 月，陕西省神木县开始实施高水平财政补助投入的全民医疗保险制度，当地政府将其称为"全民免费医疗"。② 不同层级实践改革的经验和教训对后续的改革实践和学术研究提出了整体、协同视角看待问题的要求。③ 三明医改的切入口为药品改革，其实施载体是医保改革，通过调整医院收入结构和医务人员薪酬体系破除了医疗卫生机构和医务人员的逐利性，为国家医保局的成立和工作开展提供了重要参考意义和组织基础。厦门、深圳等地的改革则是具有强大的财政实力作依托，"增量改革"的空间更大。厦门医改的重点在于：一是以"慢病先行、三师共管"为主要路径推进分级诊疗，促使公立医院回归自身功能定位；④ 二是着力提升基层机构的综合水平；⑤ 三是全面推进家庭医生签约制度，夯实家庭医生签约服务。⑥ 2015 年，《关于推进分级诊疗制度建设的指导意见》将家庭医生签约服务费筹资渠道确定为医疗保险基金、基本公共卫生经费和居民个人支付。在家庭医生签约制度落实方面，厦门市投入了大量的财政资金，明确规定签约费用为 120 元/人。"厦门医改"的特点是通过制度安排和财政资源投入做足基层机构收入的增量改革，将基层机构从财政差额拨款事业单位转变成财政全额拨款事业单位，通过财政保障扭转了服务供给的逐利性，通过基本公共卫生服务项目和家庭医生签约制度，促进基层机构向"以疾病管理和健康为中心"转变。既往研究也表明分级诊疗制度改革与更好的临床绩效提升和治疗成本节约有关，应通过补偿机制改革等举

---

① 田孟：《存量医改与增量医改：中国"新医改"的实践逻辑——基于三明市和厦门市的医改调查》，《暨南学报》（哲学社会科学版）2021 年第 5 期。

② 王东进：《走进陕西神木静观"免费医疗"》，《中国医疗保险》2010 年第 9 期。

③ 田孟：《存量医改与增量医改：中国"新医改"的实践逻辑——基于三明市和厦门市的医改调查》，《暨南学报》（哲学社会科学版）2021 年第 5 期。

④ 杨叔禹、陈粮：《慢病先行三师共管分级诊疗改革让群众得实惠——厦门市推进分级诊疗改革探索之路》，《现代医院管理》2016 年第 4 期。

⑤ 陈凌炜：《鼓浪屿社区分级诊疗的实践与效果分析》，《现代医院管理》2016 年第 4 期。

⑥ 李玲：《以健康管理推动分级诊疗——厦门市医改调研报告（节选）》，《现代医院管理》2016 年第 4 期。

措促使家庭医生的服务达到适当规模。[1][2] 需要指出的是，厦门的改革对当地政府财政能力要求较高。尽管全国各地具有不同的医改路径，但大都分为"存量改革"和"增量改革"两个基本类型。通过构建"存量医改"和"增量医改"的基本框架，有助于更好地理解我国基层卫生服务供给改革的实践逻辑和理论创新。[3]

由于我国社会经济存在显著的区域差异，基层机构服务供给相关政策单一化必然引发资源投入的效率不高，甚至失效等现象。行政力量片面追求"均匀分布"，出现了大量基层机构的"零碎均匀和重复建设"。一味地追求"标准化"建设，不同机构可能无法发挥自身的"比较优势"，资源投入效益进一步降低。基层机构功能的发挥很大程度上受财政投入和医保支付方式的影响。机构发展的资源禀赋包含自然资源和社会资源。资源的有效配置一定程度上决定了机构和体系的内禀增长率，即理想状态下最大的增长能力。医疗、教育等作为经济发展的有效保障，一旦区域医疗卫生等公共产品服务供给失衡，与经济发展不相适应，那么经济发展将无法持续。[4] 近年来，基层机构服务供给失衡导致了财政投入的绩效不高，其重要原因在于医保支付方式对基层机构"并不友好"。有学者提出支付是医保部门基于筹资、价格等多方面因素所做出的综合决定，[5] 当下的医疗卫生服务体系治理由行政力量推进具有一定的局限性，重构医保支付方式的激励机制可能效果更加显著。[6] 有学者指出完善基本医疗保险治理机制的首要责任在于权责清晰

---

① Jing R., et al., "The Association Between Panel Size and Health Outcomes of Patients with Hypertension in Urban China: a Population-Based Retrospective Cohort Study", *Journal of General Internal Medicine*, Vol. 36, No 11, Mar 2021.

② Hu H., et al., "Longitudinal Study of the Earliest Pilot of Tiered Healthcare System Reforms in China: Will the New Type of Chronic Disease Management Be Effective?", *Social Science & Medicine*, Vol. 285, Sep 2021。

③ 杨叔禹、王虎峰：《用分级诊疗统筹医改实现强基层、促健康、可持续——厦门分级诊疗调研报告》，《中国卫生管理研究》2016 年第 1 期。

④ 罗长林：《合作、竞争与推诿——中央，省级和地方间财政事权配置研究》，《经济研究》2018 年第 11 期。

⑤ Roberts M., Hsiao W., Berman P., et al., *Getting Health Reform Right: a Guide to Improving Performance and Equity*, Oxford University Press, 2003.

⑥ 顾昕：《新中国 70 年医疗政策的大转型：走向行政、市场与社群治理的互补嵌入性》，《学习与探索》2019 年第 7 期。

的基本医疗保险制度定位和设计，以及基于谈判和自律的医药服务价格形成机制。[①] 路径依赖理论指出制度变迁存在着自适应或正反馈机制，一旦走上某条路径，其既定方向就会在发展中得到自我强化。如果不做好结构性改革，即使医保基金和财政投入再多，也会被公立医院聚集和"消耗"，基层机构服务供给规模将继续"萎缩"。从纵向主体看，基层机构和医院间发展的不平衡导致了医疗卫生资源配置的整体效率损失，部分机构通过夸大成本等方式满足自身"私利"。医院和基层机构两个子系统在人力资源等方面的竞争本质上是医疗卫生服务体系结构性的问题，即两层体系的薪酬和激励机制未能通过充分合理的制度安排和政策供给予以理顺。

目前针对慢病和非传染性疾病似乎过于关注公共卫生、流行病学性质上的健康管理，缺乏对患者主观需要的考虑，未能实现真正意义上的"以人为本"，一定程度上导致国家基本医疗卫生服务和公共卫生服务的任务、职责划分不清楚，服务供给缺乏综合性、连续性和协同性。《"健康中国2030"规划纲要》第三节指出，优化健康领域财政相关投入机制和支出结构，科学界定中央政府和地方政府支出责任。《健康中国行动方案》指出要不断加强基层体系服务内容的宽度和深度，基本医疗需要保障原则在于"同需同治同保"，确保基本医疗服务的一体化和均等化需要各级政府的财政投入进行保障，但是，我国居民"看病难"的主要原因是资源总量不足，优质资源匮乏，分布不合理，只有解决资源的配置问题才能从根本上解决"看病难"问题。政策执行作为基层机构服务供给的重要环节，政策目标异化或执行偏差往往由行政控制不足导致。基层机构对于行政控制的响应程度、与不同政府部门和社会组织等主体间的边界可能因不同政策导向发生变化。改革的复杂性和整体性要求不断提高相关制度安排和政策供给间的协同。医疗联合体是分级诊疗体系建设的主要组织模式和实施载体，医保支付方式是改革的"牛鼻子"，在不同机构"权力结构不均衡"约束下，改革者需要构建"激励相容"、区域整体性治理导向的多部门协同机制。

---

① 胡晓毅等：《基本医疗保险治理机制及其完善》，《学术研究》2018年第1期。

第三节　基层医疗卫生政策：创新与扩散

20 世纪 60 年代开始，美国学者沃克、罗杰斯等开始关注政策理念、项目等在政府间的创新、扩散、转移等现象。[1] 通过概念化、机制探索、定量研究等过程，政策创新和扩散逐渐成为政策科学中重要的研究领域。对于"创新"的界定，不同学者提出了多样化的特点，如有人提出创新就是生成、接受和执行新的项目、产品或服务，同时这些项目、产品或服务对组织环境都是第一次。[2] 此种情况下，政策创新被定义为一个政府采纳对其来说为"新"的政策工具。扩散则是"一项创新通过某种渠道在一个社会系统成员间被沟通的过程"。[3] 当前国内对重点案例的政策扩散机制进行了如下研究：①政策扩散路径：以过程为导向，探索政策扩散活动在时空维度的演进和组织层级方面的发展过程；②政策扩散主体与模式：层级政府组织体系内自上而下的扩散模式，地方政府先行试点、自下而上的扩散模式；③政策扩散动因与机制：主要分为选择性的政策经验学习机制、压力促进下的竞争机制、盲目"克隆"的模仿机制、上级政府授权的行政指令机制、多元行动者的社会建构机制。[4] 医疗体制改革本质上就是政策创新的过程和结果，政策企业家在其中发挥了重要作用，通过创造政策窗口，推动了医疗卫生政策的创新和扩散。[5] 在经济增长放缓、人口老龄化加剧、医疗卫生支出持续增长等背景下，公平有效地满足居民健康需要已成为国家医疗卫生服务体系加强和治理的核心目标。如果政府在健康服务领域上角色缺位与扭曲，将无法体现政府在居民健康保障方面的价值理念和政策取

① 陈芳：《政策扩散，政策转移和政策趋同——基于概念、类型与发生机制的比较》，《厦门大学学报》（哲学社会科学版）2013 年第 6 期。

② Thompson V. A., "Bureaucracy and Innovation", *Administrative science quarterly*, Vol. 10, No. 1, 1965.

③ 王洛忠、杨济溶：《地方政府医药价格改革的时空演进机理——以政策创新扩散为视角》，《北京行政学院学报》2020 年第 1 期。

④ 王浦劬、赖先进：《中国公共政策扩散的模式与机制分析》，《北京大学学报》（哲学社会科学版）2013 年第 6 期。

⑤ He A., "Manoeuvring within a Fragmented Bureaucracy: Policy Entrepreneurship in China's Local Healthcare Reform", *The China Quarterly*, Vol. 236, No. 2018.

向，不利于卫生服务体系整体绩效作用的提升。[①]

如表 2-1 所示，2009 年《深化医药卫生体制改革的意见》提出，"乡镇卫生院负责提供公共卫生服务和常见病、多发病诊疗等综合服务，并承担对村卫生室的业务管理和技术指导"。2011 年，《乡镇卫生院管理办法》再次指出："乡镇卫生院以维护当地居民健康为中心，综合提供公共卫生和基本医疗等服务，并承担县级卫生行政部门委托的卫生管理职能"。基层机构的工作重点和定位逐步从疾病治疗向公共卫生服务和健康管理转变，但是医务人员的积极性并没有得到充分调动。[②] 特别是我国农村地区公共产品的供给与农村居民实际健康服务需要差距较大，表现为供给不足和供给过剩两个方面。供给不足表现为对居民实际需要响应不足，出现了服务供给形式较为单一，服务量占比下降等现象。供给过剩则表现为"重复"工程建设，硬件资源投入实际利用率不高。[③] 孟庆跃指出医改应解决医疗服务供需失衡这一主要矛盾，医疗服务的需大于供，加深了卫生资源错配、造成了效率和公平的双重损失。[④] 有研究从"供给侧改革"视角提出："看病难、看病贵"的关键原因在于医疗卫生服务的供需失衡，优质服务供给严重短缺，医疗卫生纵深改革需要加强法律制度运行的监督，对大量的二级医疗机构从省域进行规划，防止服务规模的片面扩大化发展成为新的区域垄断，加大供需不平衡的缺口。[⑤]

俞可平将社会组织所处的制度环境分为宪法、法律、行政法规、政策和非正式制度。[⑥] 奥斯本和盖布勒将具有企业家精神的公共行政和官

---

① 傅虹桥：《新中国的卫生政策变迁与国民健康改善》，《现代哲学》2015 年第 5 期。

② Ma X., et al., "Realigning the Incentive System for China's Primary Healthcare Providers", *BMJ*, Vol. 365, Jun 2019.

③ Luo R., et al., "Elections, Fiscal Reform and Public Goods Provision in Rural China", *Journal of Comparative Economics*, Vol. 35, No. 3, Jun 2007.

④ 孟庆跃：《医改应解决医疗服务供需失衡问题》，《卫生经济研究》2014 年第 10 期。

⑤ 黄国武：《供给侧改革视角下我国医疗卫生纵深改革的发展路径》，《国家行政学院学报》2016 年第 5 期。

⑥ 俞可平：《改善我国公民社会制度环境的若干思考》，《当代世界与社会主义》2006 年第 1 期。

僚行政进行了区分（见表 2-2）。① 社会政策的创新与扩散是一个涉及面广泛、多主体博弈的复杂过程。② 整体性治理过程中形成了协同与整合两种有差异的治理方式。③ 在政府关系要素上，自下而上的政策制定和同级政府间的相互影响对医疗卫生政策供给的影响较大，自上而下的影响力则较弱。这一过程反映了央地关系的复杂性导致了政策供给的过程不同。④ 在政策创新的过程中，如果仅有中央政府要求，没有充分财政补助等激励，则会出现地方政府改革动力不足的情况。当前相关制度安排和政策供给的改革过程中更多地出现了"试点—推广"模式，即有一定成效后，地市间相互学习逐渐发生，政策创新的可持续性引发了多方关注。比如，2009 年"神木模式"、2010 年广东"高州模式"的昙花一现有其进步性，但对于彼时彼刻的政策扩散作用有限。神木模式的底气在于当地"煤炭财政"的大力支持，特殊性导致了该模式难以复制和推广。高州模式则依赖于时任领导层的大力推动和医院去行政化改革的红利，后续被央视焦点访谈曝光"有组织"收取回扣而宣告"破产"。⑤

表 2-1 　　　　　　　　　　　基层机构发展关键政策

《关于实施健康中国行动的意见》（国发〔2019〕13 号）	服务功能外延和区域健康管理功能，包括：癌症诊疗能力、肺功能检查能力、糖尿病及并发症、心理健康人才培养、完善精神障碍社区康复；完善居家和社区养老政策，推进医养结合，探索长期护理保险制度；加强公共卫生体系建设和人才培养
《关于印发健康中国行动组织实施和考核方案的通知》（国办发〔2019〕32 号）	（1）建立医疗机构和医务人员开展健康教育和健康促进的绩效考核机制； （2）乡镇卫生院、社区卫生服务中心提供中医非药物疗法的比例（％），村卫生室提供中医非药物疗法的比例（％）到 2022 年分别达到 100％和 70％

----

① ［美］戴维·奥斯本，特德·盖布勒：《改革政府：企业家精神如何改革着公共部门》，上海译文出版社 2006 年版，第 83 页。

② 王洛忠、杨济溶：《地方政府医药价格改革的时空演进机理——以政策创新扩散为视角》，《北京行政学院学报》2020 年第 1 期。

③ 王俊等：《公共卫生体系与医疗服务、医疗保障体系的融合协同：理论机制与案例分析》，《中国科学基金》2020 年第 6 期。

④ 朱亚鹏、丁淑娟：《政策属性与中国社会政策创新的扩散研究》，《社会学研究》2016 年第 5 期。

⑤ 王洛忠、杨济溶：《地方政府医药价格改革的时空演进机理——以政策创新扩散为视角》，《北京行政学院学报》2020 年第 1 期。

《关于印发深化医药卫生体制改革 2019 年重点工作任务的通知》（国办发〔2019〕28 号）	（1）制定机构绩效考核办法；（2）制定加强医生队伍管理的办法；（3）引导有序发展，鼓励平等参与和适度竞争；（4）重点增加康复、护理、养老、家政等专业招生数量；（5）支持鼓励通过农村订单定向医学生免费培养、全科医生特岗计划、"县管乡用"、"乡聘村用"等方式，着力解决一些乡镇卫生院和村卫生室缺乏合格医生的问题；（6）统筹推进医改，加强医疗、公共卫生等改革集成创新
《关于印发深化医药卫生体制改革 2018 年下半年重点工作任务的通知》（国办发〔2018〕83 号）	（1）推进家庭医生签约服务，完善激励机制，落实保障政策；（2）落实"允许突破现行事业单位工资调控水平，允许按规定提取各项基金后主要用于人员奖励"的要求；开展能力提升培训和继续实施农村订单定向医学生免费培养工作；培养全科医生2.5 万名以上，为中西部地区招收培养 5000 名左右本科免费医学生，提升基层医疗卫生机构中高级岗位比例
《深化医药卫生体制改革 2017 年重点工作任务》（国办发〔2017〕37 号）	坚持把基本医疗卫生制度作为公共产品向全民提供；分级诊疗试点和家庭医生签约服务扩大到85%以上的地市。落实国务院医改办等单位《关于推进家庭医生签约服务的指导意见》，大力推进家庭医生签约服务，健全收付费、考核、激励机制以及医保等政策
《深化医药卫生体制改革 2016 年重点工作任务》（国办发〔2016〕26 号）	（1）扩大家庭医生签约服务。明确签约服务内涵和标准，规范签约服务收费，完善签约服务激励约束机制。签约服务费用由医保基金、基本公共卫生服务经费和签约居民个人分担；（2）既调动积极性，防止出现新的逐利行为；（3）继续加强以全科医生为重点的基层卫生人才培养。完善农村订单定向免费医学生就业、履约管理等相关政策。继续做好免费医学本科生的招生录取培养工作，计划招收 5000 名左右免费医学本科生；（4）统筹推进四级信息平台建设、实现互联互通；（5）落实政府的领导责任、保障责任、管理责任、监督责任
《关于印发推进家庭医生签约服务指导意见的通知》（国医改办发〔2016〕1 号）	团队签约、提供基本医疗、公共卫生和约定的健康管理服务；合理确定签约服务费。家庭医生团队为居民提供约定的签约服务，根据签约服务人数按年收取签约服务费，由医保基金、基本公共卫生服务经费和签约居民付费等分担。具体标准和分担比例由各地卫生计生、人力资源社会保障、财政、价格等部门根据签约服务内容、签约居民结构以及基本医保基金和公共卫生经费承受能力等因素协商确定
《关于印发深化医药卫生体制改革 2014 年工作总结和 2015 年重点工作任务的通知》（国办发〔2015〕34 号）	强调要进一步树立基本医疗卫生制度是公共产品的理念，切实履行政府办医责任，注重发挥市场作用，有序放宽社会力量办医准入，巩固完善基层医疗卫生机构运行新机制，提升基层服务能力，调动基层医疗卫生机构和人员积极性。符合行业特点的人事薪酬制度尚未建立，人才队伍建设滞后等问题对改革的制约较为突出；人均基本公共卫生服务经费农村地区增量资金全部用于支付乡村医生的基本公共卫生服务

《关于进一步加强乡村医生队伍建设的实施意见》（国办发〔2015〕13号）	加强农村订单定向医学生免费培养工作，重点实施面向村卫生室的3年制中、高职免费医学生培养。建立乡村全科执业助理医师制度。落实乡村医生多渠道补偿政策，提高乡村医生收入。对艰苦边远地区乡村医生加大补助力度。完善乡村医生养老政策，建立乡村医生退出机制
《关于印发"十二五"期间深化医药卫生体制改革规划暨实施方案的通知》（国发〔2012〕11号）	加快推进基层医疗卫生机构信息化；推进全科医生制度建设。积极推进家庭签约医生服务模式，逐步建立全科医生与居民契约服务关系，为居民提供连续的健康管理服务，建立公共卫生和医疗卫生服务体系分工协作机制；各级政府要切实落实"政府卫生投入增长幅度高于经常性财政支出增长幅度，政府卫生投入占经常性财政支出的比重逐步提高"的要求

表 2-2 治理与官僚行政的区别

治理	官僚行政
掌舵	划桨
授权	服务
竞争	垄断
使命驱动	角色驱动
结果导向	投入导向
顾客驱动	官僚驱动
盈利	支出
预防	矫正
团队/参与	层次控制
市场	组织

　　2016年，我国政府颁布了"健康中国2030"规划，提出了深化医药卫生体制改革新的路径和框架。规划指出要逐步缩小城乡、地区、人群间基本健康服务和健康水平的差异，要求加强康复、老年病、长期照护和安宁疗护等服务供给的体系建设，提升服务能力。《"健康中国2030"规划纲要》第三节指出，优化健康领域财政相关投入机制和支出结构，科学界定中央政府和地方政府支出责任，履行政府保障基本健康服务需要的责任，中央财政在安排相关转移支付时对经济欠发达地区予以倾斜，提高资金使用效益，建立结果导向的健康投入机制，加快建

立更加成熟稳定的基本医疗卫生制度，维护公共医疗卫生的公益性。医保部门作为医疗卫生财政资源分配的重要载体之一，医疗保险支付方式改革与基层机构发展息息相关。分级诊疗的目的之一是通过患者和资源下沉实现控费，与医保部门的利益相一致。然而，上级医院因自身利益受损的可能性比较大，其是否愿意促进基层机构服务能力提升有待考量。政策扩散通常呈"S"形分布，即在政策扩散的早期，一项政策往往只被少数关键利益主体采纳，且增长缓慢；随着时间的推移，在政策"瓶颈期"后，政策采纳者逐渐增加，扩散频率逐渐加速，直至饱和。①但是，相关改革中由于基层机构话语权小，往往成为各种政策的被动接收方，影响政策的执行效果。为提高地方政府政策持续创新力，应关注医保基金管理的制度创新，促进各级机构收入机制、成本管理、薪酬体系的内部改革，有效促进医护人员和患者的行为改变。

目前，国内各地关于基层卫生服务供给的各种改革不断涌现。以"三明医改"为例，"三明医改"的动力来源于自身医保基金的运行压力，医保基金的可持续性引起了各级政府的高度重视，是在多方政治势能和各类专家学者的共同支持下孕育而生。三明医改是在医保"穿底"状况下倒逼出来的改革。高位推动、整体联动是三明医改的成功要诀，体现了我国医疗卫生体制改革过程中的价值选择。医药、医疗、医保三方作为医疗卫生改革的重要对象，改革过程中涉及广泛的行动和利益主体，政策企业家的话语权也推动了政策的创新与扩散。原福建省药品监督管理局副局长詹积富担任三明市副市长时，负责医改"领头羊"工作，强势推动了政府主导、医药限制、医保完善、医疗保障治理现代化四个步骤的"腾笼换鸟"改革。改革过程中，三明逐渐实现了医药总费用增速减缓、耗材采购"虚高"挤出、药品费用降低、回扣腐败降低、患方负担降低；医务人员薪酬提供、机构收入结构优化、财政补偿水平提升、医保基金盈余等目标。2013 年 11 月，国家财政部将三明改革经验调研报告呈送国务院，随后各级政府、行政官员、媒体、学者持续不断地前往考察和学习。这一过程体现：我国特有的政府间、部门间

---

① 梁海伦、陶磊：《地方政府分级诊疗政策创新扩散研究——基于全国地级市数据的事件史分析》，《中国卫生政策研究》2021 年第 3 期。

合作和摩擦关系为政策创新提供了条件。[①] 2021 年 3 月，习近平总书记福建考察三明市沙县总医院进一步明确提出"人民健康是社会主义现代化的重要标志"。[②] 2021 年 5 月，国务院办公厅印发《深化医药卫生体制改革 2021 年重点工作任务》，第一条便是进一步推广三明市医改经验，加快推进医疗、医保、医药联动改革。

---

① 岳经纶、王春晓：《三明医改经验何以得到全国性推广？基于政策创新扩散的研究》，《广东社会科学》2017 年第 5 期。

② 新华社：《习近平在福建考察时强调在服务和融入新发展格局上展现更大作为奋力谱写全面建设社会主义现代化国家福建篇章》，新华社，https：//baijiahao. baidu. com/s？id＝1695189040711071577&wfr＝spider&for＝pc.

第三章

基层卫生服务治理：
国际经验与教训

尽管国际组织牵头制定的基层医疗卫生服务治理框架的概括性和普适性可能更强，能够更好地适应不同国家社会环境和卫生体系的差异化特征。但是，不同国家基层卫生服务筹资制度有所不同，国外多是"医保牵引服务"，国内则是"医保和财政牵引服务、以收定支"，公共卫生服务筹资是一种基于覆盖人群规模的财政补助。在此背景下，本章从居民健康需要、资源禀赋、医疗卫生服务治理体系三个层次对国内外基层医疗卫生服务实践和研究现状进行文献综述。首先，通过比较分析，总结了基层医疗卫生服务供给范围的国际经验。其次，比较分析了各国基层卫生治理体系要素间的逻辑关系，为基层卫生服务治理机制研究提供参考。

第一节　全球健康平等运动与基本卫生服务

19世纪末20世纪初，在殖民医学的实践和经验积累下，国际卫生开始出现，其标志之一就是国际卫生组织的建立。1851年，12个欧洲国家在巴黎召开国际卫生会议，并于1903年发布了《国际公共卫生条例》；1902年，泛美卫生署成立；1907年，国际公共卫生局在巴黎成立。[①] 2021年2月20日，习近平主席在致电法国总统马克龙时强调了

---

① 周玫琳：《全球卫生史视域下的亚洲跨国卫生合作——以远东热带医学会为例》，《国际政治研究》2021年第3期。

打造"人类卫生健康共同体"的重要性。共同体（community）是基于主客体的共同特征，如身份、地位、观念等组成的团体，规模大小不一。作为医疗卫生制度改革和资源分配的理论基础，生命伦理原则为人类共同利益的实现提供了价值取向。具体包括了：公正、尊重自主性、不伤害和有利。①

在有限资源情况下，不同国家保障了不同层次的医疗服务。有学者将部分医疗服务赋予了公共物品的特性，称为"基本医疗卫生服务"。然而，基本医疗卫生服务利用具有明显的竞争性和排他性，需要不同层次政府通过特定的治理结构赋予其公共物品属性，促进健康正义的实现。② 1978 年，《阿拉木图宣言》首次正式提出初级卫生保健的概念和意义，呼吁各国政府根据经济、政治和社会文化实际情况为本国居民提供最基本的卫生保健服务。③ 2000 年的《世界卫生报告》提出获得良好的健康、加强人民所期望的响应能力、确保筹资公正是卫生体系的三大目标。2008 年的《世界卫生报告》阐述了全民健康覆盖、卫生服务以人为本、将健康融入所有政策、包容性治理四大政策方向。2010 年和 2013 年的《世界卫生报告》分别从卫生筹资和研究角度对全民健康覆盖进行了深入研究，该理念提出的健康服务包括了疾病预防、健康促进、诊断治疗、康复、缓和医疗。报告提供了包括人群覆盖（宽度）、服务覆盖（广度）、费用覆盖（深度）三个维度的卫生体系评价框架。各国的社会经济发展和医疗卫生改革，均将提高卫生服务的可及性、可负担性、服务质量、筹资的可持续性作为最重要的目标，意味着医疗卫生服务体系优化的核心即为基本健康需要的满足。④ 此外，卫生系统加强还应包括健康促进、筹资公平、反应性、覆盖、质量、公平、效率等

---

① 张肖阳、肖巍：《"全球公共健康伦理"：建构危机时刻的全球伦理共识》，《探索与争鸣》2020 年第 4 期。

② 任飞、王俊华：《基于差异的正义：我国基本医疗服务资源合理配置与实现路径》，《苏州大学学报》（哲学社会科学版）2019 年第 5 期。

③ 世界卫生组织：《初级卫生保健：过去重要，现在更重要》，世界卫生组织，https://www.un.org/chinese/esa/health/whoreport08/press_release.html.

④ 刘继同：《"健康需要满足"是评估医疗服务质量的惟一标准》，《中国卫生经济》2007 年第 1 期。

维度。① 世界卫生组织 *Primary Health Care on the Road to Universal Health Coverage* 2019 *Monitoring Report* 预测指出：到 2030 年，世界范围内将有多达 50 亿人无法获得有效的卫生保健服务，其成员方必须在初级卫生保健领域新增相当于国内生产总值 1% 以上的投资，以填补明显的覆盖缺口。② 经合组织成员方经验表明，应对卫生服务体系供需矛盾的关键在于慢病管理，罹患慢病使得部分劳动力参与社会经济建设不足，医疗机构和公共卫生机构的有效整合、创新服务提供模式的前提是基层机构具有较强的医疗服务能力。基层卫生服务作为卫生服务体系的关键支柱之一，可以有效避免高昂的住院服务，在慢病患者群体中体现出了更高的投入价值产出。③ 世界卫生组织提出，基本医疗卫生服务供给需要聚集人群健康需要和偏好，尽可能早地提高健康促进、疾病预防和控制、治疗、康复和临终关怀服务间的连续性，尽可能地贴近人群的日常生活环境。④ 初级卫生保健财政投入首先需要保证预防和门诊服务，其次是一般的住院服务和支持性服务，更广的范围是基于转移支付进行医疗卫生服务需要响应，开展区域健康干预（水、卫生、道路安全、暴力）。⑤

第二节 人人享有卫生保健与基层卫生治理

作为居民健康的基本保障，基层医疗卫生服务供给相关资源投入和体系建设是一个长期过程，其效果并不像大型医院的"治愈性"服务深刻且明显。国际经验表明，各国基层医疗卫生服务供给的发展在于明确的政府导向和良好的制度保障。在立法上，各国将公共卫生和基本医

---

① Yip W., Hsiao W., "A Systemic Approach to Reform Hong Kong's Health Care Financing: the Harvard Proposal", Jan 2004.

② World Health Organization, *Primary Health Care on the Road to Universal Health Coverage* 2019 *Monitoring Report*, World Health Organization, September, 2019.

③ Organization for Economic Co-operation and Development, *Health Care Systems: Getting More Value for Money*, Organization for Economic Co-operation and Development, https://www.oecd.org/economy/growth/46508904.pdf.

④ World Health Organization, *A Vision for Primary Health Care in the 21st Century: Towards Universal Health Coverage and the Sustainable Development Goals*, World Health Organization, 2018.

⑤ World Health Organization, *Primary Health Care on the Road to Universal Health Coverage* 2019 *Monitoring Report*, World Health Organization, September, 2019.

疗服务划为基层医疗卫生服务提供者的服务范围，重视支付方式改革对服务供给的作用机制，提高财政补助等各项资源投入的使用效率。① 在基本健康需要满足层面，大部分国家采取了医疗卫生服务的首诊制度。在机构发展层面，基层医疗卫生提供者与医院组成了相应的服务网络，医疗卫生和公共卫生服务并不严格区分。当今世界绝大部分国家的财政运行机制是由多级政府共同执行的。与中央政府相比，地方政府对当地居民服务需要和偏好具有信息优势，在一级政府内部，划分不同部门服务范围的依据是公共事务管理责任，即公共服务应由谁提供，以及服务提供是否有效。分裂的服务供给和过于细化的专科医疗服务，难以应付社会性的健康问题。疾病预防、基层医疗、门诊、住院、康复等相关服务必须连续一体化供给才能满足其公共产品的特性需要，提高社会经济效益。只有政府、市场和社会多元主体充分整合、协同与互动，才能形成有效的治理结构，充分促进基层卫生服务的均衡供给，避免改革的形式化、过密化和无效治理。

医疗卫生财政支出的根本目标在于通过有限的卫生资源获得最大限度的健康产出，通过"有形的手"进行调节。目前，我国政府已经从全能型政府逐渐过渡到服务型政府，公共产品的供给也从政府单一供给转换到政府、市场和社会多元供给的方式。② 随着卫生相关财政投入的提高，社会福利体制和民生建设得到了改善。但是，现有的中央和地方财政关系导致了部分地方财政"卸责"成为一种"制度化"的理性行为。同时，部分项目筹资的结构性失衡（省、市、县区）导致了如下现象：尽管中央财政转移支付消除了省份间的部分不公平，但省内的公平性依旧较差，不断增大的中央转移支付均等化效果被潜在"抵消"。③ 一项针对我国地方政府社会管理创新的研究表明，现阶段部分地方政府存在理念落后、公共产品服务供给不足、利益失衡、社会管理主体单一

---

① 于梦根等：《基层医疗卫生服务整合的国际经验及对我国的启示》，《中国卫生政策研究》2019 年第 6 期。

② 袁媛：《我国农村基本公共服务供给制度变迁中的政府行为研究》，《农业经济问题》2014 年第 11 期。

③ 白晨、顾昕：《省级政府与农村社会救助的横向公平——基于 2008—2014 年农村最低生活保障财政支出的基尼系数分析和泰尔指数分解检验》，《财政研究》2016 年第 1 期。

化等问题。① 作为一个涉及多主体的公共产品服务体系，财政部门需要同时补助医疗卫生服务的需方和供方。因此，构建激励相容的财政投入制度对促进基层卫生服务的均衡供给和有效治理具有重要意义，必须建立制度化的多方协商机制以促进健康结局的有效维持和提高。

第三节　基层卫生服务治理体系的国别比较

美国卫生和公共服务部将基本医疗卫生服务需求定义为整个社会愿意为基于人群健康需要、经济考量（收入和价格等）、技术层面可提供服务所支付的数量和综合体。基本医疗卫生服务需求受到以下要素影响：①人群健康需要，该要素与人口规模、年龄段分布等人口学变量和慢性病患病率高度相关，特别是老龄化程度、慢病患病率以及其他健康风险因素的时空差异；②经济条件和价格，该要素影响居民的支付能力和意愿、医疗卫生系统对于基本医疗卫生服务供给的参与程度；③科学和医学技术，该要素的创新发展影响服务供给的方式，医学技术的进步让更多的人群能够"正常"地带病生活，提高了服务供给的效用和效率；④系统诱导的需求，比如不必要的检查、手术和随访等；⑤公众感知和期望。服务提供者服务范围和结构共同影响基本医疗卫生服务需求的满足程度。② 如表3-1和表3-2所示，不同国家基层医疗卫生服务具有不同的供给范围。1996年，Donaldson等提出基层医疗卫生服务应该包括：急性病服务、慢性病服务、预防保健、转诊协同。③ 美国医学研究所指出，基层医疗卫生服务的未来应该是"负责解决人群绝大部分健康需要，与患者之间形成可持续的伙伴关系，在家庭和社区文化背景

---

① Zhang X. , et al. , "Local Governance and Public Goods Provision in Rural China", *Journal of Public Economics*, Vol. 88, No. 12, Jun 2004.

② National Center for Health Workforce Analysis, Projecting the Supply and Demand of Primary Care Practitioners through 2020, U. S. Department of Health and Human Services, https://bhw. hrsa. gov/sites/default/files/bureau - health - workforce/data - research/projecting - primary - care. pdf.

③ Donaldson, Molla S. , et al. , *Primary care: America's Health in a New Era*, National Acedemies Press, 1996.

下提供整合型、可及性高的医疗卫生服务"，提出了价值导向的重要性。① 美国医学研究所提出基层医疗卫生服务供给主要包括急性病诊疗、慢性病照护、临床预防、精神健康和社会心理服务、起居问题照护、

表 3-1　　　　　典型国家基层医疗卫生服务供给范围与方式

要素	美国	英国	加拿大	德国	日本
服务范围	不同学者或组织提出的三种服务范围：①急性病、慢性病、预防保健、转诊协同；②急性病诊疗、慢性病照料、精神健康和社会心理、起居问题照护、症状减轻、健康促进、疾病预防、健康维护、咨询、患者教育、各种医疗保健环境；③急诊、紧急照护、大手术、日间手术、疼痛管理、缓和医疗、产后、产前、术前护理、产前护理、新生儿和产科	（1）眼科、老年医学等门诊服务；（2）初级医疗服务；（3）局部改善计划；（4）紧急服务中心；（5）紧急入院；（6）心理健康；（7）学习障碍服务；（8）日间照护；（9）临终关怀；（10）社区服务；（11）家庭护士合作、药物滥用和性健康服务；（12）患者和公众参与等	常见病、伤的防治；基本应急服务、转诊/协调其他级别的医疗卫生服务、精神卫生保健、姑息治疗和临终关怀、健康促进、儿童健康发展、产妇护理、康复服务	疾病诊疗、预防保健、精神卫生、处方药、口腔服务、康复等	基本医疗、口腔科、预防保健、长期照护、身心护理、家庭访视、指导家属等
服务网络与供给方式	以全科医生为核心，鼓励患者在医疗保健中扮演伙伴角色，近90%的执业护士可提供医疗卫生服务，70%的执业护士被授权可以提供医疗卫生服务	以全科医生为核心的团队服务	自我选择家庭医生，家庭医生转介专科医生	独立医师、社区诊所组成的基层卫生服务体系；社保患者需征得社区诊所医生的转诊同意后进入综合医院治疗	家庭医生、护士、专科诊所医生、转介护士等，无强制转诊制度

---

① Whitcomb M. E., "Preparing the Personal Physician for Practice：Meeting the Needs of Patients：Redesign of Residency Training in Family Medicine", *The Journal of the American Board of Family Medicine*, Vol. 20, No. 4, Jul 2007.

表 3-2　典型国家基层医疗卫生服务体系治理框架

要素	美国	英国	加拿大	德国	日本
法律保障	《患者保护与平价医疗法案》（2010年）	《国家健康与社会服务法》（2006年）	《加拿大卫生法》（1984年）	《法定健康保险法》（1883年）	《健康促进法》（2002年）
中央—地方关系	2016年，88%的卫生和医院支出（2800亿美元）由州和地方政府直接提供，剩下的12%（330亿美元）由联邦政府拨款给各级政府。各级财政支出的4%用于医院的基础建设	大部分卫生预算来自中央，地区负责资金拨付和服务监管	筹资以联邦政府为主和省政府承担。卫生事务主要由地方政府承担，地区省级政府负责支出。省和地区政府是初级卫生保健服务的主要出资者	州负责传染病预防和治疗，市县卫生局负责公共卫生服务和基层卫生保健工作	根据政府间的事权划分确定中央、都道府、市町村三级财政的支出范围。政府税收（中央政府和市政当局按比例征收所得税和保险费）和个人共付组成
筹资	对基层医疗卫生服务进行财政投入倾斜。初级卫生保健支出占卫生总费用的比例为5.8%—7.7%	采取税收筹资模式，初级卫生健康支出占卫生总费用的比例为12%	采取税收筹资模式	社会医疗保险模式，卫生总费用中的15.3%用于门诊服务，4.0%的经费用于公共卫生服务	社会医疗保险模式。日本的普通诊所在医疗总费用支出中占比达到了29.8%

续表

要素	美国	英国	加拿大	德国	日本
激励和绩效考核	避免医疗和预防服务的分离	鼓励良性竞争，预防、诊疗等安全过程的服务支付，以引导预防为主的服务提供，控制成本	大部分是个体经营，自由度高，薪水与服务居民数量和工作量相关	持续扩大社会医疗保险覆盖面，控制医疗费用快速上涨，推行药品价格谈判，强制性限制和固定价格组别制定	1）每两年修订一次国民健康保险和医疗费表；2）提高补偿费用以激励初级保健和二级保健团队之间的联合医疗工作；3）针对小于200张床位的医疗机构，服务价格相对较高，费用减免需要转诊等指标确定上级医院的财政补助；4）通过双向转诊等需要转诊文书
监管	多个州开始立法要求通过资源下沉、价值透明、公开比例等方式加强初级卫生保健	契约形式，通过战略购买提高议价能力，项目实施过程中紧扣长期规划	管办分离，分层管理	医疗卫生行业的监管很大程度上取决于保险基金和医务工作者相关行会组织	医疗机构必须是非营利性质的
人才教育与培养	医学教育并没有因此而降低对边远地区医生选拔的标准，各医学院租负为本州乡村地区培养医生的责任	每千人中有2.8名全科医生（欧盟平均值为3.9名）	为卫生专业培训计划提供资金，以确定可用于提供初级卫生保健的卫生人力资源的数量和类型	每千人中有4.1名全科医生	家庭医生、护士、专科诊所医生、介护福祉士等

症状减轻。[①] 美国家庭医生学会定义初级保健是指由受过专门培训的医生提供的医疗卫生服务，并且他们擅长对未经诊断的体征、症状或健康问题进行首诊，并提供持续的医疗卫生服务。服务范围包括健康促进、疾病预防、健康维护、咨询、患者教育等，并鼓励患者在医疗保健中扮演伙伴的角色。[②] Bazemore 等创建了一个基层医疗卫生服务范围的测量工具，主要包括急诊服务、紧急照护、大手术、孕产妇服务、日间手术、疼痛管理、缓和医疗、产后服务、产前服务、术前护理、产前护理、新生儿服务和产科服务等项目，并用 0—12 分对服务范围进行打分。[③] Coutinho 等对家庭医生规培生潜在的临床服务范围进行了测量，并用 0—32 分对服务范围进行评价。[④]

在英国，《国家健康法》规定国家为居民免费提供健康体检、疾病筛查等预防性服务。临床委托小组于 2012 年成立，于 2013 年 4 月 1 日取代了初级卫生保健信托机构。临床委托小组是一组来自不同区域的全科医生聚集，共同为患者和人群提供最佳服务。临床委托小组提出的多学科社区服务提供者主要提供以下服务：①眼科、泌尿外科、呼吸内科、妇科、糖尿病医学、皮肤科、风湿科、普通老年医学等门诊服务；②全科医生提供的初级保健服务；③全科医生提供的局部改善计划；④紧急护理中心和非工作时间的初级保健服务；⑤因跌倒或从疗养院紧急入院；⑥心理健康服务；⑦学习障碍服务；⑧中间护理服务和为被评估为有持续医疗保健需求人群提供的服务；⑨临终关怀；⑩志愿服务和社区服务；⑪健康访问、家庭护士合作、药物滥用和性健康服务；⑫患

---

① Davis K. , et al. , "A 2020 Vision of Patient-centered Primary Care", *Journal of general internal medicine*, Vol. 20, No. 10, Oct 2005.

② American Academy of Family Physicians, Primary Care, American Academy of Family Physicians, https://www.aafp.org/about/policies/all/primary-care.html.

③ Bazemore A. , et al. , "More Comprehensive Care among Family Physicians is Associated with Lower Costs and Fewer Hospitalizations", *The Annals of Family Medicine*, Vol. 13, No. 3, Jan 2015.

④ Coutinho A. J. , et al. , "Comparison of Intended Scope of Practice for Family Medicine Residents with Reported Scope of Practice Among Practicing Family Physicians", *JAMA*, Vol. 314, No. 22, Dec 2015.

者和公众参与；⑬复杂病例管理以及药物管理。①

　　加拿大 13 个省和地区的卫生保健系统在《加拿大卫生法》法案框架内运作。作为加拿大医疗卫生事业的基石，该法案为全民免费医疗提供了法律依据和统一标准。法案要求省级健康保险计划必须遵循以下标准以得到联邦资助：普遍性（统一条款和条件覆盖整个人口）、各省份间服务覆盖范围的可复制性、可及性和全面性。② 但是，各省份和地区对药品、居家照护、长期照护以及验光师和物理治疗师等非医师提供者的服务范围有所不同。《医疗保健法》与《医院和诊断服务法》共同为全民覆盖、公共资助的健康保险体系奠定了基础。③ 当地居民有权选择自己的家庭医生。尽管不禁止居民直接与专科医生接触，但家庭医生转介专科医生是普遍的做法，省和地区政府是初级卫生保健服务的主要出资者。服务组织和提供方面的模式创新通常与资源投入相联系，旨在提高服务提供者收入、服务质量或职业满意度。其他政策杠杆包括了：与提供者的合同协议、发展或修改治理结构、立法。④

　　加拿大和德国通过筹资激励形成跨学科的初级卫生保健团队，促进团队服务提供、团体网络、患者参与、混合支付方案的开展，扩大基层服务提供者的规模，有效利用电子病历等信息技术。⑤ 加拿大的经验表明，在政府和专业领导者的共同努力下，可以在多元化的私人医疗服务体系中实现初级卫生保健服务的转型。⑥ 在德国，《法定健康保险法》规定了疾病诊疗、预防保健、精神卫生、处方药、口腔、康复服务等基

---

① Department of Health & Social Care, Guidance Handbook to the NHS Constitution for England, Department of Health & Social Care, https：//www. gov. uk/government/publications/supplements-to-the-nhs-constitution-for-england/the-handbook-to-the-nhs-constitution-for-england.

② Marchildon G. P. , *Health Systems in Transition*, *Canada*. University of Toronto Press, 2013.

③ Naylor C. D. , *Private Practice*, *Public payment*：*Canadian Medicine and the Politics of Health Insurance*, McGill-Queen's Press, 1986.

④ Hutchison B. , et al. , "Primary Health Care in Canada：Systems in Motion", *The Milbank Quarterly*, Vol. 89, No. 2, Jun 2011.

⑤ Schoen C. , et al. , "A Survey of Primary Care Doctors in Ten Countries Shows Progress in Use of Health Information Technology, Less in Other Areas", *Health Affairs*, Vol. 31, No. 12, Dec 2012.

⑥ Hutchison B. , et al. , "Primary Health Care in Canada：Systems in Motion", *The Milbank Quarterly*, Vol. 89, No. 2, Jun 2011.

层医疗卫生服务包。独立医师、社区诊所等构成的基层医疗卫生服务体系能够满足大部分人的健康需要,[①] 68%的德国初级卫生保健医生是单独执业的,居民可以自由选择服务提供者。只有在获得基层医生转诊同意后,社保患者方可进入综合医院接受治疗。[②] 护士常常在促进健康生活方式、预防和管理疾病等方面扮演着领导角色。在美国和加拿大的边远地区,社区药剂师往往会在医生缺乏的情况下进行疾病的预防和管理工作。加拿大的健康团队通常由医生、护士以及其他的健康专业人士协作开展服务,稳健的电子病历系统是服务能够开展的关键。各国以按绩效付费、为预防和协调付费、捆绑支付、基于人群付费等支付方式鼓励基层卫生服务的提供。[③]

在日本,厚生劳动省负责制定和管理医疗体系,各级地方政府职责明确。[④] 中央社会保险医务委员会每两年修订一次国民健康保险和医疗费表,并规定了医疗机构服务供给的经济激励措施。[⑤] 2002 年颁布的《健康促进法》强调健康不仅是人民的权利,也是人民的义务。健康相关事务基本上也有法律支持和保障,比如《老年人福祉法》《预防接种法》等。居民可以不论疾病严重程度或保险情况自由地前往任何医疗机构,并不需要转诊和预约。但是,在没有转诊的情况下,如果前往高级别医疗卫生机构需要额外付费。[⑥] 为了提高初级保健和二级保健服务提供主体间的协调性,厚生劳动省提高了补偿费以促进不同级别服务主体间的合作。针对拥有小于 200 张床位的医疗机构,通过提高服务价

---

① 于梦根等:《基层医疗卫生服务整合的国际经验及对我国的启示》,《中国卫生政策研究》2019 年第 6 期。

② Altenstetter C., "Insights from Health Care in Germany", *American Journal of Public Health*, Vol. 93, No. 1, Jan 2003.

③ Organization for Economic Co-operation and Development. *Realising the Potential of Primary Health Care*. 2020. Organization for Economic Co - operation and Development, https://www.oecd.org/health/realising-the-potential-of-primary-health-care-a92adee4-en.htm.

④ Kato D., et al., "Building Primary Care in Japan: Literature Review", *Journal of General and Family Medicine*, Vol. 20, No. 5, Sep 2019.

⑤ Shiroiwa T., et al., "New Decision-making Processes for the Pricing of Health Technologies in Japan: The FY 2016/2017 Pilot Phase for the Introduction of Economic Evaluations", *Health Policy*, Vol. 121, No. 8, Aug 2017.

⑥ Sakamoto H., Rahman M., Nomura S., et al, Japan Health System Review, World Health Organization, https://apps.who.int/iris/handle/10665/259941.

格，促进此类机构医疗卫生服务的供给。[①] 在日本，42%的诊所为私立诊所，[②] 医院提供了30%的医疗卫生门诊服务。[③] 日本大概有100000个专科门诊提供基本医疗卫生服务，这些诊所同时拥有大量的电子计算机断层扫描和磁共振成像设备等。[④] 诊所提供的医疗专科类型主要包括：内科、儿科、胃肠病学、普通外科、皮肤病科、康复、眼科、呼吸内科、精神病学、耳鼻咽喉科、放射科、癌症科、心身医学、肛门外科、神经学、内分泌与代谢科、麻醉科、妇科、整形外科、神经外科、口腔、胃肠外科、肾病科、支气管食管外科、乳外科、传染病科、小儿外科、心血管外科、口腔外科、儿童口腔科、胸外科、口腔正畸科、检验科等。[⑤] 日本初级保健医师的临床服务范围根据地区和可用设施而有所不同。例如，妇产科医生通常提供包括常规产前检查在内的产妇保健服务，一些医生仍在农村地区提供妇产科手术。[⑥] 此外，日本部分初级保健诊所/专科诊所可以进行电子计算机断层扫描，超声检查和上消化道内窥镜检查。此外，针对40岁以上患有特定疾病和65岁以上老年人的长期照护服务由长期照护险覆盖，涵盖日间服务、居家服务、福利设备租借、特定护士的家访服务、物理治疗师等服务。虽然日本有着一流的医疗卫生服务体系，但基层医疗卫生服务体系的发展是不充分的，日本需要建立全科医生守门人制度，整合基层医疗、预防和公共卫生服务以应对不断加剧的老龄化社会带来的挑战。[⑦]

---

① Ministry of Health, Labour and Welfare, Medical Fee Revision 2018, Ministry of Health, Labour and Welfare, https：//www. mhlw. go. jp/english/new-info/2018. html.

② Ministry of Health, Labour and Welfare, Medical Fee Revision Related Materials 2019, Ministry of Health, Labour and Welfare, https：//www. mhlw. go. jp/english/new-info/2018. html.

③ Ministry of Health, Labour and Welfare, Health Statistics in Japan 2016. Ministry of Health, Labour and Welfare, https：//www. mhlw. go. jp/english/database/.

④ Tamiya N., et al., "Population Ageing and Wellbeing: Lessons from Japan's Long-term Care Insurance Policy", *The Lancet*, Vol. 378, No. 9797, Jun 2011.

⑤ Ministry of Health, Labour and Welfare, The Number of Clinics and Specialty in Japan. 2011, Ministry of Health, Labour and Welfare, https：//www. mhlw. go. jp/english/.

⑥ Shibata A., et al., "Challenges in Providing Maternity Care in Remote Areas and Islands for Primary Care Physicians in Japan: a Qualitative Study", *BMC Family Practice*, Vol. 19, No. 1, Jul 2018.

⑦ Takamura A., "The Present Circumstance of Primary Care in Japan", *Quality in Primary Care*, Vol. 23, No. 5, Sep 2015.

优质高效的基层医疗卫生服务体系有利于促进人群健康的平等分布和降低健康差异。[①] 面对新兴医疗技术的发展、人口老龄化、疾病谱变化、经济增长放缓等形势，各国政府医疗卫生领域财政投入的压力持续增大，医疗卫生体制改革和重塑成为各国政府面临的重要挑战之一。大型医院先进医学技术利用导致以个体治愈为中心的模式对系统资源投入边际收益的提升效果不明显。各国在健康领域的立法为服务供给提供了法律保障，各国围绕法律准则，根据不同时空背景下的居民健康需要和人群健康挑战，制定了具体可操作的政策规划和改革目标。各国在法律层面上并没有将预防和公共卫生服务、基本医疗服务进行性质和提供主体上的区分。在筹资方面，各国政府也并没有严格区分基本临床医疗服务和公共卫生服务，并将其分开支付。[②]

各级政府根据自身财力承担一定事权和支出责任，进行属地化管理，上级政府通过转移支付促进区域均衡发展。对于基层机构，各国政府主要保障了其业务开展所必需的基础设施和设备，人员的教育、培养和进修。大部分国家主要采用服务购买的方式为居民提供基本医疗卫生服务，加强服务系统的能力建设。英国政府全额保障公共卫生服务，鼓励基层医务人员之间形成良性竞争，其持续开展的"购买与提供分离""内部市场"改革与我国当前服务购买部门和服务提供部门相互合作较为相似。但是，改革后期管理成本上升和区域间服务产出差异对改革提出了新的挑战。尽管经和组织成员方平均有14%的卫生总花费用于基层医疗卫生服务体系，但是全科医生占整体医生数量的比重从2000年的32%下降至2016年的29%，[③] 因此，非常有必要从以个体为单位的服务提供走向预防导向、共同参与型的团队或网络服务模式。各国政府初级卫生保健相关支出占卫生总费用的比例比较稳定，比如英国的12%，美国部分州通过立法规定支付方将特定比例的资金用于初级卫生

---

① Starfield B., et al., "Contribution of Primary Care to Health Systems and Health", *The Milbank Quarterly*, Vol. 83, No. 3, Jul 2005.

② 于梦根等：《基层医疗卫生服务整合的国际经验及对我国的启示》，《中国卫生政策研究》2019年第6期。

③ Organization for Economic Co-operation and Development, *Realising the Potential of Primary Health Care*. Organization for Economic Co-operation and Development, https://www.oecd.org/health/realising-the-potential-of-primary-health-care-a92adee4-en.htm.

保健。新加坡的改革经验表明医药卫生体制改革要与筹资改革相配套，通过政策工具设计、激励机制重组，从财政投入、医保支付、法人治理、政府监管方式和信息披露机制等方面开展，让市场机制更多地发挥作用。① 此外，相关改革举措应对基层医疗卫生服务进行倾斜，根据机构内部收费监管情况进行考核，调整资源投入机制。有的国家通过国家医保制度和立法规定等方式，对老年人、婴幼儿、儿童、特定疾病人群的基本医疗服务进行保障。

一项基于亚洲的研究表明，以医院为中心和以治疗为重点的卫生服务不适合应对日益严重的慢性疾病负担，不断增长的患者期望值也对医疗卫生服务系统提出了巨大的挑战。随着工业化、城镇化、人口老龄化进程加快，我国居民生产生活方式和疾病谱也发生了重要的变化，我国大陆地区慢性非传染性疾病导致的死亡人数占比在全亚洲参比国家和地区中第一，达到了 88.5%，前五大死因包括了脑血管病、缺血性心脏病、慢性阻塞性肺病、肺癌、阿尔茨海默病。而慢性阻塞性肺病是印度尼西亚、缅甸、越南等经济发展程度较低国家更多出现的主要死因。② 这也与《国务院关于实施健康中国行动的意见》中提到的"提高基层机构肺功能检查能力"的紧迫要求不谋而合，侧面反映了我国各地区社会经济发展水平差异带来的疾病谱差异，提示基层机构发展过程中赋予地方政府一定程度自主权的紧迫性和必要性。《中华人民共和国基本医疗卫生与健康促进法》第 15 条至第 18 条以及第 29 条将我国基本医疗卫生服务分为基本公共卫生服务和基本医疗服务。法律规定我国基本医疗卫生服务范围采取动态形成机制。该法也提出了医疗资源配置向基层倾斜，以基层为重点，优先支持县级以下医疗卫生机构发展。虽然目前我国基本医疗保险制度已经取得了全民覆盖这一伟大成就，但其核心仍然是以临床疾病诊疗为导向，基本公共卫生服务项目补助实际效果和整体绩效仍有待评估。作为满足居民基本健康需要最重要的筹资来源之

① Ramesh M., et al., "Health Governance and Healthcare Reforms in China", *Health Policy and Planning*, Vol. 29, No. 6, Sep 2014.

② Yip W., *Healthcare System Challenges in Asia*, Oxford Research Encyclopedia of Economics and Finance, https://oxfordre.com/economics/view/10.1093/acrefore/9780190625979.001.0001/acrefore-9780190625979-e-245.

一，基本公共卫生服务项目补助和其他财政投入的割裂，或者在实际使用过程未能够充分协同引发了服务提供者的激励不足。健康中国行动规划如果单纯依靠公立医院开展，其所消耗的资源将对社会经济产生极大的负担。针对上述情况，充分激发基层机构及其医务人员的积极性，构建基本医疗、公共卫生、健康教育和促进一体化的整合型服务体系成为各国改革的重要路径。

第四章

居民健康需要、公共利益满足和
基层卫生服务供给

治理的目标在于满足居民对于美好生活的向往。健康需要、卫生服务需求与利用是卫生服务研究的核心主题，三者与卫生服务筹资、分配、提供和治理等体系发展核心问题紧密相关，一定程度上也影响着卫生政策的价值取向。本章首先从居民健康需要、卫生服务需求和利用的概念内涵出发，厘清了三者之间的概念，提出了满足居民健康需要与基层卫生服务供给间的关系。其次，对基层机构发展面临的新形势和新挑战进行了论证分析。最后，本章提出了基层卫生服务供给如何有益于公共利益的最大化实现，即基层医疗卫生服务供给与理论上的最优化健康服务需要满足。

第一节　居民健康需要与基层卫生
服务供给：一个分析框架

需要引发动机、动机促进行为、行为驶向目标。① 一般而言，人的需要分两类，即自然需要和社会需要。1943 年，美国心理学家马斯洛在前人理论基础上提出了著名的需要层次理论，认为人的需要（need）具有生理、安全、社交、尊重和自我实现五个层次。作为一个抽象的概

---

① ［英］莱恩·多亚夫、伊恩·高夫：《人的需要理论》，汪淳波、张宝莹译，商务印书馆 2008 年版。

念，不同的学术群体对需要提出了不同看法，正统经济学派认为"需要就是偏好"，偏好（preference）和需求（demand）两个概念足以满足实证和规范经济理论的需要。社会需要是经社会认可、通过政府干预所提供的商品或服务。① 其根本原则在于：①个人是判定自身利益正确性的唯一权威，从狭义上说即他们的想要（wants）；②生产什么、如何生产、产品如何分配应该由个人偏好决定。新右派认为需要是危险的，"一些人有权通过立法决定其他人需要什么"则可能发展成专制主义。其他流派分别认为，需要具有群体特征，是漫无边际的、社会造成的、历史形成的。人和人的社会是政治结构和制度安排的核心问题，其首先面对的是"对于美好生活或健全社会的目的性"问题，② 即所有的政治结构和制度具有可欲性目的和价值标准，该特征要求以人的欲求、偏好、幸福、功利等为目标，构建起对事权结构形式价值评判的道德标准，以衡量制度安排和权力结构的正义性。③ 社会共同需要理论指出国家分配满足共同需要是财政学的本质，它以唯物史观为指导，将人类社会财政作为研究对象，由社会集中性地支配一部分社会资源，明确了财政的出发点在于满足社会共同需要，而不是个人私利。"最大多数人的最大幸福"指的即是政府在社会认同和资源稀缺的双重约束下有效地提供公共服务、满足公共需要的基本原则。④

作为人的基本需要，自主和身体健康需要是客观存在的，应该得到优先于想要（wants）的最大程度满足，如果基本需要未能得到满足，则会产生抱怨。⑤ 卡普兰和斯泰西从生理损害的角度指出，如果个体没有长期或严重地患有一种或多种疾病，则其身体健康的需要就已经得到

① Williams A., *Need as a Demand Concept（with Special Reference to Health）. Economic Policies and Social Goals.* London. Martin Robertson，1974.

② 靳继东：《政府间事权关系划分：理论逻辑，体制约束和实践方向》，《学海》2018年第 3 期。

③ 陈第华：《公共卫生资源的分配正义：以共享发展为中心的考察》，《探索》2016 年第 3 期。

④ Benabou R.，"Unequal Societies：Income Distribution and the Social Contract"，*American Economic Review*，Vol. 90，No. 1，Mar 2000.

⑤ 李金龙、王英伟：《信仰的变革与回归：倡议联盟框架下中国医疗卫生政策变迁研究》，《中国卫生政策研究》2018 年第 1 期。

了满足。①② 该视角下，身体健康需要可从生物医学模型进行普遍化，即个体主观感觉和客观身体状况均受到损害。但该模型过于重视疾病的生物学因素，忽视了人的心理和社会性。认知和情感能力作为自主的健康决定因素之一，在一定程度上能够反映出人的精神健康，爱德华兹指出精神健康即"实际上的理性和负责任"。③ 作为一个社会过程，个体身体健康和精神健康涉及家庭、社区等不同社会群体间的互动，群体间经济水平、地理位置等共同特征使得单一群体遵循着相同的规则，形成亚文化。尽管不同群体间形成了多样化的规则，但理论上的规则网络是可寻的，不同群体间能够形成若干一定规模的网络，从而组织制度、服务和（或）产品、支付能力等相关"满足物"促进需要的满足。经济学家通过价格理论分析市场上买方和卖方基于能够接受的价格，指出买方对于物品的消费取决于消费意愿和支付能力，市场决定了谁来生产和供应何种物品。健康作为一种"商品"，对实现人的发展和福祉至关重要。因其稀缺性和重要性，居民愿意为之付费。但健康似乎又是无形的，无法个体间转移，尽管存在传染性疾病、遗传病和器官捐献等转移形式。因此，健康需要本质上是提高或维持健康。在普通物品和服务上，经济学区分的是想要和有效的需求，需求即有消费意愿和支付能力的想要。在医疗卫生服务供给方面，并不是所有的想要都是需要，反之亦然。作为卫生资源分配的基础，供需平衡不仅仅包括需求，同时也包含着需要。利用作为需要、需求与供给共同作用的结果，指的是实际卫生服务利用物品或服务的数量。综上所述，健康需要指的是基于流行病学、临床医学、政治经济学、社会学等多学科规范标准界定的客观判断和个人主观感知的结合体，具有一定的层次、结构和特征，受政府等多主体的价值取向影响。

在新的改革背景下，尽管既往"健康需要"、"卫生服务需求"和"卫生服务利用"等主题研究众多，但缺乏三者概念内涵的规范解释和

---

① Caplan A. L., et al., "Concepts of Health and Disease: Interdisciplinary Perspectives", *Yale Journal of Biology & Medicine*, Vol. 55, No. 1, Nov 1982.

② Stacey M., *The Sociology of Health and Healing: a Textbook*, Routledge, 2003.

③ Edwards R. B., "Mental Health as Rational Autonomy", *The Journal of Medicine and Philosophy*, Vol. 6, No. 3, Aug 1981.

关系辨析，引发了概念误用和滥用。政府、社会、市场在满足居民健康需要过程中的角色定位尚不明晰，主要是由于：第一，目前国内关于健康服务需要的研究主要停留在患病率、患病时间、类型、疾病构成和居民自我健康评价等指标，未能有效地针对当前专业医疗卫生服务体系之外能够满足的需要进行研究，未能够充分考虑基本健康需要与其他需要满足的关系及不同服务提供主体的功能定位。尽管医保、医院等多方数据"互通互联"、整合开发有限的情况下，自我健康评价可以有效地应用于卫生系统绩效评估，[①] 但如何集成多重数据促进健康需要评估和满足的制度和政策框架亟须迭代升级、试点和推广。第二，服务需求和利用研究多集中在治疗率、就诊率、机构选择和治疗方式等指标。在"生理—心理—社会"的生物医学模式下，上述指标无法系统全面地描述居民健康需要、卫生服务需求与利用的整体范围、结构与层次，帮助鉴别供给的影响因素和供需的动态变化过程，出现了服务需要与供给间的错位和鸿沟。[②] 第三，社会福利理论视角下的健康需要满足研究较少，卫生经济学视角下的需求理论也未能得到充分辨析，包括不同群体间需要满足的卫生资源分配等要素对需要满足的影响。有研究从社会福利角度指出了"健康需要满足理论"的重要政策意义，揭示了既往医疗服务质量的评估仅从供方出发，未充分考虑患者的健康需要满足。[③]现有研究对于居民健康需要的认识和理论研究的不足，一定程度上引发了资源导向的医疗卫生服务体系建设。

需要与需求的不同之处在于：①需求基于对某服务"想要"的前提，个体可能会选择使用可及的资源购买该项服务。需要将正义、公平等道德标准"放置"在某些群体，尽可能地保证这些需要能够得到满足，而不管支付能力。②需求取决于个体的购买意愿和支付能力，需要源于个人主观感知和客观判断，可能不考虑个体的主观接受度，如疾病预防等服务主要基于专家共识、循证医学等客观判断进行服务的供给。

① Kruk M. E., Freedman L. P., "Assessing Health System Performance in Developing Countries: a Review of the Literature", *Health Policy*, Vol. 85, No. 3, Aug 2008.

② Feng Z., et al., "Long-term Care System for Older Adults in China: Policy Landscape, Challenges, and Future Prospects", *The Lancet*, Vol. 396, No. 10259, Oct 2020.

③ 刘继同等：《"健康需要满足"是评估医疗服务质量的惟一标准》，《中国卫生经济》2007年第1期。

因此，卫生服务体系资源分配视角下，如果一项服务是不需要的，即使个体有需求，也应尽量不提供。如图4-1所示，[1] 既往研究已经对健康需要与需求之间的关系进行了分类：①未认识到的需要，如重大传染性疾病的预防与控制、疫苗接种等；②认识到的需要、无需求，可能与个人经济水平或服务体系的供给有关，提示医疗卫生服务体系优化的空间；③感知到、已转换为需求的需要；④没有需要的需求，个人主观"要求"和供方的"诱导"，比如患者无须住院，自己要求住院治疗，患者无须进行侵入性检查和治疗，但医方"诱导"的服务等，此部分服务利用应得到合理有效的控制。

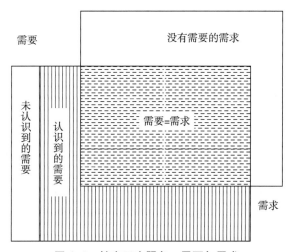

图4-1　健康卫生服务：需要与需求

如图4-2所示，多伦多大学卫生政策、管理与评价系 Raisa Deber 教授等对需要、需求与利用三者之间的关系进行了范围划分。[2] 理想状态下最优化的医疗卫生服务体系应该是区域1尽可能地大，区域3—7尽可能地小。如图4-3所示，需要和利用间关系可归纳三类。A类：利用了大量原本不需要的服务（区域4和区域7）；B类：利用了需要的服务，需要的服务得到了满足（区域1和区域2）；C类：需要的服务，未能利用（区域3和区域5）。一个高效率、高效能的卫生服务体系需

---

① 吴明、李睿：《健康需要与需求的概念及测量》，《中国卫生经济》1995年第1期。

② Deber R. , et al. , "Models of Funding and Reimbursement in Health Care: A Conceptual Framework", *Canadian Public Administration*, Vol. 51, No. 3, Sep 2010.

要尽可能地扩大区域 1 和区域 2。

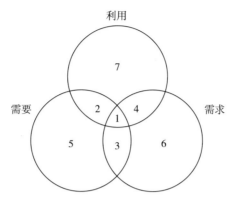

图 4-2 健康卫生服务：需要、需求和利用

注：区域 1：合理的卫生服务利用（需要—需求—利用发生合理）；区域 2："外展"的卫生服务利用（需要，同时也得到了利用，但并非需求，比如公共卫生服务或患者自感不需要某项服务，但根据医生处方，服务利用发生）；区域 3：未满足的需要（需要、需求但未发生利用行为，如因物理可及性等客观条件受限的应就诊未就诊、等待时间、病床等候等）；区域 4："患者自我要求"的利用（从卫生服务体系整体优化的角度看，所利用的服务并非必要）；区域 5："外展"的未满足的需要（需要，无需求由主观原因引起）；区域 6：未能满足的需求（只有患方认为服务是有必要的，但未能利用）；区域 7：不合理的卫生服务利用（如不合理入院等）。

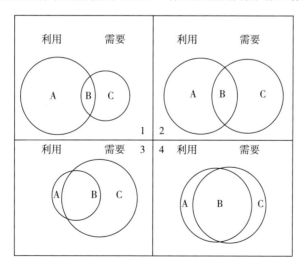

图 4-3 卫生服务需要与利用关系

注：卫生服务体系的四种情况：1. 不受控制的；2. 效率低下的；3. 不充分的；4. 高效且有效的。

作为社会福利的重要组成部分，不断满足居民健康需要是社会可持续发展的核心目标，居民卫生服务需要的满足程度是卫生服务体系的重要指标，两者关系的鉴别有助于规范卫生服务的提供，促进居民卫生服务需要合理有序、充分均衡的满足。如图 4-2 和图 4-3 所示，根据需要和利用之间的关系，可鉴别卫生服务体系的四种情况，并与三者的重叠关系共同讨论：①供给和利用是不受控制的，出现了大量不必要的（区域 7）和"患者自我要求"的卫生服务利用（区域 4）。患者要求的服务，尽管可以提升主观"获得感"，但对基本需要的满足意义不大，比如不必要的"检查"；②效率低下的，出现了卫生资源的闲置、利用率不高。与第一种情况不同的是，此时供给是固定的，居民并不总是需要这些服务的供给，比如当前的乡镇卫生院床位使用率只有不到60%，① 导致了满足"其他"需要的服务可及性不高；③系统供给不充分，出现大量未满足的需要（区域 3）和外展的需要（区域 5），真正有需要的人未能利用相关服务，但需要程度相对较低的群体却占据着大量的相关资源；④"理想"的服务供给体系，高效且有效，区域 5 中"外展"的需要得到了充分满足，区域 2 的面积增大，不合理利用（区域 7）和未满足的需要（区域 3）相对最低。

第二节　基层医疗卫生机构发展
面临的新形势和新挑战

当生命的脆弱性凸显出来时，人们的日常生活目标和动机就会发生改变。② 照护的目标是任何人都不必觉得自己被"机构化"了，照护服务的提供需要在无人照护和机构化照护之间取得平衡。当前的医疗卫生服务体系经历了居民健康需要的生物学转变和文化变迁，对于循证思维（精准医疗）的强调，可能会导致直觉思维（叙事医学）作用的忽视，

---

① 国家卫生健康委员会规划发展与信息化司：《2019 年我国卫生健康事业发展统计公报》国家卫生健康委员会，http://www.nhc.gov.cn/guihuaxxs/s10748/202006/ebfe31f24cc145b198dd730603ec4442.shtml.

② ［美］阿图·葛文德：《最好的告别：关于衰老与死亡，你必须知道的常识》，浙江人民出版社 2015 年版，第 91 页。

引发实践、改革和学术研究的"灯下黑"境遇。此外，中西方的文化差异可能会导致居民对于机构照护、居家照护和社区照护服务接受意愿的不同。在此背景下，本节重点讨论了社会经济发展、医药卫生体制改革和现代财政构建等新形势对基层机构提出的新挑战。

一 社会经济发展对基层机构经济运行的新形势新要求

经济新常态下，我国经济总量增长率可能会有进一步的下降趋势，如果对于财政收入增长的预期过高，将引发各级政府医疗卫生财政规划完成度不高，影响医疗卫生财政投入的可持续性。一项基于亚洲地区的研究表明，[①] 以医院为中心和以疾病治疗为重点的卫生服务提供体系，不适合解决日益严重的慢性疾病负担（见表4-1），不断增长的患者期望值对卫生服务系统提出了巨大的挑战。随着工业化、城镇化和人口老龄化进程的加快，我国居民生产生活方式和疾病谱也发生了重要的变化。此外，人口自然出生率的不断下降和居民家庭规模的不断缩小等现实情况对基于社区的照护也提出了新的要求。当下，我国老龄化水平明显高于世界平均水平，与人口老龄化并行出现的非传染性疾病患病率激增正在导致医疗卫生费用的不断增加，有效的养老服务体系离不开优质高效的基层医疗卫生服务体系，亟须更为创新的政策和服务供给促进健康老龄化。研究表明：老龄化加剧将可能造成政府财政支付危机。[②] 社会医疗保险系统需要进行大幅度改革。[③] 同时，受限于薄弱的养老保障体系和精神卫生服务提供，我国极个别地区出现了个别老年人自杀的极端案例。[④] 城乡、区域、性别和代际之间的不公平需要更多的公共预算加强基层医疗卫生服务体系的建设，减少老年人口健康差异的政策措施应着眼于整个生命历程。

慢病人群防治和管理问题已经成为我国面临的主要健康挑战之一，《国务院关于实施健康中国行动的意见》中"提高基层机构肺功能检查能力"的紧迫要求侧面反映了我国各地区由于经济水平发展差异巨大带来的疾病谱差异，提示基层机构发展过程中赋予地方政府一定程度自

---

① Yip W., *Healthcare System Challenges in Asia*, Oxford University Press, 2019.

② Hagist C., Kotlikoff L., Who's Going Broke? Comparing Growth in Healthcare Costs in Ten OECD Countries, National Bureau of Economic Research, 2005.

③ Carreras M., et al., "Ageing and Healthcare Expenditures: Exploring the Role of Individual Health Status", *Health economics*, Vol. 27, No. 5, May 2018.

④ 王胜男等：《老年人自杀死亡事件特征》，《中国老年学杂志》2018年第14期。

表 4-1　　　　亚洲部分国家/地区经济、人口和流行病学概况

国家/地区	人均国民生产总值（美元），2017年	人均GDP增长率占比（%），2017年	老龄人口占比（%），2017年	预期寿命（岁），2016年	五大死因，2016年	慢性非传染性疾病引发死亡人数占比（%），2016年
日本	38428	1.9	27.0	84.0	阿尔茨海默病、缺血性心脏病、脑血管病、下呼吸道感染、肺癌	86.6
韩国	29742	2.6	13.9	82.0	脑血管病、阿尔茨海默病、缺血性心脏病、肺癌、肝癌	84.5
中国台湾	24318	7.8	13.9	80.1	缺血性心脏病、脑血管病、阿尔茨海默病、糖尿病、肺癌	86.1
中国	8827	6.3	10.6	76.3	脑血管病、缺血性心脏病、慢性阻塞性肺疾病、肺癌、阿尔茨海默病	88.5
泰国	6594	3.6	11.4	75.3	缺血性心脏病、脑血管病、下呼吸道感染、阿尔茨海默病、肝癌	75.5
印度尼西亚	3847	3.9	5.3	69.2	缺血性心脏病、脑血管病、肺结核、糖尿病、慢性阻塞性肺疾病	73.3
菲律宾	2990	5.1	4.8	69.1	缺血性心脏病、脑血管病、下呼吸道感染、慢性肾脏病、肺结核	69.3
越南	2343	5.7	7.1	76.3	脑血管病、缺血性心脏病、阿尔茨海默病、肺癌、慢性阻塞性肺疾病	80.4
中国香港	46194	3	16.3	84.2	恶性肿瘤、肺炎、心脏病、脑血管病、外因	NA
马来西亚	9945	4.4	6.3	75.3	缺血性心脏病、下呼吸道感染、脑血管病、阿尔茨海默病、道路伤害	76.7
老挝	2457	5.3	4	66.7	缺血性心脏病、下呼吸道感染、脑血管病、新生儿早产、先天性缺陷	58.0
缅甸	1299	5.4	5.7	66.6	脑血管病、缺血性心脏病、慢性阻塞性肺疾病、阿尔茨海默病、下呼吸道感染	72.4
柬埔寨	1384	5.2	4.4	69.0	脑血管病、下呼吸道感染、缺血性心脏病、道路伤害、肺结核	62.7

主权的紧迫性和必要性。更为重要的是，我国肝炎、艾滋病等重大传染性疾病防控形势仍然严峻，特别是精神卫生问题对基层医务人员数量和质量提出了巨大的挑战。世界卫生组织指出一名全科医生负责 1500—2000 名病人，2016 年，我国平均 1 名全科医生负责超过 6000 名病人。2012 年，《国务院关于印发"十二五"期间深化医药卫生体制改革规划暨实施方案的通知》提出，"到 2015 年为基层机构培养全科医生 15 万名以上，使每万名城市居民拥有 2 名以上全科医生，每个乡镇卫生院都有全科医生；积极推进家庭签约医生服务模式，逐步建立全科医生与居民间的契约关系，为居民提供连续的健康管理服务"的发展目标。但《人民日报》报道指出"据国家卫计委统计，截至 2012 年底，全科医生数量为 11 万人，仅占执业（助理）医师的 4.2%，每万人口全科医生仅 0.81 人"。① 精准医学、再生医学、重大慢性病等重点技术研究的逐步推进对基层医疗卫生服务体系提出了更为急迫的要求，如个体健康行为、社会经济特征、遗传学特点等信息数据的长期随访和管理。

世界卫生组织 *Primary Health Care on the Road to Universal Health Coverage* 2019 *Monitor Report* 指出，各国对妇女、儿童和青少年健康均提供了特定范围、免费的健康卫生服务。尽管我国开展的基本公共卫生项目涵盖了报告中提出的大部分内容，但仍有部分项目未能充分提供，比如门诊和住院服务保障程度并没有体现对该群体服务保障的倾向性。居民慢病发病率持续增长的情况下，为了提供以患者为中心的医疗卫生服务，对患者服务需要的讨论还须关注患者生活的复杂社会和经济环境等更广泛的不公平和社会正义问题。因此，针对新的居民健康服务需要，以基层医疗卫生服务体系为中心构建新的服务模式，通过社区照护、居家照护、社会支持等方式减少不必要的住院服务至关重要。显然，这些问题的解决对基层卫生服务供给的广度和深度提出了更高的要求，如何通过基层卫生财政投入运行机制的良好运行构建整合型医疗卫生服务体系成为当下医药卫生体制改革过程中急迫需要回答的问题。

二 医药卫生体制改革对基层机构经济运行的新形势新要求

作为各级政府促进社会公平正义、增进人民福祉的出发点和落脚

---

① 人民日报：《我国每万人拥有全科医生 1.51 名》，新华网，http：//www. xinhuanet. com/politics/2018-01/21/c_129795423. htm.

点，持续深化医改是政府社会治理创新、人民群众获得感提升的过程。路径依赖理论指出，制度变迁存在着自适应或正反馈机制，一旦走上某条路径，其既定方向就会在发展中得到自我强化，从而形成依赖。[①] 因此，如果不做好结构性改革，那么即使医保基金和财政投入再多，相关资源也会被公立医院聚集和"消耗"。此外，两级机构间医务人员薪酬差距加剧了基层机构人力资源要素的脆弱性，降低了基层机构对于优秀人才的吸引力。同时，基层机构服务能力难以让群众信任，家庭医生签约服务的效果评估多为区域性的，如基于厦门市家庭医生服务规模与患者健康结局的关联分析。[②] 面对居民不断增长和多样化的健康服务需要和医疗卫生服务需求，医疗卫生资源的有限性决定了医疗卫生事业发展是有条件和边界限制的。因此，基层医疗卫生服务均等化的实施依赖于有效的治理体系，只有政府、市场和社会三者充分整合、协同与互动才能形成有效的制度安排，才能通过分级诊疗制度、家庭医生签约服务、医联体等多种形式的制度安排和政策供给促使优质医疗资源配置更加均衡，促进"小病在基层、大病疑难症到医院、康复回社区"政策目标的实现。

2018 年，国家卫生健康委员会、国家医疗保障局、国家药品监督管理局相继改组成立，三个部门根据各自的职能，单独或联合推进多项重要医改政策出台或落地。国务院办公厅印发了深化医药卫生体制改革2019 年重点工作任务的通知，要求国家卫健委牵头、会同财政部深化基层机构运行机制改革，逐步建立保障与激励相结合的运行新机制。第一，根据不同机构实际情况，有针对性地完善薪酬分配政策，推动医务人员薪酬达到合理水平。第二，持续深化卫生健康领域"放管服"改革，对社会办医疗机构一视同仁对待并给予扶持。第三，加大对医疗机构开展公共卫生服务的支持力度，建立公共卫生服务经费保障机制。但是，基层机构特别是农村地区的基层机构，面对有限的医保资金池，无

---

① Xu J. , et al. , "Historical Roots of Hospital Centrism in China（1835-1949）：A Path Dependence Analysis", *Social Science & Medicine*, Vol. 226, Apr 2019.

② Jing R. , et al. , "The Association Between Panel Size and Health Outcomes of Patients with Hypertension in Urban China：a Population-Based Retrospective Cohort Study", *Journal of General Internal Medicine*, Vol. 36, No 11, Mar 2021.

法形成自己发展的长期积累和优势。从整体看，目前医保制度的改革主要还是以控制费用的不合理增长为主，并未能够真正从区域居民健康需要的最优化满足出发。此外，当下医保支付方式的改革滞后，对基层机构的倾斜力度不足以促进居民健康行为的转变，医保"牛鼻子"无法牵动体系资源的整体下沉。因此，基本医疗的保障可考虑参照大病保障的投入方式，划定特定比例投入基层机构进行基层医疗卫生服务的战略购买。

三 现代财政制度构建对基层机构经济运行的新形势新要求

党的十九大报告中明确提出：要加快建立现代财政制度，建立权责清晰、财力协调、区域均衡的中央和地方财政关系。基层医疗卫生财政投入制度作为各级政府对基层机构财政投入规模、结构、绩效考核和监管等方面的制度安排，是国家履行政府责任、推动基本医疗卫生服务均等化发展的重要方式。但是，基层机构服务范围界定不清将导致政府财政投入规模和结构不明晰，无法为提高预算透明度、强化预算监督创造有利条件。因此，通过理顺不同层级政府对基层医疗卫生财政补助投入的事权和责任，激励各级政府有效履职是当前亟待解决的现实问题。[1]

2013 年，党的十八届三中全会明确提出"建立现代财政制度""改进预算管理制度"。一方面，提高公共财政总支出占国民生产总值的比重，加大公共产品的资金供给量；另一方面，调整财政支出结构，加大对教育、医疗、就业、社会保障等公共服务领域的财政投入力度，尽快完成从投资型财政体制向公共服务型财政体制的转型。[2] 2015 年实施的新《中华人民共和国预算法》确立了财政在国家治理中的基础性法律地位，规定设立五级预算。国家预算按照收支管理范围，分为总预算和部门（单位）预算两类，中央总预算由中央所属的部门（或单位）预算和各省份总预算组成；各省份总预算由本级各部门单位预算以及所属县总预算组成；县总预算由本级各部门单位预算和乡镇总预算组成。新的《中华人民共和国预算法》中六处提到"财政绩效"，并要求厘清与

---

① 储德银、迟淑娴：《转移支付降低了中国式财政纵向失衡吗》，《财贸经济》2018 年第 9 期。

② 刘蓉：《深彻解读十八大基本纲要，构建民生财政制度新框架》，《财经科学》2012 年第 12 期。

现有预算体制的关系。2016 年，中央经济工作会议提出，"要落实推动中央与地方财政事权和支出责任划分改革，实现事权与财权的合理匹配，避免由于财政过度集中造成的某一层政府负担过重，或由于过度分散的财政投入造成各地区发展不平衡"，力图理顺中央政府和地方政府的支出责任，逐步解决中央地方政府财权与事权划分不合理、专项转移支付比例过大等问题，推动国家治理现代化。① 但是，既往"上级政府在政治和行政上对下级政府享有绝对权威，上级政府顺次决定其下级政府的支出划分"体系的潜在弊端在于：上级政府出于"财政自利"动机，出现机会主义和策略性行为，造成省市县乡各级政府之间事权划分关系不顺、相互交叉和重叠。

2018 年 1 月，国务院办公厅《关于印发基本公共服务领域中央与地方共同财政事权和支出责任划分改革方案的通知》提到，"充分发挥中央领导、地方组织落实的制度优势，按照加快现代财政制度，建立权责清晰、财力协调、区域均衡的中央和地方财政关系的要求，加大基本公共服务投入，加快推进基本公共服务均等化，织密扎牢民生保障网，不断满足人民日期增长的美好生活需要"，中央与地方财政事权目前暂定为 8 大类 18 项，与卫生相关的有基本医疗保障、基本卫生计生及基本生活补助共 3 大类 7 项目，分别由中央和地方结合实际制定基础标准，并分档按比例分担，并指出该通知的主要目标在于"通过基本公共服务领域中央与地方共同财政事权和支出责任划分改革，力争到 2020 年，逐步建立起权责清晰、财力协调、标准合理、保障有力的基本公共服务制度体系和保障机制"。2018 年 7 月，国务院办公厅印发了《医疗卫生领域中央与地方财政事权和支出责任划分改革方案的通知》，进一步明确医疗卫生领域中的中央财政事权、中央与地方共同财政事权和完全属于地方财政事权的范围，充分体现了政府对卫生和健康事业的主导作用和财政投入的决心，更加全面详细地阐述了医疗卫生领域中公共卫生、医疗保障、计划生育和能力建设四个方面的财政事权改革，使中央和地方财政的责任更加明确、科学、合理和规范。②

---

① 郑方辉等：《财政绩效评价：理念、体系与实践》，《中国社会科学》2017 年第 4 期。
② 胡善联：《医疗卫生领域财政事权和支出责任划分研究——基于卫生经济学理论》，《卫生经济研究》2018 年第 10 期。

分权体制下，如果中央政府更加偏好某类公共产品，那么地方政府之间会竞相加大提供该公共产品的力度。受 1994 年分税制的影响，目前我国绝大多数财政事权都是由中央和地方共同承担的。以经济为中心的财政支出偏向使得地方政府更偏好生产性公共产品的供给，[①] 而教育、医疗卫生等非生产性公共产品供给动力不足。[②] 现有的中央和地方财政关系导致中央政府无法支持地方权力机关和公民发挥财政问责作用，导致地方政府难以接受全面且有约束力的财政问责，地方政府财政卸责成为一种制度化的理性行为。中央政府出于种种考虑，只能选择性地开展"家长式"财政问责，[③] 出现地方政府对转移支付依赖的现象。[④] 此外，尽管中央财政转移支付消除了省份间部分的不公平性，但省内的公平性依旧较差，中央转移支付的均等化效果被潜在"抵消"。[⑤]因此，构建激励相容的新型中央—地方政府间财政关系对促进整体医疗卫生财政投入的绩效具有重要的意义。

第三节 基层卫生服务供给与基本健康需要的最优化满足

基本公共卫生服务及临床服务的概念由世界银行于 1993 年提出，指的是一揽子的基本预防和医疗服务，根据服务内容又可进一步区分为最低限度和必需的两类基本医疗卫生服务：①根据区域主要健康问题确定优先的服务；②成本低、效果好的干预措施；③对人群健康及经济负担影响最大；④能够负担的；⑤覆盖率。[⑥] 人人享有"基本医疗卫生服

---

① 傅勇、张晏：《中国式分权与财政支出结构偏向：为增长而竞争的代价》，《管理世界》2007 年第 3 期。

② 龚锋、卢洪友：《公共支出结构，偏好匹配与财政分权》，《管理世界》2009 年第 1 期。

③ 付景涛、倪星：《地方政府财政责任机制及其变迁研究》，《当代财经》2012 年第 8 期。

④ 朱德云、孙若源：《地方财政对转移支付长期依赖问题：理论机制及治理选择》，《财政研究》2018 年第 9 期。

⑤ 白晨、顾昕：《省级政府与农村社会救助的横向公平——基于 2008—2014 年农村最低生活保障财政支出的基尼系数分析和泰尔指数分解检验》，《财政研究》2016 年第 1 期。

⑥ 胡善联：《基本医疗卫生服务的界定和研究》，《卫生经济研究》1996 年第 2 期。

务"这一奋斗目标是胡锦涛同志 2007 年在党的十七大报告所提出的。[①] 该目标强调的是基本卫生服务上的全民公平，保障范围应是政府、社会和个人都所能负担的，其落脚点是基本服务。2009 年，新医改基本原则第一条即"坚持以人为本，把维护人民健康权益放在第一位"，"把基本医疗卫生制度作为公共产品向全民提供，着力解决群众反映强烈的突出问题，努力实现全体人民病有所医"。政府把基本医疗卫生制度作为公共产品向全民提供，是我国政府满足居民健康需要的积极回应。[②] 有研究指出基本医疗卫生服务应至少包括如下内容：①训练有素的卫生人力资源；②基本服务设施；③基本药物；④基本技术，如必备的基本影像设备、实验室检查等；⑤基本服务规程，如预防策略、临床路径或诊疗指南等，为了实现基本服务的公平可及，要求对基本服务的设施、标准和程序提出一系列规范[③]。有学者从常见病、多发病的视角对基层机构基本医疗服务范围进行了研究，分别确定了不同类型基层机构服务病种的范围，提出制度与政策要根据具体病种服务提供进行供给。[④] 同时，《中华人民共和国基本医疗卫生与健康促进法》和"优质服务基层行"等也对基层机构的发展提出了新的要求。

前文已经阐述了健康需要的普遍性和客观性。与卫生服务体系高度相关的研究分别从不同视角给出了健康基本需要满足的测量指标，希克斯和斯特里顿认为预期寿命也许是全面衡量基本需要满足最好的指标。[⑤]《人的需要理论》一书给出了不同层面身体健康维度的指标，包括：各年龄段的预期寿命、死亡率、残疾者的比例、身体感到严重疼痛者的比例、各种疾病的发病率。流行病学的发展使得死亡、出生、疾病谱等健康指标，以及派生的生活质量指数、伤残调整寿命等不断应用到

---

① 陈竺、高强：《走中国特色卫生改革发展道路使人人享有基本医疗卫生服务》，《求是》2008 年第 1 期。

② 中华人民共和国中央人民政府：《中共中央国务院关于深化医药卫生体制改革的意见》，中国政府网，http://www.gov.cn/gongbao/content/2009/content_1284372.htm.

③ 雷海潮：《实现人人享有基本医疗卫生服务的关键问题探讨》，《卫生经济研究》2008 年第 3 期。

④ 张勃等：《基层医疗卫生机构的基本医疗服务范围研究——基于常见病、多发病的视角》，《中国医院管理》2016 年第 8 期。

⑤ Hicks N., Streeten P., Indicators of Development: the Search for a Basic Need Yardstick. *World Development*, Vol. 7, No. 6, Jun 1979.

人群健康的评估，刻画不同群体在需要满足方面的差异程度和时空变迁。作为系统评估特定人群健康问题和优先级的方法，健康需要评估在世界范围得到了广泛的应用。[1][2] 医学模式和医学技术的发展引发了居民健康需要的增长，促进了卫生服务需求和利用的增加，全面认识其自然和社会属性有助于正确认识两个问题：①需要的产生是人的本能，在供方主导的服务体系下，有的供给是低效甚至无效的，并不能产生有效利用；②随着医学技术的发展，出现了居民就医的"结构性趋高"现象，专业医疗卫生服务体系供给能力提升等社会环境和患方"趋利避害"不断刺激、推动着健康需要的发展和范围扩大，推动了卫生服务利用的迭代升级，如不合理的检查与手术、新兴的医疗美容、互联网医疗等服务的供给与利用等。同时，居民既往获得感较低的就诊经历，使得患方对较高层次医疗机构产生了卫生服务利用的路径依赖，"阻碍"分级诊疗制度的实现。[3]

不同需要的范围、结构与层次和服务利用之间，形成了不同的关系。健康权作为基本健康需要满足的法理基础，《经济、社会和文化权利国际公约》第 12 条指出，"人人有权享有能达到的最高的体质和心理健康的标准"，《中华人民共和国宪法》第二十一条规定，"国家发展医疗卫生事业……保护人民健康"。[4] 卫生资源总是有限的，什么策略能够达到需要满足的优化配置，同时与其他社会发展目标相一致，如下三点需要重点注意：①卫生技术的有效性评估。医疗技术的进步确实有利于特定群体健康需要的满足，甚至比其他类似技术更为有效，但是这项技术的使用范围，谁来付费、监管，该项技术的推广过程中是否会出现滥用、造成医疗费用的不合理增长，加大政府财政负担和个人经济负担，降低筹资体系的可持续性，影响卫生服务供给和利用的效率和公平

---

① Cavanagh, S. and K. Chadwick., *Health Needs Assessment: A Practical Guide*, National Institute for Clinical Excellence, 2005.

② Grant C. G., et al., "Community Health Needs Assessment: a Pathway to the Future and a Vision for Leaders", *The Health Care Manager*, Vol. 34, No. 2, Aug 2015.

③ Xu J., et al., "Historical Roots of Hospital Centrism in China (1835-1949): a Path Dependence Analysis", *Social Science & Medicine*, Vol. 226, Apr 2019.

④ 岳远雷：《基本药物制度治理困境及法治化保障研究》，《中国卫生政策研究》2017年第 12 期。

性都有待评估。②形成健康需要满足的共识。不论何时何地，资源总是相对有限的，特定需要的满足常引发其他需要无法满足的现象发生。因此，服务供给过程中需要认识到"能够"和"应该"是两个不同的概念，不同群体偏好不同，在不同的社会情境下，动态的变化过程中充满着不确定性，如果共识的达成过程中无法确定需要的合理性和客观性，那么不同群体间的相对比较将持续困扰。集权过程中形成的供给可能出现道德风险，但完全的自由就医选择则可能会降低最优化健康需要满足的效率和可持续性。再如，如果既得利益群体控制了共识交流和实施的渠道，那么最优化需要满足的可行性究竟有多高？③优化满足需要的社会政策制定。健康中国背景下，预防、治疗、康复和缓和医疗都是必不可少的，① 不同导向的健康政策势必产生不同的社会影响，实施过程中是普遍性还是选择性，特定群体的微观偏好是否一致，当具体的健康政策存在相对分歧，如何处置需要进一步论证。有研究指出改革过程中行政强制手段可能会影响特定政策的长期效果，但也有研究指出市场化和商业化的运营模式会加剧医疗机构的逐利性。②

考虑资源投入和健康产出间的渐进平衡，居民健康需要满足的理想状态应是实现最优水平的基本需要满足、所必需的、最低水平的中间需要满足（见图4-4）。③ 然而，当大量供给可及，支付能力更强的群体有能力满足更多更高层次的想要，此时供给方是否仍然会充分供应基本需要和中间需要的满足物呢？任何经济体都没有足够的资源去满足居民全部的想要，对想要的满足必须要有所取舍，居民的健康需要满足优先级必须设定。一旦政策执行过程中出现偏倚，那么大量的医疗资源则有可能追逐短期利益或自身利益更明显，或者"盈利水平"更高的需要满足，此时的供给增长则是以牺牲基本健康需要的满足、资源大量消耗和"阻碍"卫生服务体系可持续发展为代价的。以美国为例，尽管美国的医疗卫生费用支出占国民生产总值比例全球范围内最高，但在36

---

① 姜姗等：《安宁疗护与缓和医疗：相关概念辨析、关键要素及实践应用》，《医学与哲学》2019年第2期。

② 刘继同等：《"健康需要满足"是评估医疗服务质量的惟一标准》，《中国卫生经济》2007年第1期。

③ Warr P., Work, *Unemployment, and Mental Health*, Oxford University Press：1987. p. 10.

个经合国家中，其婴幼儿死亡率排名 33 位，人均期望寿命排名 28 位。[①] 过度的投入提高了部分群体想要的满足程度，但与其他群体基本健康需要的满足无关。投入的增长并不能持续促进居民健康需要的满足，供给的大量增长也有可能并没有完全实现基本需要的满足。有预测表明，面对新冠肺炎疫情，2020 年美国的人均期望寿命降低了 1.13 岁，非裔和拉丁裔居民期望寿命降低是白人的 3—4 倍，该国居民的人均期望寿命可能随着疫情的长远影响而持续下降。[②]

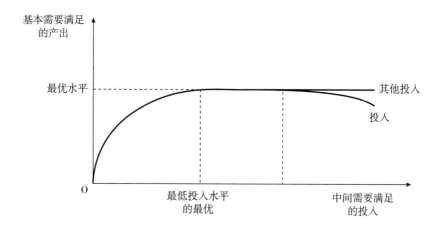

图 4-4 中间和基本需要满足之间的关系

综上所述，基本医疗卫生服务供给的核心即为基本健康需要的满足，决定健康需要满足水平的客观因素包括：①供给的总量和结构等；②供给在不同区域、群体等单元间的分配方式；③供给的有效性、物理空间可及性、支付能力。作为人的基本需要，基本健康服务需要具有普遍性和可知性，满足需要所必需的条件是动态变化的。个人需要与集体共同需要的满足有着共同目标，如预防类健康服务从个体层面是无法充

① United Health Foundation, America's Health Rankings Annual Report 2018, United Health Foundation，https：//assets. americashealthrankings. org/app/uploads/2018ahrannual_020419. pdf.

② Andrasfay T., Goldman N., "Reductions in 2020 US Life Expectancy Due to COVID-19 and the Disproportionate Impact on the Black and Latino Populations", *Proceedings of the National Academy of Sciences*, Vol. 118, No. 5, Feb 2021.

分提供的，面对多样化的基本健康服务需要，社会福利和保障制度必须把资源分配的普遍主义和选择性相结合，通过界定服务需要的满足的内容要素（需要什么）、形式要素（谁来提供）和保障要素（筹资和监管），形成最大程度满足公共利益的"底线保障"。作为医疗卫生服务体系的基础，基层机构服务供给失衡已经引发了不同区域基层机构"负增长""没有增长""没有发展的增长""强发展弱治理"等现象。在卫生资源有限和多重健康挑战的情况下，应始终坚持"以人的需要为本，价值导向"的发展路径，改善基层机构服务供给失衡，实现有效治理，促进筹资、供给和资源分配的可持续发展。

第五章

基层医疗卫生机构服务的供给失衡

本章第一节首先构建了基层卫生服务供给有效治理的分析框架，通过文献综述和概念辨析，基于多学科视角界定了卫生服务体系发展不充分不平衡的层次和维度。结合其与卫生治理的逻辑关系，探讨了有效治理的内涵逻辑、作用路径和潜在机制，提出了一个"制度—结构—过程—结果"的理论分析框架。其次，基于卫生治理的三大作用靶点，为相关问题的研究和实践提供了新的思路。第二节对基层机构服务供给现状进行了测量，对不同层次基层机构供给的影响因素和潜在结局进行了分析。第三节选取基层机构服务典型短板"安宁疗护"进行了服务体系整合的路径分析。

第一节　基层卫生服务供给的有效治理：
一个分析框架

作为国家治理体系改革和民生建设的重要组成部分，基层卫生服务供给的有效治理是医疗卫生服务体系改革、促进体系"提质增效"的根本策略之一。[①] 有研究指出，造成医疗卫生服务体系财政压力大、社会不满等多重弊端主要由政出多门、问责制不落实等治理不足诱发。[②] 世界卫生组织提出了加强卫生服务体系主要在于服务提供、卫生人力资

---

① 岳经纶、王春晓：《三明医改经验何以得到全国性推广？基于政策创新扩散的研究》，《广东社会科学》2017 年第 5 期。

② Ramesh M. , et al. , "Health Governance and Healthcare Reforms in China", *Health Policy and Planning*, Vol. 29, No. 6, Sep 2014.

源、信息系统、基本药物可及性、筹资、领导力和治理六个模块，其中各要素可能跨部门交叉形成整体政策和规制的基础。[①] 卫生治理的核心在于政府整合多方资源，通过制度安排和政策供给形成合力，促进权责利在多个利益主体之间的分配、钩嵌和耦合，其关键在于制度安排和政策供给、资源投入、组织内部管理三个层面。[②] 制度安排和政策供给包括：是否有体现国家需要和优先级的政策、法律和法规、预算文件、实施指南等，在基层机构服务供给失衡上则是基层机构的内外部制度和组织规范。

降低直至消除健康差异是社会福利的一种体现，[③④] 基本健康需要的满足依赖"基本医疗卫生"相关法律的制定与执行。[⑤] 政府作为居民基本健康需要满足的责任主体，如何加强不同利益主体间的良性互动、社会关系和契约的构建，改善基层机构服务供给失衡是加强基层机构服务能力的重要核心问题。新医改以来，我国基层机构服务供给失衡问题仍较为突出，主要表现在服务范围和项目的不同、就医秩序混乱等方面，无法充分有效地响应新时代居民的健康需要。[⑥] 在国家治理现代化的大背景下，基层机构服务供给失衡的治理问题得到了广泛的呼吁，卫生体系的加强和绩效提升建设需要政策制定者和研究人员从更加宏观的视角对待。目前，关于卫生治理的分析尚停留卫生部门、[⑦] 基本药物、[⑧]

---

① Etienne C., Asamoa-Baah A, Evans D B, *Health Systems Financing：the Path to Universal Voverage*, World Health Organization, 2010.

② 周沛：《基于"增进民生福祉"的制度性福利与服务性福利整合研究》，《东岳论丛》2018 年第 5 期。

③ Mechanic D., "Disadvantage, Inequality, and Social Policy", *Health Affairs*, Vol. 21, No. 2, Mar 2002.

④ Commission on Social Determinants of Health, Closing the Gap in a Generation：Health Equity Through Achon on the Social Determinants of Health Final Report, World Health Organization, 2008.

⑤ 贡森：《中国特色社会建设理论框架与基本思路》，《国家治理》2017 年第 10 期。

⑥ Meng Q., et al., "What Can We Learn from China's Health System Reform?", *BMJ*, Vol. 365, Jun 2019.

⑦ 王小万等：《卫生部门治理的基本逻辑架构与要素》，《中国卫生经济》2017 年第 8 期。

⑧ 岳远雷：《基本药物制度治理困境及法治化保障研究》，《中国卫生政策研究》2017 年第 12 期。

医疗卫生系统、① 医疗保障、② 公共卫生、患者满意度③等特定领域。在上述概念辨析和内涵界定的基础上，本部分从基层机构服务供给失衡的内涵出发，遵循国家治理的原则，拓宽了基层机构服务均衡供给和有效治理的研究视角，给出问题解决的出发点。

　　首先，交易成本理论指出不同层级结构形成的交易关系具有降低交易费用的潜力。④ 作为政府行政权力、市场、社会组织三重作用的主要区域，如何通过决策权、控制权、管理权、人事薪酬制度等权力分配、明确并巩固各利益主体的责权利，形成网络结构、功能分化的有效治理模式是制度安排和政策供给、资源投入过程中首先需要解决的问题。为缓解和避免区域"自治"和更大范围内的冲突，⑤ 用好自由裁量权，确保政策法规制定程序的透明度和连贯性至关重要，其核心在于界定政府、市场和社会在卫生治理中的参与模式，形成信任、利益、合作和监督机制，减少委托代理的负面影响。⑥ 制度安排作为公共品，其与资源投入的不对接，或资源投入与服务供给过程中出现错配将不能充分满足现实的需要。因此，供给失衡治理必须着力提升区域情境、制度安排和政策供给间的契合、衔接和完整，符合社会发展的价值理念。其次，资源投入和服务供给过程中，组织和提供模式、资源投入和利用应能够满足人的健康需要。卫生领域的"市场失灵"主要由信息不对称导致，单纯的政府购买行为可能无法控制基层机构服务供给的行为。因此，一方面，要确保各级政府和组织做到积极"有为"，避免"乱为"和"不

　　① Gu E. , "Market Transition and the Transformation of the Health Care System in Urban China", *Policy Studies*, Vol. 22, No. 3-4, Sep 2001.

　　② Gu E. , Page-Jarrett I. , "The Top-level Design of Social Health Insurance Reforms in China: Towards Universal Coverage, Improved Benefit Design, and Smart Payment Methods", *Journal of Chinese Governance*, Vol. 3, No. 3, Jul 2018.

　　③ 郑国管等：《患者满意度测评问题与治理路径思考》，《中国卫生政策研究》2019 年第 3 期。

　　④ Mick S. F. , Shay P. D. , "Accountable Care Organizations and Transaction Cost Economics", *Medical Care Research and Review*, Vol. 73, No. 6, Dec 2016.

　　⑤ Fredriksson M. , Winblad U. , "Medicine: Consequences of a Decentralized Healthcare Governance Model: Measuring Regional Authority Support for Patient Choice in Sweden", *Social Science & Medicine*, Vol. 67, No. 2, Jun 2008.

　　⑥ 张长东：《国家治理能力现代化研究——基于国家能力理论视角》，《法学评论》2014 年第 3 期。

为"。另一方面，子系统和内部资源分配模式应良性分配。最后，医疗提供方的信息优势对服务购买方的有效监督提出了挑战，在服务供给过程中，需要将社会情境和体系特征内嵌入供给过程中，建立考核制度、提高公众参与，确保监管的独立自主性。

一直以来，我国的卫生服务供给行为是以自律为主、他律为辅的管理方式，治理制度并未随治理对象的变化而改变，资源投入或占有的差异性和制度安排的冲突性等带来的问题已经成为社会治理过程中的重要内容。有研究提出了健保筹资治理需要国家、市场和社会关系的重新设计和有效嵌入，需要行政治理、市场治理、社群治理三种模式共同作用，避免自费率居高等治理失灵问题的出现，其本质应是适应政府职能的转变，加强国家、市场和社会的互动。① 因此，政府行政治理之外，亟须基于社会契约，制定一系列使众多利益主体畏惧并指导其行动以谋求共同利益的制度安排，形成良好的社会秩序，减少权力的不平等，确保分配合乎社会公平正义。② 一项基于结构理论和强化结构理论将卫生宏观治理和微观治理进行桥接的研究表明：为打造共商共建共治共享的医疗卫生体系，需要认识到患者作为国家公民，有权利对卫生服务如何提供发表自身看法，通过提高个体内心的自我意识和认同感，提高决策的信服力。③ 综上，协调利益相关者间利益冲突的制度安排和政策供给、确保不同群体的协同增效作用是卫生治理的核心问题，卫生治理包括了以社会公平为出发点，通过对多元主体的事权范围、行为边界进行划分与安排、协调利益矛盾，促进基层机构医疗卫生服务供给和有效利用，最终促进整体利益，即全民健康水平维持和促进的一系列制度安排和政策供给。

"情境"一词来源于社会科学中的"情境气质"概念，指的是个体或事物在一个特定时间段内发展或活动的状况、态势或条件。当现有的理论对具体问题具有一定局限性时，"情境化"的方法能够协助解释相

---

① Gu E., "Market Transition and the Transformation of the Health Care System in Urban China", *Policy Studies*, Vol. 22, No. 3, Sep 2001.

② 陈第华：《公共卫生资源的分配正义：以共享发展为中心的考察》，《探索》2016 年第 3 期。

③ Bodolica V., et al., "A Structuration Framework for Bridging the Macro-micro Divide in Health-care Governance", *Health Expectations*, Vol. 19, No. 4, Aug 2016.

关外部因素，有效地扩展研究边界。当代的管理学研究主要是以西方研究为主，隐含了大量的社会政治制度、社会经济等综合假设，而这些对于其他非西方地区需要谨慎地"借鉴"，考虑到我国区域间社会经济发展差异较大的现实情况，情境化构建基层机构服务供给失衡治理机制的分析框架至关重要。① 基于上述文献研究，本书提出了一个新的分析框架（见图 5-1）。首先，基层机构供给失衡治理的目标是基于特定的社会情境，在一定的社会价值取向和原则的共识下，促进基层机构服务均衡供给，人人能够达到尽可能高的健康水平，实现公共利益最大化。其次，透明度和责任制的缺失是有效参与和监督机制缺乏的具体表现，影响了医疗卫生服务体系的可持续发展。框架的四个关键要素如下：①制度是个体偏好和选择与公众利益的均衡所呈现出来的稳定状态，作为一种规范，群体间的互动方式是基于特定形势下"适宜"和"不适宜"的共同认识，② 具体包括了具有制度上明确定义的义务、权利、责任，如规制、集体准则、产权制度、网络结构，包括发展的中长期规划等，如医联体带来的潜在服务网络变化、医保支付方式、财政投入方式等。②结构包括了机构组织、边界划分、筹资、信息建设、卫生人力资源、设施等资源禀赋要素，如基层机构所处的城乡环境、社会经济发展水平、卫生人力资源、设施设备、机构总收入、财政补助收入等。③过程包括了受上述要素影响，开展的系统内部改革、优化、过程控制等活动，如标准管理、临床监管、多方参与等，本书中具体指基层机构医疗卫生服务的均衡供给。④结局则是在上述体系的基础上，促进费用控制和服务质量提升等。

既往研究指出地方机构的"相对独立性"发展，未能得到或"配合"更高层面的统一规划和支持，将引发项目建设时间进度的割裂、"物"和"人"间的协同性不高，引发基层机构服务供给的失衡，基层机构服务供给内容、结构与层次差异明显，如部分地区居家照护和安宁疗护等"新兴"服务已逐步试点开展，但个别地区仍存在常见病、多

---

① Van Olmen J., et al. *Analysing Health Systems to Make Them Stronger*, ITG Press, 2010.
② Ostrom E., "A Grammar of Institutions", *American Political Science Review*, Vol. 89, No. 3, Sep 1995.

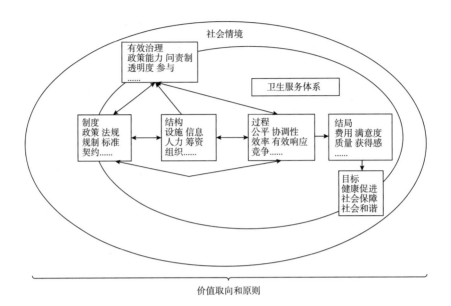

图 5-1 基层机构服务均衡供给和有效治理的要素构成与内在逻辑

发病诊疗服务物理可及性较差现象。① 在经典力学中，均衡是指多种对立力量的合成或均势。单一系统中，不同力量通过相互作用使系统处于某种稳定的状态，即均衡。因此，除了机构层面不同医疗卫生服务项目覆盖上的不全面、层次上的不综合、供给过程不充分带来的"供需失衡"问题，基层机构服务供给失衡的研究需要纳入区域整体服务体系中测量，即国家社会经济发展不平衡背景下基层机构服务供给的城乡和区域失衡。既往研究中 imbalance 多用来指代失衡问题。经济学视角下，当供给和市场数量不一致时就会发生短缺或盈余。② 但是，非经济学视角下，失衡的定义则是规范性的，即相对于规定的规范是否失衡。③ 以医务人员配置为例，其供给失衡分为职业/专业、地理、机构和服务、

---

① 姜姗等：《安宁疗护与缓和医疗：相关概念辨析、关键要素及实践应用》，《医学与哲学》2019 年第 2 期。

② Roy R., Henson H., Lavoie C., Primer on Skill Shortages in Canada. Human Resources Development Canada, Applied Research Branch, Strategic Policy; Jul 1997.

③ Zurn P., et al., "Imbalance in the Health Workforce", *Human Resources for Health*, Vol. 2, No. 1, Jun 2004.

性别失衡。[①] 失衡作为一个相对的概念，同样的标准在不同区域间也不同。[②] variation 和 disparity 主要分别用于指代多样性和差异，卫生服务研究中 variation 这一概念最早于 1973 年提出，[③] 是一个中性的概念。

"健康差异"（health disparity）一词在 20 世纪 90 年代提出，具有一定的价值判断取向，起初并没有用于所有可能人群之间的健康差别，仅限于社会弱势群体，特别是不同种族或低收入群体的相关研究，不同年龄组人群健康状况差别不属于健康差异。[④] 2010 年，美国政府发布的 *Healthy People* 2020 对健康差异的研究范围进一步扩大，包括了经济、社会和环境劣势相关的健康区别，经济劣势包括了资源和机会缺乏引发的支付能力低下，该劣势可根据最小工资法、累进税等方式进行改善。社会劣势不仅包括经济劣势，还包括了性别、种族、宗教、地理、残疾人等特殊群体分组"劣势"、居住环境等。[⑤] 社会不平等问题在医疗领域也未能避免，比如广受关注的不同种族在卫生服务质量和结局方面的差异。[⑥] 健康公平最广泛接受的概念由 Margaret Whitehead 于 1990 年提出，即可避免的、不必要的、不公正的健康差别。[⑦] 与健康差异不同，首先，健康公平指的是健康的社会公正，即没有人因为其他方面的弱势而丧失健康的可能性，作为承诺减少并最终消除健康及其影响因素差异的一项基本原则，健康公平要求为所有人争取尽可能高的健康标准，并为社会最弱势群体提供特别关照。绝对或相对健康差异的缩小指示健康

① Sansoni J., et al., "Nurses and Research: an Analysis of Two International Nursing Journals", *Professioni infermieristiche*, Vol. 59, No. 1, Jan 2006.

② Wennberg J., Gittelsohn A., "Small Area Variations in Health Care Delivery: a Population-based Health Information System Can Guide Planning and Regulatory Decision-making", *Science*, Vol. 182, No. 4117, Dec 1973.

③ Braveman P., What Are Health Disparities and Health Equity? We Need to Be Clear. *Public Health Reports*, Vol. 129, No. S2, Jan 2014.

④ Office of Disease Prevention and Health Promotion, *Disparities*, https://www.healthypeople.gov/2020/about/foundation-health-measures/Disparities.

⑤ Kim A. E., et al., "Coverage and Framing of Racial and Ethnic Health Disparities in US Newspapers, 1996-2005", *American Journal of Public Health*, Vol. 100, No. S1, Apr 2010.

⑥ Trubek L. G., Das M., "Achieving Equality: Healthcare Governance in Transition", *American Journal of Law & Medicine*, Vol. 29, No. 2-3, Jul 2003.

⑦ Whitehead M., "The Concepts and Principles of Equity and Health", *Health Promotion International*, Vol. 6, No. 3, Jul 1991.

公平的促进和弱势群体健康水平的改善。因此，健康公平指的是按需要供给，而不是健康平等概念提出的均匀提供。[1] 其次，健康不平等由生物学差别和外部环境引发，前者导致的不平等是无法避免的，比如不同性别的人均期望寿命不同，而后者则是可以避免的、不公正的，这部分的健康不平等导致了健康不公平。

第二节 基层卫生服务供给失衡：
供需错配与区域差异

首先，依据国家相关政策等现实改革需求、国内外基层医疗卫生服务供给体系比较结果，本节构建了我国基层机构服务供给的测量方法，提出为满足居民基本健康需要，基层机构应尽量开展的服务项目，即我国基层机构服务均衡供给的"底线"。其次，通过分析全国范围内的抽样数据，进行基层机构服务供给与居民健康需要满足间的差距分析：将基层机构服务供给现状与应满足居民健康需要间的差距内容和程度界定为"供需失衡"，测量了我国基层机构服务供给的"供需失衡"。最后，本节对基层机构服务供给项目城乡差异和区域差异进行了分析。

2009年，《中共中央国务院关于深化医药卫生体制改革的意见》指出，"将基本医疗卫生制度作为公共产品向全民提供"。随后，《关于促进基本公共卫生服务逐步均等化的意见》和《国家基本公共卫生服务规范（2011年版）》等政策文件更加明确地规范了基本公共卫生服务项目及内容。基本公共卫生服务涵盖了"预防、保健、康复、健康教育、计划生育"五大板块，与基本医疗服务共同构成了社区卫生服务机构的"六位一体"功能。《中华人民共和国基本医疗卫生与健康促进法》第十五条指出，"基本医疗卫生服务，是指维护人体健康所必需、与经济社会发展水平相适应、公民可公平获得的，采用适宜药物、适宜技术、适宜设备提供的疾病预防、诊断、治疗、护理和康复等服务。基本医疗卫生服务包括基本公共卫生服务和基本医疗服务"。第三十五条

---

① Braveman P., "Health Disparities and Health Equity: Concepts and Measurement", *Annual Review of Public Health*, Vol. 27, No. 0, Apr 2006.

指出，"基层机构主要提供预防、保健、健康教育、疾病管理，为居民建立健康档案，常见病、多发病的诊疗以及部分疾病的康复、护理，接收医院转诊患者，向医院转诊超出自身服务能力的患者等基本医疗卫生服务"。第三十六条指出"各级各类医疗卫生机构应当分工合作，为公民提供预防、保健、治疗、护理、康复、安宁疗护等全方位全周期的医疗卫生服务"。2018 年，《国家卫生健康委员会、国家中医药局关于开展"优质服务基层行"活动的通知》关于乡镇卫生院和社区卫生服务中心服务能力标准也提出了具体、不同层次的服务范围要求，对基层机构的服务能力提出了基本标准和推荐标准，基本标准包括了急诊急救、内（儿）科、外科、全科、中医等服务项目。在此基础上，推荐标准纳入了妇产科、口腔、康复等服务项目，服务方式包括了门急诊、住院、家庭医生签约、转诊、远程医疗服务（推荐）等方式。[①] 在上述基本标准和推荐标准的基础上，本书进行了服务供给项目测量工具的扩展，包括了既往政策要求中的安宁疗护，以及相应服务开展过程中需要的麻醉、检验和影像等服务项目。

综上所述，根据：①《基本医疗卫生与健康促进法》法律要求，②其他国家为满足居民基本健康需要所提供服务供给项目的范围（见表5-1），结合《国家卫生健康委员会、国家中医药局关于开展"优质服务基层行"活动的通知》等政策要求，本书将基层机构服务供给分为基本公共卫生服务和基本医疗服务两大类。基本公共卫生服务参照2017 年《国家基本公共服务规范》的 12 个项目：①居民健康记录；②健康教育；③疫苗接种；④0—6 岁儿童的健康管理；⑤孕产妇保健；⑥老年人的健康管理；⑦慢性疾病管理；⑧严重精神障碍患者的健康管理；⑨结核病患者的健康管理；⑩中医的健康管理；⑪报告和应对传染病和公共卫生突发事件；⑫卫生计生监督协管。基本医疗服务分为 20 个项目：①内科；②外科（外科门诊+普外科一级手术）；③儿科；④妇科；⑤产科；⑥口腔科（口腔门诊）；⑦转诊（按照规定转诊流程）；⑧家庭照护（长期照护+长期卧床患者居家护理+晚期肿瘤患者居家护理+行动不便老年人居家护理+残疾人居家护理）；⑨远程医疗；⑩全科门诊/急诊；⑪家庭医生（上门服务+电话指导+在线咨询+在线预约+通过互联网或手机提供健康咨询、慢病随访服务）；⑫中医门诊；⑬康复服务（康复科门诊）；⑭精神卫生健康（心理健康指导）；⑮急诊；⑯安宁疗护；⑰小手术的麻醉；⑱检验（便培养+肝功能检查+快速血糖+尿常规+血常规+血型检测）；⑲影像（单器官B超+单器官彩超+腹部彩超+X线透视）；⑳心电图检查。

Bazemore等通过评估12种临床服务（即急诊，紧急护理，大手术，产科护理，办公室手术，疼痛管理，安宁疗护，术后护理，术前护理，产前护理，新生儿护理和产科分娩）创建了衡量基层机构服务综合性的指标体系，测量工具的分数范围为0—12分。[1] Coutinho等开发了0—32分的测量工具以测量居民对家庭医生执业范围的期望。[2] 参照上述研究，本书中服务范围分数根据单个机构服务供给项目累计得分计算得出，范围为1—32分，分数越高代表服务范围越广。根据上述测量方法，对基层机构能否满足居民健康需要进行评价，将服务项目供给过程中的"项目类别与项目实施差异"，即基层机构服务供给现状与理想"底线"状况下服务供给应满足居民健康需要间的差距内容和程度界定为"供需失衡"，将不同区域服务供给项目差异界定为"区域失衡"。

基于国家自然科学基金重点课题"健康中国背景下基层卫生服务能力提升研究：理论与机制"，课题组对我国基层机构开展了一项多阶段、回顾性整群抽样调查（抽样省份和县区见附录）。首先，根据地理位置和经济发展水平从大陆地区31个省份中随机选择6个省份，港澳台地区医疗卫生服务体系与大陆差异较大，不予考虑。其次，鉴于我国县（农村地区）的数量是区（城市地区）的两倍左右，根据相同原则从在重庆市（直辖市）中，直接选择了4个县和2个区（4+2=6），在剩余5个省份中选择了10个地级市。在除广东省深圳市和韶关市之外

---

① Bazemore A., et al., "More Comprehensive Care Among Family Physicians is Associated with Lower Costs and Fewer Hospitalizations", *the Annals of Family Medicine*, Vol. 13, No. 3, Jan 2015.

② Coutinho A. J., et al., "Comparison of Intended Scope of Practice for Family Medicine Residents with Reported Scope of Practice among Practicing Family Physicians", *JAMA*, Vol. 314, No. 22, Dec 2015.

的 8 个地级市中，根据抽样原则随机选择两个县，并在每个地级市中随机选择一个区（8×2+8×1＝24）。在广东省，由于深圳市的城镇化程度很高，因此，本书研究过程中在深圳选择了 2 个区，在韶关市随机选择了 4 个县（4+2＝6）。在 36 个县区基层机构（正/副）负责人的协调下，通过网上问卷调查的方式收集了基层机构的服务供给项目（见附录）。同时，通过当地卫生部门与医保部门的行政人员，课题组收集了相应的人口、社会、经济等特征变量。机构总收入、财政补助收入和医护人力资源等变量直接从国家卫生统计网络直报系统获得。最终，在 36 个县区的 770 家基层机构中，757 家机构有效回答了关于服务项目的调查，有效率为 98.3%。在 757 家基层机构中，去除掉部分存在明显统计错误或存在大量缺失值的样本，总计 31 个县区的 469 家机构提供了机构总收入和财政补助收入的详细数据，样本回收有效率为 62.0%。此外，课题组还收集了贵州省抽样地区新农合住院患者补偿数据库（2017 年），研究所纳入的 4 县区覆盖常住人口：思南县 511255 人，江口县 174400 人，湄潭县 382000 人，余庆县 237400 人。

如表 5-1 和表 5-2 所示，本书纳入的 469 家基层机构中，基本医疗卫生服务供给项目不高于 15 项为 33 家，占比达 7.0%，供给项目不高于 20 项为 225 家，占比达 54.4%。在基本公共卫生项目供给和基本医疗卫生服务供给两个维度，绝大部分的基层机构（464 家/469 家）能够提供超过 6 项基本公共卫生服务项目（按照 2017 年国家相关标准，基本公共卫生服务项目为 12 项），占比达到了 98% 以上。但基本医疗服务供给方面，超过半数（323 家/469 家）基层机构基本医疗服务供给项目不超过 10 项，占比达到了 68.9%。基本公共卫生服务方面，严重精神障碍患者的健康管理服务开展率仅为 55.2%，卫生计生监督协管服务开展率为 73.6%。基本医疗服务方面，外科（22.2%）、儿科（67.4%）、产科（21.1%）、口腔科（30.3%）、居家照护（8.3%）、家庭医生（36.0%）、康复（0.2%）、精神卫生（0%）、安宁疗护（6.6%）、小手术麻醉（26.9%）、医学检验（14.3%）、医学影像（28.6%）等服务开展率较低。上述结果表明：基本公共卫生服务项目开展率显著高于基本医疗项目开展率；基本医疗服务项目中的外科、急诊、医学检验、医学影像、康复、精神卫生、安宁疗护等"结构性缺陷"形成的"供需失衡"特征显著。即使按照"优质服务基层行"活动的基本标准，仍然可以看到基层机构外科、急诊、医学检验、医学影像等服务短板特征显著，如果按照"优质服务基层行"活动的推荐标准，康复、精神卫生等服务开展率更低，对于推荐的家庭医生签约服务，服务开展率仅为36.0%。在基层机构服务能力提高过程中，即使部分机构能够达到基本标准，但部分机构距离推荐标准的服务要求仍有显著差距，基层机构服务项目开展过程中的项目类别和项目实施差异引发了基层机构服务供给和居民基本健康需要满足间的"供需失衡"。

表 5-1　　样本基层机构基本医疗卫生服务供给范围得分分布

基本医疗卫生服务供给范围得分	频数	百分比（%）	累计百分比（%）
9	1	0.2	0.2
11	1	0.2	0.4
12	2	0.5	0.9
13	7	1.5	2.4
14	9	1.9	4.3
15	13	2.8	7.0
16	19	4.1	11.1
17	39	8.3	19.4
18	39	8.3	27.7
19	60	12.8	40.5
20	65	13.9	54.4
21	45	9.6	64.0
22	53	11.3	75.3
23	37	7.9	83.2
24	29	6.2	89.3
25	24	5.1	94.5
26	12	2.6	97.0
27	7	1.5	98.5
28	4	0.9	99.4
29	3	0.6	100.0

表5-2 样本基层机构基本医疗和基本公共卫生服务供给范围得分分布

基本医疗服务供给范围得分	频数	百分比（%）	累计百分比（%）	基本公共卫生服务供给范围得分	频数	百分比（%）	累计百分比（%）
1	1	0.2	0.2	0	1	0.2	0.2
3	5	1.1	1.3	4	1	0.2	0.4
4	9	1.9	3.2	6	3	0.6	1.1
5	23	4.9	8.1	7	3	0.6	1.7
6	42	9.0	17.1	8	3	0.6	2.4
7	39	8.3	25.4	9	17	3.6	6.0
8	76	16.2	41.6	10	67	14.3	20.3
9	61	13.0	54.6	11	196	41.8	62.1
10	67	14.3	68.9	12	178	38.0	100.0
11	46	9.8	78.7				
12	41	8.7	87.4				
13	27	5.8	93.2				
14	18	3.8	97.0				
15	6	1.3	98.3				
16	5	1.1	99.4				
17	3	0.6	100.0				

如表5-3所示，城市地区和农村地区基层机构在基本公共卫生服务项目供给整体均衡，农村地区基层机构卫生计生监督协管服务开展率较低（27.0%）、严重精神障碍患者的健康管理服务供给开展率低于60%。超过90%的城市地区基层机构和农村地区基层机构进行其他10项服务的供给。在疫苗接种和孕产妇保健服务方面，农村地区基层机构服务供给比例高于城市地区的基层机构，这可能与城市地区拥有更多的医疗资源数量和医疗资源密度有关，城市地区居民也可能倾向于前往医院接受相应服务，即医疗体系引导服务需要满足方式的变化。农村地区基层机构健康检查和督查服务开展率显著低于城市地区基层机构。从医疗服务供给看，农村地区基层机构外科、儿科、妇科、产科、远程医疗、中医、安宁疗护、医学影像服务开展率显著高于城市地区基层机构。城市地区基层机构家庭医生服务开展率显著高于农村地区基层机构。

表5-3　　样本基层机构基本医疗卫生服务供给项目的城乡差异

服务供给项目	整体	城市地区	农村地区	χ^2	P 值
	N（%）	N（%）	N（%）		
基本公共卫生服务					
（1）居民健康记录	465（99.1）	137（100.0）	328（98.8）	1.7	0.197
（2）健康教育	464（98.9）	136（99.3）	328（98.8）	0.2	0.649
（3）疫苗接种	459（97.9）	128（93.4）	331（99.7）	18.3	<0.001
（4）0—6 岁儿童的健康管理	456（97.2）	133（97.1）	323（97.3）	0.02	0.900
（5）孕产妇保健	457（97.4）	127（92.7）	330（99.4）	17.5	<0.001
（6）老年人的健康管理	465（99.1）	136（99.3）	329（99.1）	0.03	0.852
（7）慢性疾病管理	458（97.7）	133（97.1）	325（97.9）	0.3	0.598
（8）严重精神障碍患者的健康管理	259（55.2）	72（52.6）	187（56.3）	0.6	0.455
（9）结核病患者的健康管理	448（95.5）	133（97.1）	315（94.9）	1.1	0.295
（10）中医的健康管理	454（96.8）	130（94.9）	324（97.6）	2.3	0.131
（11）报告和应对传染病和公共卫生突发事件	458（97.7）	132（96.4）	326（98.2）	1.4	0.231
（12）卫生计生监督协管	345（73.6）	308（92.8）	37（27.0）	215.7	<0.001
基本医疗服务					
（1）内科服务	469（100.0）	137（100.0）	332（100.0）	—	—
（2）外科服务	104（22.2）	7（5.1）	97（29.2）	32.7	<0.001
（3）儿科服务	316（67.4）	71（51.8）	245（73.8）	21.3	<0.001
（4）妇科服务	358（76.3）	91（66.4）	267（80.4）	10.5	0.001
（5）产科服务	99（21.1）	4（2.9）	95（28.6）	38.5	<0.001
（6）口腔科服务	142（30.3）	39（28.5）	103（31.0）	0.3	0.584
（7）转诊服务	445（94.9）	132（96.4）	313（94.3）	0.9	0.354
（8）居家照护	39（8.3）	9（6.6）	30（9.0）	0.8	0.379
（9）远程医疗服务	208（44.3）	41（29.9）	167（50.3）	16.3	<0.001
（10）全科医生服务	451（96.2）	132（96.4）	319（96.1）	0.02	0.892
（11）家庭医生服务	169（36.0）	59（43.1）	110（33.1）	4.2	0.042
（12）中医服务	376（80.2）	89（65.0）	287（86.4）	28.2	<0.001
（13）康复服务	1（0.2）	0（0）	1（0.3）	0.4	0.520
（14）精神卫生健康服务	0（0）	0（0）	0（0）	—	—
（15）急诊服务	356（75.9）	91（66.4）	265（79.8）	9.5	0.002

续表

服务供给项目	整体 N（%）	城市地区 N（%）	农村地区 N（%）	χ^2	P 值
（16）安宁疗护服务	31（6.6）	3（2.2）	28（8.4）	6.1	0.013
（17）小手术的麻醉服务	126（26.9）	8（5.8）	118（35.5）	43.6	<0.001
（18）医学检验服务	67（14.3）	22（16.1）	45（13.6）	0.5	0.481
（19）医学影像服务	134（28.6）	19（13.9）	115（34.6）	20.5	<0.001
（20）心电图服务	450（95.9）	132（96.4）	318（95.8）	0.1	0.777

按照"优质服务基层行"活动的基本标准要求，基层机构疫苗接种、孕产妇保健服务开展率城乡差异较大，农村地区基层机构卫生计生监督协管服务开展率大幅低于城市地区基层机构，城市地区基层机构外科、中医、急诊、医学影像服务开展率显著低于农村地区基层机构。按照推荐标准要求，城市地区基层机构妇科、产科、远程医疗服务开展率显著低于农村地区基层机构，家庭医生服务开展率相对更高。这可能与城市地区更充足的医疗卫生资源相关，基层机构开展妇科、产科服务对于居民的吸引力不高、自身开展动力不足。

如表5-4所示，东部地区、中部地区和西部地区基层机构基本公共卫生服务项目供给服务项目供给整体均衡。东部地区基层机构孕产妇保健服务开展率较高；中部地区和西部地区基层机构结核病患者健康管理服务开展率较低，可能形成新的服务短板。东部地区基层机构卫生计生监督协管服务开展率显著低于中部地区和西部地区的基层机构。东部地区外科、儿科、妇科、产科、远程医疗、中医、安宁疗护、麻醉服务的开展率较低。

表5-4 样本基层机构基本医疗卫生服务供给项目的区域差异

服务供给项目	整体 N（%）	东部 N（%）	中部 N（%）	西部 N（%）	χ^2	P 值
基本公共卫生服务						
（1）居民健康记录	465（99.1）	206（99.5）	70（98.6）	189（99.0）	0.7	0.712
（2）健康教育	464（98.9）	206（99.5）	70（98.6）	188（98.4）	1.2	0.547

续表

服务供给项目	整体 N（%）	东部 N（%）	中部 N（%）	西部 N（%）	χ^2	P 值
（3）疫苗接种	459（97.9）	199（96.1）	70（98.6）	190（99.5）	5.5	0.063
（4）0—6 岁儿童的健康管理	456（97.2）	203（98.1）	67（94.4）	186（97.4）	2.7	0.257
（5）孕产妇保健	457（97.4）	197（95.2）	70（98.6）	190（99.5）	7.8	0.020
（6）老年人的健康管理	465（99.1）	205（99.0）	70（98.6）	190（99.5）	0.5	0.765
（7）慢性疾病管理	458（97.7）	203（98.1）	69（97.2）	186（97.4）	0.3	0.867
（8）严重精神障碍患者的健康管理	259（55.2）	116（56.0）	38（53.5）	105（55.0）	0.1	0.931
（9）结核病患者的健康管理	448（95.5）	203（98.1）	65（91.6）	180（94.2）	6.5	0.039
（10）中医的健康管理	454（96.8）	197（95.2）	70（98.6）	187（97.9）	3.3	0.195
（11）报告和应对传染病和公共卫生突发事件	458（97.7）	200（96.6）	70（98.6）	188（98.4）	1.7	0.418
（12）卫生计生监督协管	345（73.6）	96（46.4）	66（93.0）	183（95.8）	141.0	<0.001
基本医疗服务						
（1）内科服务	469（100.0）	207（100.0）	71（100.0）	191（100.0）	—	—
（2）外科服务	104（22.2）	24（11.6）	39（54.9）	41（21.5）	57.6	<0.001
（3）儿科服务	316（67.4）	125（60.4）	57（80.3）	134（70.2）	10.7	0.005
（4）妇科服务	358（76.3）	152（73.4）	64（90.1）	142（74.4）	8.9	0.012
（5）产科服务	99（21.1）	29（14.0）	18（25.4）	52（27.2）	11.3	0.003
（6）口腔科服务	142（30.3）	64（30.9）	28（39.4）	50（26.2）	4.4	0.112
（7）转诊服务	445（94.9）	197（95.2）	67（94.4）	181（94.8）	0.1	0.961
（8）居家照护	39（8.3）	12（5.8）	9（12.7）	18（9.4）	3.8	0.150
（9）远程医疗服务	208（44.3）	62（30.0）	43（60.6）	103（53.9）	32.1	<0.001
（10）全科医生服务	451（96.2）	200（96.6）	68（95.8）	183（95.8）	0.2	0.901
（11）家庭医生服务	169（36.0）	74（35.8）	19（26.8）	76（39.8）	3.8	0.148

续表

服务供给项目	整体 N（%）	东部 N（%）	中部 N（%）	西部 N（%）	χ²	P 值
（12）中医服务	376（80.2）	153（73.9）	65（91.6）	158（82.7）	11.7	0.003
（13）康复服务	1（0.2）	0（0）	0（0）	1（0.5）	1.5	0.482
（14）精神卫生健康服务	0（0）	0（0）	0（0）	0（0）	—	—
（15）急诊服务	356（75.9）	142（68.6）	62（87.3）	152（79.6）	12.5	0.002
（16）安宁疗护服务	31（6.6）	8（3.9）	9（12.7）	14（7.3）	6.9	0.031
（17）小手术的麻醉服务	126（26.9）	31（15.0）	41（57.8）	54（28.3）	49.6	<0.001
（18）医学检验服务	67（14.3）	34（16.4）	9（12.7）	24（12.6）	1.4	0.500
（19）医学影像服务	134（28.6）	50（24.2）	22（31.0）	62（32.5）	3.6	0.166
（20）心电图服务	450（95.9）	194（93.7）	69（97.2）	187（97.9）	4.8	0.090

按照"优质服务基层行"活动的基本标准要求，东部地区基层机构孕产妇保健服务、卫生计生监督协管服务开展率较低。中部地区基层机构外科、儿科、急诊服务、麻醉服务、中医服务开展率最高，西部地区基层机构次之，东部地区基层机构开展率最低。按照推荐标准要求，中部地区基层机构妇科服务、远程医疗服务开展率最高，西部地区基层机构次之，东部地区基层机构开展率最低，产科服务西部地区开展率最高，中部地区次之，东部地区最低。这也可能与东部地区更为发达的经济水平和充分的医疗卫生资源有关，相关服务基层机构的开展动力不强，或上级医院虹吸效应更为明显。中西部地区基层机构产科开展率高于东部地区基层机构产科服务开展率，这可能与地理位置和交通环境的局限性有关，尽管得益于近年来社会经济的发展，当地交通条件得到了巨大的提升，但实际调查过程中，我们发现贵州省某县的最边远乡镇前往县级医院需要驾车行驶四个小时以上。

综上，基层机构服务项目开展出现的项目类别和项目实施失衡形成了当前基层机构服务供给与居民基本健康需要满足之间的差距，引发了居民基本健康需要和基层机构服务供给的"供需失衡"。按照基本标准要求，基层机构服务供给过程中出现了外科服务、儿科、急诊服务、中医等服务供给的城乡和区域失衡。按照推荐标准要求，相关服务同样出现了服务供给的城乡和区域失衡。

第三节　基层卫生、缓和医疗与安宁疗护服务的整合：国际经验对中国的启示

重症疾病给患者及其亲属带来沉重的经济负担，临终患者的死亡尊严和质量引发了广泛的关注。2018 年，《柳叶刀》杂志主编 Richard Horton 指出，经济困难的人往往健康状况更差、医疗卫生服务需求更多，缓和医疗服务的缺位是医疗卫生服务供给过程中最严重的不公平。[1][2] 基层卫生服务作为解决健康不公平的主要方式之一，将缓和医疗和安宁疗护服务整合到基层卫生服务中有助于解决专科缓和医疗团队无法解决的健康不公平。[3][4] 有研究指出，安宁疗护并不等同于缓和医疗，患者进入安宁疗护服务的前提是"放弃原发疾病的治疗且可以接受死亡的来临、不继续原发性疾病的治疗"，目的在于提高终末期患者的生命质量和死亡尊严。在疾病早期，缓和医疗与治愈性导向的医疗卫生服务的整合可帮助患者更好地接受相关专科服务。[5] 受传统文化的影响，患者和其亲属往往处于相对矛盾的状态：继续侵入性治疗意味着更多的经济支出；如果不继续进行侵入性治疗，亲属则可能会面临巨大的社会舆论压力。因此，制定生前预嘱、选择安宁疗护需要经历痛苦的决策过程，服务的及时介入常依赖于医务人员的提前沟通和主动干预。

---

① Horton R. , "Offline: 'A Sea of Suffering' ", *Lancet*. Vol. 391, No. 10129, Apr 2018.

② World Health Organization. *Closing the Gap in a Generation: Health Equity Through Sction on the Social Determinants of Health: Commission on Social Determinants of Health Final Report*, World Health Organization, 2008.

③ Murray S. A. , et al. , "Palliative Care from Diagnosis to Death", *BMJ*, Vol. 356, Feb 2017.

④ Moine S. , et al. , "Palliative Care and the Endless Cycle of Serious Health-related Suffering", *Lancet*, Vol. 392, No. 10146, Aug 2018.

⑤ 姜姗等：《安宁疗护与缓和医疗：相关概念辨析、关键要素及实践应用》，《医学与哲学》2019 年第 2 期。

由于医务人员培训和激励不足，基层机构通常很少提供安宁疗护。[1] 2017 年一项抽样调查指出：国内 6 个省份 463 家基层机构中仅有 6.6% 的机构开展安宁疗护服务。[2] 另有报告指出，除 400 余家癌症医院之外，我国只有不到 1% 的医院提供安宁疗护服务。[3] 有限的服务可及性可能意味着患者负担的加重，加剧费用的不合理增长。当前的服务供给无法有效满足持续增加的缓和医疗和安宁疗护服务需要，许多研究指出缓和医疗、安宁疗护与基层卫生服务的整合是一个潜在的解决方案。但是基层卫生服务提供者如何填补相关空白，基层医务人员已经具备哪些能力，还需要哪些额外培训和环境优化支持服务开展尚未有相关研究。本书从居民健康需要出发，梳理了服务整合的国内外经验，旨在为相关服务供给实践与学术研究提供参考。

一 安宁疗护与缓和医疗的起源与发展

20 世纪 70 年代，世界范围内掀起了临终关怀运动。1967 年，桑德斯在英国创办的圣克里斯托弗安宁疗护中心标志着现代安宁疗护运动的开始。1975 年，Balfour Mount 在加拿大皇家维多利亚医院成立临终关怀病房，由于 "Hospice" 在法语中已指代养老院，Mount 博士使用 "Palliative Care" 描述所开展的临终关怀计划。[4] 90 年代，美国的缓和医疗开始发展，提出无论预后，安宁疗护应适用于所有严重疾病的患者群体，[5] 临床实践中以 "是否继续进行原发疾病的治疗" 来划分安宁疗护与缓和医疗的界限。[6] 1990 年，世界卫生组织首次提出缓和医疗的定

---

[1] Yin Z., et al., "Development of Palliative Care in China: a Tale of Three Cities", *Oncologist*, Vol. 22, No. 11, Nov 2017.

[2] 李忠：《基层医疗卫生机构服务供给失衡与治理机制研究》，博士学位论文，华中科技大学，2021 年，第 2 页。

[3] Economist Intelligence Unit, "The Quality of Death Index: Ranking Palliative Care Across the World", Economist Intelligence Unit, https://impact.economist.com/perspectives/sites/default/files/2015%20EIU%20Quality%20of%20Death%20Index%20Oct%2029%20FINAL.pdf.

[4] 姜姗等：《安宁疗护与缓和医疗：相关概念辨析、关键要素及实践应用》，《医学与哲学》2019 年第 2 期。

[5] Doyle D., "Palliative Medicine: the First 18 Years of a New Sub-specialty of General Medicine", *Journal-Royal College of Physicians of Eninburgh*, Vol. 35, No. 3, Jan 2005.

[6] National Insitution of Health, *What are Palliative Care and Hospice Care?* National Institute on Aging, https://www.nia.nih.gov/health/what-are-palliative-care-and-hospice-care#requirement.

义并在 2002 年进行了修改。① 2014 年，世界卫生大会呼吁将缓和医疗在疾病早期与治愈性治疗手段共同提供。② 2018 年，世界卫生组织发布了将缓和医疗纳入基层卫生服务的新指南，服务实践原则从"不推迟死亡""不过度推迟死亡"转变到"不是加速死亡"。③ 1986 年，我国香港地区成立了善终服务会。1988 年，中国内地第一家临终关怀研究机构——天津医学院临终关怀研究中心成立。"Palliative Care"最早被译为"姑息治疗"，后有学者将其译为"缓和医疗""舒缓疗护"等。2016 年 10 月，《"健康中国"2030 规划纲要》提出加强康复、老年病、长期护理、慢性病管理和安宁疗护等接续性服务机构的建设。2017 年 1 月，我国政府颁布的《安宁疗护中心基本标准（试行）》和《安宁疗护实践指南（试行）》对安宁疗护中心建设和管理进行了规范。2017 年 9 月，国家卫计委发布了《关于开展安宁疗护试点工作的通知》，选定了四川德阳等五个地区作为国内首批安宁疗护试点单位。2019 年 5 月，国家卫健委发布了《关于开展第二批安宁疗护试点工作的通知》，要求在既往试点工作的基础上开展第二批试点工作，研究确定服务收费标准和医保支付方式。

　　既往研究对国内外安宁疗护服务的准入标准进行了综述。④ 在英国，单个患者安宁疗护服务持续周期数天到数年不等，服务对象主要包括：①预计将在 12 个月内死亡的失能群体；②不可治愈疾病，如癌症、阿兹海默症晚期患者；③原有疾病情况突发引起的死亡风险；④事故、

---

　　① World Health Organization, *WHO Definition of Palliative care/WHO Definition of Palliative Care for Children*, World Health Organization, http：//www. who. int/cancer/palliative/definition/en/.

　　② World Health Organization, *Strengthening of Palliative Care as a Component of Comprehensive Care Throughout the Life Course*, World Health Organization, https：//apps. who. int/iris/handle/10665/162863.

　　③ World Health Organization, *Integrating Palliative Care and Symptom Relief into Primary Health Care*, World Health Organization, http：//apps. who. int/iris/bitstream/handle/10665/274559/9789241514477-eng. pdf? ua＝1.

　　④ 路桂军等：《安宁疗护服务对象准入标准的国际经验与中国实践》，《医学与哲学》2021 年第 16 期。

中风等导致危及生命的急性病症。[①] 美国的安宁疗护服务准入要求患者放弃原发疾病治愈性治疗导向的服务利用，两名医生诊断患者预期生命不足六个月。此外，如果患者治疗负担超过收益时，患者也可以选择进入安宁疗护。[②] 美国的安宁疗护服务通常居家、在安宁疗护中心、医院、养老院和其他长期照护机构中开展。[③] 但是，有研究指出放弃医保支付治愈性导向医疗服务的权利可能会导致安宁疗护服务利用的不足。[④] 我国台湾地区健康保障体系涵盖了晚期癌症患者（约90%）、器质性神经疾病、肾衰竭、心脏衰竭等患者的安宁疗护服务，[⑤] 服务对象无生存期限制，服务前提是专科医生判定患者处于疾病终末期。在当前疾病状态下，预期生存不超过特定时间；或是患者患有严重疾病，继续治愈性治疗的风险和痛苦明显大于收益，患方不能承受且明确不继续治愈性治疗等。[⑥]

二 居民健康需要满足与卫生服务供给

有研究对癌症患者缓和医疗服务需要进行了分类（见图5-2），[⑦] 该人群服务需要至少包括了身体、情绪、精神、社会和信息五个维度。近年来，安宁疗护的服务对象逐渐从晚期癌症患者扩展到心血管疾病、

---

① United Kindom National Health Services, *What End of Life Care Involves*, *National Health Services*, https：//www. nhs. uk/conditions/end - of - life - care/what - it - involves - and - when - it - starts/.

② US Centers for Medicare and Medicaid Services, Hospice, US Centers for Medicare and Medicaid Services, https：//www. cms. gov/Medicare/Medicare-Fee-for-Service-Payment/Hospice.

③ National Hospice and Palliative Care Organization, NHPCO Facts and Figures 2020 Edition, National Hospice and Palliative Care Organization, https：//www. nhpco. org/wp - content/uploads/ NHPCO-Facts-Figures-2020-edition. pdf.

④ Aldridge Carlson M. D., et al., "Hospices' Enrollment Policies May Contribute to Under-use of Hospice Care in the United States", *Health Aff*, Vol. 31, No. 12, Dec 2012.

⑤ Ehospice, *Hospice and Palliative care in Taiwan*. Ehospice, https：//ehospice. com/international_ posts/hospice-and-palliative-care-in-taiwan/.

⑥ Cho C. Y., "From Cure to Care：the Development of Hospice Care in Taiwan", *Hosp Pal Med Int*, Vol. 2, No. 5, Oct 2018.

⑦ Hui D., et al., "Improving Patient and Caregiver Outcomes in Oncology：Team-based, Timely, and Targeted Palliative Care", *CA：a cancer journal for clinicians*, Vol. 68, No. 5, Sep 2018

慢性阻塞性肺病、肾衰竭、阿兹海默症、艾滋病等终末期患者。[1] 尽管心理社会等方面干预措施可预防和缓解死亡相关的抑郁、焦虑和痛苦，但很少被纳入专科治疗和缓和医学服务中。[2] 一项系统综述指出，居家、基层卫生和缓和医疗服务整合能够促进医疗保险基金结余。[3] 远程医疗也能够促进养老院中老年病学、精神病学和缓和医疗相关服务的提供，有利于节约医疗保险基金、降低患者的住院次数。[4] 缓和医疗的早期介入对成人癌症或较多并发症患者的控费效果更显著，[5] 有助于提高患者生活质量并减少侵入性治疗服务的利用，[6][7] 降低患者费用。[8] 此外，更高的基层卫生服务连续性能够在不增加临终照护服务强度的情况下提高患者的五年生存率。[9] 更高的基层卫生服务提供者参与度（基层医生卫生服务利用次数/专科医生卫生服务利用次数）有利于降低 Medicare 参保者临终前两年内的医疗卫生费用、重症监护室服务利用次数和安宁疗护中心入住的比例。[10] 2018 年，美国 155 万 Medicare 参保者接受了安宁疗护，患者安宁疗护中心平均服务天数是 89.6 天，

---

① The Worldwide Hospice Palliative Care Alliance, *WHO Global Atlas of Palliative Care at the End of Life*. Worldwide Hospice & Palliative Care Alliance, http：//www. thewhpca. org/resources/global-atlas-on-end-of-life-care.

② Shrank W. H. , et al. , "Hospice Carve-in—Aligning Benefits with Patient and Family Needs", *JAMA*, Vol. 324, No. 1, June 2020.

③ Zimbroff R M, et al. , "Home-Based Primary and Palliative Care in the Medicaid Program：Systematic Review of the Literature", *Journal of the American Geriatrics Society*, Vol. 69, No. 1, Sep 2021.

④ Groom L. , et al. , "Telemedicine and Telehealth in Nursing Homes：An Integrative Review", *Journal of the American Medical Directors Association*, Vol. 22, No. 9, Apr 2021.

⑤ May P. , et al. , "Economics of Palliative Care for Hospitalized Adults with Serious Illness：a Meta-analysis", *JAMA Internal Medicine*, Vol. 178, No. 6, Jun 2018.

⑥ Zimmermann C. , et al. , "Early Palliative Care for Patients with Advanced Cancer：a Cluster-Randomised Controlled Trial", *The Lancet*, Vol. 383, No. 9930, Jun 2014.

⑦ Temel J. S. , et al. , "Early Palliative Care for Patients with Metastatic Non-Small-Cell Lung Cancer", *New England Journal of Medicine*, Vol. 363, No. 8, Sep 2010.

⑧ Morrison R. S. , et al. , "Palliative Care Consultation Teams Cut Hospital Costs for Medicaid Beneficiaries", *Health Affairs*, Vol. 30, No. 3, Mar 2011.

⑨ Hung P. , et al. , "Primary Care Physician Continuity, Survival, and End-of-life Care Intensity", *Health Services Research*, Vol. 35, No. 5, May 2021.

⑩ Ankuda C. K. , et al. , "Regional Variation in Primary Care Involvement at the End of Life", *The Annals of Family Medicine*, Vol. 15, No. 1, Jan 2017.

中位数是 18 天，超过一半的患者平均服务天数少于 30 天。死亡主要原因包括癌症（29.6%）、循环系统/心脏疾病（17.4%）、老年痴呆（15.6%）等。[①]

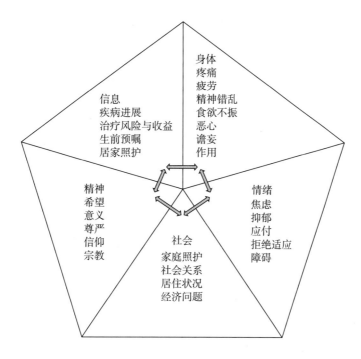

图 5-2　癌症患者缓和医疗服务需要

注：患者的服务需要可分为身体、情绪、精神、社会和信息需要五个维度，维度间密切关联。比如，抑郁会导致食欲下降，影响决策，影响家庭照护者的健康。因此，与跨学科团队进行多层面评估和干预至关重要。照护者应该包括：家庭、医生、心理学家、志愿者、社会工作者、宗教工作者、护士、物理治疗师、职业治疗师、药剂师等。在此种情况下，及时的服务介入包括：①及时的症状控制（最大化对症治疗、减少症状危机）；②长期的社会心理支持（照护、降低焦虑和抑郁、合适的精神支持）、加强沟通和决策支持（信任、关系、临终讨论、对症治疗），最终实现提高生命质量、症状控制、满意度提升、减少侵入性治疗等服务目标。

---

① National Hospice and Palliative Care Organization, *NHPCO Releases New Facts and Figures Report on Hospice Care*, American National Hospice and Palliative Care Organization, https://www.nhpco.org/hospice-facts-figures/.

　　尽管在大型医院开展专科缓和医疗是有益的，但这种模式无法应对如下潜在问题和挑战：①对缓和医疗日益增长的需求将很快超过服务供给。②现有的专科医生或全科医生可以提供缓和医疗和安宁疗护服务的许多要素，添加另一个专业团队来解决所有问题可能会破坏现有的合作关系。③如果专家承担所有治疗任务，基层服务提供者等群体可能会认为基本的症状管理和社会心理支持不属于其功能定位，服务供给将进一步碎片化。有研究指出，最大化促进缓和医疗价值实现的关键在于：①缓和医疗应用的统一框架和流程；②打破支持性治疗和治愈性治疗服务间的壁垒；③承认、支持家庭照护人员在服务中的重要作用；④充分发挥专科和高年资护士在服务整合中的作用；⑤在癌症等疾病的临床试验中加入缓和医疗。① 此外，执业护士能够为患者提供全面的症状评估和管理、心理社会支持、生前预嘱、转诊、疾病进展和患者期望讨论等服务。②

　　20 世纪 90 年代，美国的缓和医疗主要由医院提供。目前，服务体系由初级、二级和三级缓和医学构成。③ 初级缓和医疗包括：专科医生、基层卫生服务提供者在住院病房或门诊诊所内进行基本的症状评估和干预，需要医务人员能够进行复杂的疾病治疗决策，开展基本的安宁疗护和专科医疗服务转诊。二级缓和医疗包括：专科缓和医疗团队作为顾问，在住院病房或门诊诊所开展，进行综合的疾病症状评估和管理、心理社会和精神照护服务，针对生前预嘱和安宁疗护服务等进行沟通和决策支持。三级缓和医疗包括：专科缓和医疗作为主管团队，通常在具有教学和科研功能机构的缓和医疗病房内提供加强症状管理、综合的心理社会和精神支持等服务。④ 美国医师协会指出，安宁疗护和缓和医疗

　　① Ferrell B. R., et al., "Dissemination and Implementation of Palliative Care in Oncology", *Journal of Clinical Oncology*, Vol. 38, No. 9, Sep 2020.

　　② Parrish M., et al., "Weaving Palliative Care into Primary Care: A Guide for Community Health Leaders", *Oakland, CA: California Healthcare Foundation*, 2015.

　　③ Nurse Practitioner Association for Continuing Education, Nurse Practitioners and Palliative Care: What to Know and How to Help, Nurse Practitioner Association for Continuing Education, https://www.npace.org/nurse-practitioners-and-palliative-care-what-to-know-and-how-to-help/.

　　④ Hui D., et al., "Improving Patient and Caregiver Outcomes in Oncology: Team-based, Timely, and Targeted Palliative Care", *CA: A Cancer Journal for Clinicians*, Vol. 68, No. 5, May 2018.

认证在内科、麻醉科、急诊医学、家庭医学、妇产科、儿科、物理医学和康复、精神病学、神经科学和放射医学等九个学科的基础上开展。①

三　基层卫生服务、缓和医疗和安宁疗护服务整合的潜在路径

有学者指出，初级缓和医疗应涉及疾病诊疗全过程、专科缓和医疗服务、安宁疗护和哀伤舒缓随后进入。② 但也有研究指出，缓和医疗应在疾病早期与治愈性治疗共同进行，在疾病终末期进行安宁疗护和哀伤辅导。③ 缓和医疗服务应该从诊断开始，所有医务人员都需要将缓和医学纳入其实践，了解疾病轨迹可以帮助医生知道提供什么服务以及何时提供服务。④ 欧洲缓和医疗协会和世界家庭医生组织推出了基层卫生服务提供者开展缓和医疗的工具包，包括确保基层卫生服务提供者提供缓和医疗的关键步骤。⑤ 美国相关组织新指南呼吁将缓和医疗延伸到家庭、照护者、社会工作者、社区等服务中，在不同服务间建立协作关系、改善服务供给。⑥ 加拿大的一项研究也指出需要在基层卫生服务中提供缓和医疗服务：无论医疗环境如何，跨专业基层卫生服务团队都应具备必要的技能、资源和流程，以识别、评估、确保基层卫生服务中缓和医疗的全覆盖。⑦ 印度和尼泊尔的经验也表明了整合缓和医疗服务、社区健康和基层卫生服务能够产生协同作用，提高服务的连续性。⑧

---

① American College of Physcian, Hospice and Palliative Medicine, American College of Physcian, https：//www. acponline. org/about-acp/about-internal-medicine/subspecialties-of-internal-medicine/hospice-and-palliative-medicine.

② Snaman J. , et al. , "Pediatric Palliative Care in Oncology", *Journal of Clinical Oncology*, Vol. 38, No. 9, Sep 2020.

③ 姜姗等：《安宁疗护与缓和医疗：相关概念辨析、关键要素及实践应用》，《医学与哲学》2019 年第 2 期。

④ Murray S. A. , et al. , "Palliative Care from Diagnosis to Death", *BMJ*, Vol. 356, Feb 2017.

⑤ European Association for Palliative Care, *Toolkit for the Development of Palliative Care in Primary Care* 2019, European Association for Palliative Care, https：//www. eapcnet. eu/Portals/0/EAPC%20Toolkit%202019. pdf.

⑥ Abbasi J. , "New Guidelines Aim to Expand Palliative Care Beyond Specialists", *JAMA*, Vol. 322, No. 3, Jun 2019.

⑦ Murray S. A. , Sheikh A. , "Care for All at the End of Life", *BMJ*, Vol. 336, No. 7650, Apr 2008.

⑧ Munday D. , et al. , "Integrated Management of Non-communicable Diseases in Low-income Settings：Palliative Care, Primary Care and Community Health Synergies", *BMJ Supportive & Palliative Care*, Vol. 9, No. 4, Dec 2019.

综上所述，为充分满足终末期患者的临终照护服务需要，需尽早进行相关服务的干预。首先，要逐步消除大众对于缓和医疗、安宁疗护认知的误差，让大众充分了解到服务的潜在价值，消除传统文化中对于放弃抢救的潜在障碍，减少缓和医疗早期介入机会的浪费。其次，整合过程中需要在治愈性治疗环境中建立社会心理资源，确保心理社会照护等缓和医疗服务获得与治愈性治疗服务同等的优先权。最后，初级缓和医疗和专科缓和医疗需要尽早有效整合，提高所有医务人员提供初级缓和医疗的能力，包括及时转诊安宁疗护服务的意识，帮助患者在适当的时候过渡到安宁疗护服务阶段。[1]

---

[1] Cleary A. S., "Integrating Palliative Care into Primary Care for Patients with Chronic, Life-limiting Conditions", *The Nurse Practitioner*, Vol. 41, No. 3, Mar 2016.

第六章

基层卫生服务供给与医疗卫生服务体系治理效能

首先，本章从供方视角出发，进行不同服务供给分组下基层机构类型、财政补助、人力资源等变量的比较研究。其次，本章对基层机构服务供给的相关影响因素进行了回归分析，特别是对财政补助投入占基层机构总收入比例与基层机构服务供给项目数量间的倒"U"形曲线关系进行了检验，阐述了资源投入等要素与机构服务供给项目数量间的关系。最后，从公众利益视角出发，对基层机构服务供给与住院患者服务利用、质量、次均住院和自费费用、补偿比等结局指标间的关系进行了分析。

第一节 基层卫生服务供给和价值医疗：一个分析框架

健康作为一种公共需要，政府应当通过持续的制度安排和政策供给最大化满足社会公众的利益，实现"人人享有基本医疗卫生"。面对社会经济发展区域差异、群体差别化的医疗卫生服务需求等现状，医疗卫生服务供给过程中日益凸显出患方参与的重要性。[①] 如何通过基本医疗卫生服务的均衡供给推动服务的全民公平享有具有重要的现实意义。

区域差异是指在一个统一的区域内部，一些子区域比另一些子区域

---

① 刘云章等：《病人话语权削弱的历史审视与提升对策——基于构建医患命运共同体的目标》，《中国医学伦理学》2021 年第 8 期。

有更快的增长速度、更高的发展水平，空间上呈现发展与欠发展并存、发展失衡的格局。主要原因包括了三个方面：①资源禀赋，包含自然和社会资源，自然资源包括交通条件、地理位置等，社会资源包括人力资源、技术发展水平等；②制度，包括政治、经济、法律制度等；③历史和文化。适度非均衡协调发展作为我国区域经济发展的基本指导思想，既是区域发展战略模式的最佳选择，又是缩小区域差异的现实途径。新古典区域经济增长理论认为，区域之间要素报酬的差别将会通过要素流动趋向均衡。其中，市场机制通过供求和价格变化消除区域间人均收入的差别，导致经济增长的均衡。[1] 赫希曼最早于 1958 年《经济发展战略》一书中提出了"不平衡增长"概念，其理论也称之为不平衡增长理论。在此之前，如佩鲁的发展极理论和廖尔达尔的循环累积因果论，威廉姆逊的倒"U"形理论等非均衡增长理论也得到了发展。累积因果理论指出区域经济发展的不平衡主要是市场力量作用的结果，持续增强的市场力量加剧了不平衡，发达地区的经济增长是以欠发达地区的衰落为代价的，"累积性因果循环"导致了二元结构固化。[2] 非均衡发展理论指出经济增长地区对落后地区的作用分为"极化效应"和"涓滴效应"。长期看，"涓滴效应"将会减少区域间的差距，促进落后地区发展，该理论赞同政府的适当干预。[3] 倒"U"形理论认为发展成熟阶段的扩散作用将使得地区差距逐渐缩小，[4] 即"从集聚走向平衡"。对医疗卫生服务体系治理而言，基层机构服务供给失衡主要受居民健康需要和卫生服务需求、医疗机构的自然资源（城乡特征等）和社会资源（卫生人力资源、财政投入、医保收入等）、制度安排和政策供给（政治制度、医保政策、医共体政策、薪酬和激励机制、市场机制等）等因素影响。[5] 当下的资源错配、供给失衡成为基层医疗卫生服务体系发展

---

[1] Braveman P., "Health Disparities and Health Equity：Concepts and Measurement", *Annual Review of Public Health*, Vol. 27, No. 0, Apr 2006.

[2] Hirschman A. O., *The Strategy of Economic Development*. Yale University Press, 1958.

[3] Myrdal G., Sitohang P., *Economic Theory and Under-developed Regions*. Gerald Duckworth & Co; First Edition, 1957.

[4] Aghion P., Williamson J. G., Growth, *Inequality, and Globalization：Theory, History, and Policy*. Cambridge University Press, 1998.

[5] 申曙光、马颖颖：《新时代健康中国战略论纲》，《改革》2018 年第 4 期。

的"症结和瓶颈",不仅限制了整合型医疗卫生服务体系的构建,而且造成了医疗卫生资源的浪费,其本质在于财政补助、医保基金、人力资源等要素未能够充分实现有效配置,高产出的基层机构不能够得到足够的要素投入,财政投入的整体产出和健康绩效就会受到影响。

在世界范围内,医疗卫生资源被大量基于医院的医疗服务所占据,但其中部分服务是不必要、可避免的,不合理的费用增长加大了政府的财政压力。许多国家已经做出了巨大努力以扩大其基层机构、家庭医生等基层医疗卫生服务提供者的服务范围。事实证明,基层机构更高的服务供给综合性与人群医疗费用减少(-1.7%),住院利用(-2.4%)和急诊室服务利用(-2.5%)有关。[1] 新医改以来,我国政府在基层机构基础设施建设、人力资源培训和薪酬方面投入了大量财政补助,逐步覆盖了基本公共卫生服务项目、基础设施设备以及大部分基层医务人员的薪酬待遇。但是,有效的医疗卫生服务供给与居民健康需要之间仍存在差距。[2] 首先,在当前的绩效工资体系下,基层机构通常并不会将服务质量与薪酬分配挂钩,[3] 无法完全激励基层机构提供多样化的医疗服务。[4] 其次,尽管当前的医保支付设计为基层机构相关服务设置了更高的补偿比例,但基层机构医务人员的薪酬仍有待提高。最后,按项目付费支付方式使得基层机构医务人员更倾向于提供部分高利润的门诊或住院服务,机构服务范围在逐渐缩小。[5]

作为医疗卫生服务体系的基本要素,基层机构起到服务协调与转诊这一至关重要的作用。一项基于6551名初级卫生保健医生服务的1448952名Medicare患者的研究表明:居民服务连续性得分最高的五分

① O'Malley A. S. , et al. , "New Approaches to Measuring the Comprehensiveness of Primary Care Physicians", *Health Services Research*, Vol. 54, No. 2, Apr 2019.

② Li X. , et al. , "The Primary Health-care System in China", *The Lancet*, Vol. 390, No. 10112, Dec 2017.

③ Meng Q. , et al. , "What Can We Learn from China's Health System Reform?", *BMJ*, Vol. 365, Jun 2019.

④ Li Z. , et al. , "Challenges for the Surgical Capacity Building of Township Hospitals among the Central China: a Retrospective Study", *International Journal for Equity in Health*, Vol. 17, No. 1, May 2018.

⑤ Meng Q. , et al. , "What Can We Learn from China's Health System Reform?", *BMJ*, Vol. 365, Jun 2019.

组（8092 美元）卫生服务费用比服务连续性得分最低的五分组（6958 美元）低 14.1%，平均住院次数低 16.1%。[1] 正如 Barbara Starfield 指出，基层医疗卫生服务的本质特点在于首诊、连续性、协调性和综合性。综合性指的是：服务范围足够宽以满足人群所有的健康需要，除了那些特别不常见到无法维持供给能力的健康需要外，包括满足每个患者绝大部分的身体健康和精神卫生服务需要。[2] 服务供给视角下的服务综合性被定义为：间接或直接地提供全方位的医疗卫生服务以满足患者的绝大部分服务需要，在综合考虑患者身体、心理、社会健康和社区情境下进行服务提供。[3] 在价值医疗得到不断呼吁的情境下，尽管当下基层机构医疗卫生服务的综合性不断下降，但相关研究非常少，特别是基层机构医疗卫生服务供给范围与服务费用、质量和利用之间的关系。[4] 美国的一项研究表明，家庭医生服务综合性与 Medicare 患者更低的服务利用和费用轻度相关。[5] 与发生在非零售诊所的服务相比，零售诊所发生的服务具有单个服务周期费用更低的优点，特别是护士独立执业时的服务。因此，消除护士执业范围的政策限制可能比扩大零售诊所的规模对于费用降低的意义更大。综上所述，国外的研究多集中于提高服务连续性减少二级医疗机构服务费用、[6] 急诊和[7]住院服务利用；[8] 通过夜间

① Bazemore A., et al., "Higher Primary Care Physician Continuity is Associated with Lower Costs and Hospitalizations", *The Annals of Family Medicine*, Vol. 16, No. 6, Nov 2018.

② Starfield B., *Primary Care：Balancing Health Needs, Services, and Technology*. Oxford University Press, 1998.

③ Haggerty J. L., et al., "Comprehensiveness of Care from the Patient Perspective：Comparison of Primary Healthcare Evaluation Instruments", *Healthcare Policy*, Vol, No. 7, Dec 2011.

④ O'Malley A. S., Rich E C., "Measuring Comprehensiveness of Primary Care：Challenges and Opportunities", *Journal of General Internal Medicine*, Vol. 30, No. 3, Aug 2015.

⑤ Bazemore A., et al., "More Comprehensive Care among Family Physicians is Associated with Lower Costs and Fewer Hospitalizations", *The Annals of Family Medicine*, Vol. 13, No. 3, Jan 2015.

⑥ Bazemore A., et al., "Higher Primary Care Physician Continuity is Associated with Lower Costs and Hospitalizations", *The Annals of Family Medicine*, Vol. 16, No. 6, Nov 2018.

⑦ Tammes P., et al., "Continuity of Primary Care and Emergency Hospital Admissions among Older Patients in England", *The Annals of Family Medicine*, Vol. 15, No. 6, Nov 2017.

⑧ Whittaker W., et al., "Associations between Extending Access to Primary Care and Emergency Department Visits：a Difference-in-differences Analysis", *PLoS Medicine*, Vol. 13, No. 9, Sep 2016.

和周末开业、紧急照护服务、① 无须提前预约、48 小时之内完成预约就诊②等方式提高服务可及性以减少非必要的、因为小问题发生的急诊和住院服务利用。③ 除了患者层面的研究外，卫生系统层面的研究和策略实施可能对促进医疗卫生服务的合理利用更有意义。因容易测量等特点，可及性和连续性等指标在医疗卫生服务研究中得到了更多的关注。如果没有普适性的服务综合性测量指标，基层卫生服务综合性的研究可能就会持续保持较少关注的状态。④ 受限于基层机构的种种问题，我国居民出现了整体性的趋高就医情况，即不必要的住院或县级医院门诊服务。新医改以来，我国政府在基层机构基础设施建设、人力资源培训和薪酬方面提供了大量财政补助，逐步覆盖了基本公共卫生服务项目、基础设施设备投入以及部分基层机构医务人员的薪酬待遇。但是，基层医疗卫生服务供给与居民健康需要之间仍存在差距。

既往国内的相关研究多从医保支付方式改革视角进行相关改革对服务利用（在基层机构可管可控的门急诊、不必要的住院）、服务质量（再入院率、住院天数）、费用（人均费用降低）影响的效果评估。⑤⑥尽管当前的政策导向强调了提高基层机构服务供给项目数量的必要性，但并没有针对基层机构服务范围与居民医疗卫生服务利用、费用和质量的相关研究，加强何种、何类别的服务能够促进基层机构服务的利用、降低不必要的住院和急诊服务利用、降低居民就医负担尚未有相应的研究。没有相应的实证研究，加强基层机构的服务范围是否能够促进基层卫生服务能力提升、促进卫生资源下沉及其程度只能是理论上的推想，

① Pacheco J., et al., "Urgent Care Centres Reduce Emergency Department and Primary Care Same-day Visits: a Natural Experiment", *Health Policy and Planning*, Vol. 34, No. 3, Apr 2019.

② Soljak M., et al., "Does Higher Quality Primary Health Care Reduce Stroke Admissions? A National Cross-sectional Study", *British Journal of General Practice*, Vol. 61, No. 593, Dec 2011.

③ Edes T., et al., "Better Access, Quality, and Cost for Clinically Complex Veterans with Home-based Primary Care", *Journal of the American Geriatrics Society*, Vol. 62, No. 10, Oct 2014.

④ Bitton A., "The Necessary Return of Comprehensive Primary Health Care", *Health Services Research*, Vol. 53, No. 4, Aug 2018.

⑤ Chen M., et al., "Does Economic Incentive Matter for Rational Use of Medicine? China's Experience from the Essential Medicines Program", *Pharmacoeconomics*, Vol. 32, No. 3, Mar 2014.

⑥ Xu J., et al., "Effectiveness of Primary Care Gatekeeping: Difference-in-differences Evaluation of a Pilot Scheme in China", *BMJ Global Health*, Vol. 5, No. 8, Jul 2020.

也无法合理分配相应的财政投入资源。因此，关于基层机构服务范围和居民对不同层次医疗机构医疗卫生服务利用、质量和费用的研究亟待开展。

第二节　基层机构服务供给失衡的形成机制

服务供给本质上是基层机构为满足"全人群和全生命周期"居民基本健康需要供给应该提供的疾病预防、健康促进、诊断治疗、康复、安宁疗护等服务项目。如果政府的财政补助投入无法得到保证，基层医务人员的激励机制将会扭曲，降低医疗卫生服务体系的整体效能。[①] 世界卫生组织指出政府投入的有效管理对于实现全民健康覆盖至关重要。[②] 此外，经济激励对于提高基层机构的服务质量至关重要，[③] 财务自主权与实现系统预期目标相关。[④] 但是，现有研究尚不清楚财政补助与基层机构服务供给项目数量之间的关系。为了填补证据空白，在上述基层机构服务供给失衡分析的基础上，本书首先从供方视角出发，比较不同基层机构的类型、财政补助、人力资源等变量差异。其次，本书探索了基层机构财政补助投入占机构总收入比例与服务供给项目数量间的关系，从财政补助投入视角探索基层机构服务供给的关键影响因素。有研究指出农村和城市基层机构财政补助收入占机构总收入比例分别从2010 年的23%和25%增加到2017 年的37%和45%，但是从2005—2017年，基层机构提供的医疗服务比例下降了7%。[⑤] 该问题表明，过高的

---

① Feng X. , et al. , "Extending Access to Essential Services Against Constraints: the Three-tier Health Service Delivery System in Rural China (1949-1980) ", *International Journal for Equity in Health*, Vol. 16, No. 1, May 2017.

② World Health Organization, *Primary Health Care on the Road to Universal Health Coverage 2019 Monitoring Report*, World Health Organization, https: //www. who. int/healthinfo/universal_health_ coverage/report/uhc_ report_2019. pdf.

③ Scott A. , et al. , "The Effect of Financial Incentives on the Quality of Health Care Provided by Primary Care Physicians", *Cochrane Database of Systematic Reviews*, No. 9, No. CD008451, Sep 2011.

④ Van Olmen J. , et al. , "the Health System Dynamics Framework: the Introduction of an Analytical Model for Health System Analysis and Its Application to Two Case-studies", *Health Culture and Society*, Vol. 2, No. 1, Mar 2012.

⑤ Ma X. , et al. , "Realigning the Incentive System for China's Primary Healthcare Providers", *BMJ*, Vol. 365, Jun 2019.

财政补助投入占机构总收入比例可能会导致基层机构服务供给积极性和服务项目数量下降。因此，我们假设财政补助投入占基层机构总收入的比例与基层机构服务范围间存在倒"U"形曲线关系，即随着财政补助投入占比的增加，基层机构服务供给的项目数量范围将增加，一旦比例增加到一定程度，服务项目数量将会缩小。本节从供方视角出发，进行不同基层机构服务供给分组下财政补助、人力资源等变量的比较，明确基层机构服务供给的关键影响因素，具体研究假设如下：

H6-1：人口规模和居民的支付能力影响了基层机构服务供给项目的数量；

H6-1a：一定的支付能力下，人口规模越大，基层机构服务供给范围越广，即项目越多；

H6-1b：一定的人口规模下，客观支付能力越高，基层机构服务供给范围越广，即项目越多。

根据资源配置响应居民健康需要的原则，探索资源错配对基层机构服务供给失衡的影响机制。根据上述文献综述和访谈分析，提出如下研究假设：

H6-2：财政补助投入错配导致了基层机构服务供给失衡；

H6-2a：财政补助投入占基层机构总收入比例存在临界值，财政补助占基层机构总收入比例与基层机构医疗卫生供给项目数量呈倒"U"形曲线关系。当财政补助占基层机构总收入比例较低时，随着财政补助占基层机构总收入比例的增长，基层机构医疗卫生供给项目数量不断提高，当财政补助占基层机构总收入比例达到极值时，随着财政补助占基层机构总收入比例的增长，基层机构医疗卫生服务供给项目的数量开始下降。

H6-2b：区域内部人均公立医院和私立医院的数量越多，基层机构医疗卫生服务供给项目的数量越小。

1. 数据来源

同第六章。

2. 结局变量

基层机构服务供给的项目数量（2017 年）。

3. 自变量

基层机构累计财政补助收入占机构累计总收入比例（2009—2016年）。

4. 控制变量

健康需要主要包括如下变量：常住人口数量。考虑我国农村地区老龄化趋势高于城市地区这一特征，农村地区居民一定程度上具有更高的客观健康服务需要，农村地区医疗卫生服务体系供给能力相对有限，本书将样本社区/乡镇的城乡二分类变量作为控制变量。资源禀赋主要包括如下变量：基层机构总收入、财政补助收入、每千人医务人员数量和高级职称医务人员占比，县区人均国民生产总值。制度安排和政策供给主要包括如下变量：外部特征包括医院—基层机构合作关系、上级医院竞争等。通过医联体或医共体建设与否判断区域内部医疗机构合作网络，即基层机构—医院间的合作关系。既有研究已经表明社会资本办医表现出了提高卫生服务可及性、质量和效率的潜质，但私立部门并不像既往研究指出的效率更高、更可承受或者医疗上更加有效，[1] 本章采用每十万人均公立医院和私立医院数量反映基层机构和医院间的竞争关系。财政补助收入方面则主要包括了财政补助收入占基层机构总收入的比例。机构内部特征主要包括了奖励性绩效工资占工资收入的比例等。综上所述，机构层面的控制变量包括：①2009—2016 年累计人均机构总收入和财政补助收入；②乡镇或社区的常住人口数量；③城乡二分类变量：基层机构分为乡镇卫生院和社区卫生服务中心；④使用 2017 年度医联体、医共体等服务合作网络机制的成立与否代表潜在的上级医院—基层机构合作关系；⑤每千人医务人员和每千人具有高级技术职称的医务人员人数；⑥具有高级技术职称的医务人员比例；⑦机构薪资总额中绩效工资比例。县区层面的控制变量包括：①人均国内生产总值；②每 10 万人中公立医院和私立医院的平均数量以描述基层机构与上级医院间基本医疗卫生服务供给的竞争强度（见表 6-1）。

---

① Sekhri N. , et al. , "Public-private Integrated Partnerships Demonstrate the Potential to Improve Health Care Access, Quality, and Efficiency", *Health Affairs*, Vol. 30, No. 8, Aug 2011.

表 6-1   变量说明

变量	变量解释
Service Scope：服务供给范围	基层机构服务供给项目数量（2017 年）
PCDGS：累计财政补助投入占比（%）	2009—2016 年，基层机构累计财政补助占基层机构累计总收入的比例
PercapitaCFR：人均累计机构总收入	基层机构层面累计总收入（2009—2016 年）/基层机构所在地常住人口（2017 年）（单位：千元/人）
PercapitaCDGS：人均累计机构财政补助收入	基层机构层面累计财政补助收入（2009—2016 年）/基层机构所在地常住人口（2017 年）（单位：千元/人）
PercapitaGDP：人均 GDP	县区层面人均国民生产总值（2017 年）（单位：万元/人）
Pubhospitalave：人均公立医院数量	县区层面每十万人口人均公立医院数量（2017 年）
Privchospitalave：人均私立医院数量	县区层面每十万人口人均私立医院数量（2017 年）
Res：常住人口数量	机构所在地常住人口数量（2017 年）
Type：机构类型	机构类型：1＝乡镇卫生院，2＝社区卫生服务中心（2017 年）
IDS：医联体/医共体	基层机构是否参与建设医联体/医共体等：1＝是，2＝否（2017 年）
MedStaff：人力资源	每千人医护人员数量（2017 年）
MedStaffHighlevel：高级职称人力资源	每千人高级职称医护人员数量（2017 年）
Highlevelstaff（%）：高级职称占比	每千人高级职称医护人员数量/每千人医护人员数量（2017 年）
PBS：绩效工资占比	绩效工资占总收入的比例（2017 年）

5. 统计学分析

本书根据相应的因变量和自变量数据类型选取相应的回归模型，如广义线性回归模型、定序 logit 回归模型、logistics 回归模型等。为了检验相关变量对核心结局变量的非线性影响，研究有必要增加相应的平方项对研究假设中的倒"U"形曲线关系进行检验。首先，根据居民消费物价指数，将 2009—2015 年的财政补助投入和机构总收入调整至 2016 年的物价水平。其次，本书检验了各变量的正态分布与否、以选择相应的回归分析模型。Poisson 回归模型用于检验累计财政补助投入占比与基层机构服务范围之间的关联（基本公共卫生服务项目得分正态分布的 Shapiro-Wilk 检验：P<0.001）。其次，根据服务范围得分的四分位数，将基层机构分为四组进行比较。再次，有限的县区样本数量（<50）可能导致两水平回归模型的二级标准误差估计的偏差，[1][2] 本研究使用普通最小二乘回归模型来检验基层机构累计财政投入占累计总收入的比例与基层机构服务供给项目数量之间的关系，以方差膨胀因子（VIF>10）评估变量间的多重共线性。在这一步中，本书将所有自变量和控制变量添加到普通最小二乘回归模型中，基于方差膨胀因子的估计值，我们在回归方程中排除了 2009—2016 年人均财政补助变量（VIF=13.0）。同时，为了减少遗漏变量的偏差，我们执行了 Ramsey's 回归方程设定误差检验，[3] 回归方程结果（F=2.88，P=0.038）表示应将累计财政补助投入占比的二次项添加到回归模型中，无论是否会导致变量间的多重共线性问题。[4] 最后，通过 Lind 和 Mehlum 提出的方法验证倒"U"形曲线关系的假设。[5] 所有统计分析过程使用 Stata 14.0 进行，显著性水平设定：α=0.05。

　　如表 6-2 所示，在 469 家基层机构中，332 个（70.8%）机构为乡镇卫生院。2017 年，共有 362 家机构（77.2%）参与了医共体。在 469 家机构中，基层机构累计财政补助投入占累计总收入的比例为 48.2%。年度财政补助投入占机构总收入的比例从 2009 年的 26.5% 增加到 2016 年的 50.5%。在第二个服务范围得分分组中，基层机构报告了 2009—2016 年财政补助投入占机构总收入的比例最高（2010 年除外）。描述性分析表明：累计财政投入与服务范围之间的关联可能是非线性的。累

　　① Maas M., Hox J., "Sufficient Sample Sizes for Multilevel Modeling", *Methodology*, Vol. 1, No. 3, Jan 2005.

　　② Bell B. A., et al., "Cluster Size in Multilevel Models: The Impact of Sparse Data Structures on Point and Interval Estimates in Two-level Models", *JSM Proceedings*, *Section on Survey Research Methods*, Jan 2008.

　　③ Ramsey J. B., "Tests for Specification Errors in Classical Linear Least-squares Regression Analysis", *Journal of the Royal Statistical Society*: *Series B* (*Methodological*), Vol. 31, No. 2, Jul 1969.

　　④ O'brien R. M., "A Caution Regarding Rules of Thumb for Variance Inflation Factors", *Quality & Quantity*, Vol. 41, No. 5, Mar 2007.

　　⑤ Roncarolo F., et al., "What Do We Know about the Needs and Challenges of Health Systems? A Scoping Review of the International Literature", *BMC Health Services Research*, Vol. 17, No. 1, Sep 2017.

表6-2　基层机构和县区特征在不同基层机构服务项目供给分组间的比较（2017年）

变量	全部 N=469	四等分（1）N=130	四等分（2）N=125	四等分（3）N=98	四等分（4）N=116	P值
PCDGS（%）	47.3 (35.4, 58.9)	42.8 (34.0, 57.9)	52.2 (37.0, 63.1)	48.8 (33.9, 57.4)	47.3 (39.7, 54.9)	0.09
Proportion（%）2016	50.5 (17.6)	50.1 (19.6)	53.1 (18.9)	51.1 (16.4)	47.8 (14.4)	0.13
Proportion（%）2015	47.5 (35.4, 58.9)	43.1 (33.2, 57.9)	52.6 (37.0, 63.1)	49.0 (34.0, 57.4)	47.6 (40.1, 54.9)	0.08
Proportion（%）2014	43.3 (34.3, 54.0)	41.2 (34.0, 53.5)	46.4 (36.5, 60.3)	43.1 (33.2, 54.5)	43 (34.3, 50.9)	0.07
Proportion（%）2013	44.2 (34.7, 53.8)	44.8 (37.8, 52.8)	48.4 (39.0, 56.8)	43.6 (30.9, 53.0)	39.5 (32.0, 50.5)	<0.001
Proportion（%）2012	43.7 (35.0, 55.6)	44.5 (35.8, 56.0)	48.0 (37.2, 58.5)	43.2 (32.9, 55.1)	40.6 (33.9, 49.9)	0.003
Proportion（%）2011	44.8 (35.5, 56.6)	44.2 (34.3, 56.0)	49.3 (40.5, 61.3)	44.4 (35.0, 54.8)	43.7 (32.7, 53.2)	0.012
Proportion（%）2010	31.2 (23.0, 43.5)	33.7 (24.6, 44.3)	32.0 (23.1, 44.6)	30.4 (20.4, 42.3)	29.9 (22.3, 41.7)	0.38
Proportion（%）2009	26.5 (15.0, 38.8)	29.6 (18.2, 43.7)	32.1 (17.7, 41.0)	24.4 (14.9, 35.0)	19.9 (12.5, 34.5)	<0.001
PercapitaCFR	28.1 (19.8, 41.5)	22.6 (16.4, 33.7)	32.8 (19.7, 47.1)	26.6 (19.8, 37.5)	31.4 (24.8, 48.0)	<0.001
PercapitaCDGS	13.3 (8.4, 21.4)	10.4 (7.1, 16.2)	15.7 (8.4, 27.0)	13.8 (7.9, 18.7)	15.2 (10.9, 21.4)	<0.001
PercapitaGDP	5.9 (3.4, 11.4)	11.4 (3.7, 11.4)	7.8 (3.3, 11.4)	3.6 (3.2, 9.8)	3.7 (3.4, 8.9)	<0.001
Pubhospitalave	0.6 (0.4, 1.7)	0.5 (0.3, 0.8)	0.6 (0.3, 1.6)	0.6 (0.5, 2.0)	0.8 (0.6, 2.8)	<0.001

续表

变量	全部 N=469	四等分（1）N=130	四等分（2）N=125	四等分（3）N=98	四等分（4）N=116	P值
Prihospitalave	1.3 (0.6, 2.3)	0.9 (0.4, 2.3)	1.6 (0.4, 2.4)	1.4 (0.9, 2.3)	1.4 (0.9, 2.3)	0.02
Res	21.6 (12.3, 36.9)	18.9 (10.3, 30.6)	16.4 (9.3, 27.4)	24.4 (16.8, 37.9)	30.0 (18.7, 47.9)	<0.001
Type THC	332 (70.8)	60 (46.2)	84 (67.2)	82 (83.7)	106 (91.4)	<0.001
CHC	137 (29.2)	70 (53.8)	41 (32.8)	16 (16.3)	10 (8.6)	
IDS Yes	362 (77.2)	105 (81.4)	96 (77.4)	71 (74.0)	90 (82.8)	0.62
No	103 (22.8)	24 (18.6)	28 (22.6)	25 (26.0)	26 (17.2)	
Medstaff	1.4 (12.3, 2.1)	0.9 (10.3, 1.6)	1.5 (9.3, 2.2)	1.4 (16.8, 2.0)	1.7 (18.7, 2.2)	<0.001
MedStaffHighlevel	0 (0, 0.05)	0 (0, 0.07)	0 (0, 0.05)	0 (0, 0.04)	0.02 (0, 0.05)	0.004
Highlevelstaff（%）	0.07 (0.04, 0.11)	0.09 (0.06, 0.13)	0.07 (0.04, 0.15)	0.05 (0.03, 0.09)	0.06 (0.03, 0.11)	0.16
PBS	39.5 (30.0, 50.0)	40.0 (30.0, 50.0)	39.0 (30.0, 50.0)	30.0 (25.0, 50.0)	35.0 (30.0, 60.0)	0.12

注：连续性变量报告了中位数（25%的百分位值，75%的百分位值），proportion（%）2016报告了均数（标准差）；分类变量报告了数量（列百分比）。

计人均机构总收入（P<0.001），累计人均财政补助投入（P<0.001），人均国内生产总值（P<0.001）和每十万人口公立医院数量（P<0.001）和每十万人口私人医院数量（P=0.02），常住人口数量（P<0.001），机构类型（P<0.001），每千人口医务人员数量（P<0.001）和具有高级技术的医务人员数量（P=0.004）变量差异在不同基层机构服务项目数量分组间具有统计学意义。在不同基层机构服务供给项目数量分组间，医共体等服务合作网络参与、高级职称医务人员比例和绩效工资比例差异无统计学意义。

如表6-3所示，本书使用普通最小二乘回归模型来估计基层机构累计财政补助占比与基层机构服务项目数量之间的关系。本研究分别使用泊松回归模型和普通最小二乘回归模型探讨了基层机构累计财政补助占比与基本公共卫生和医疗服务范围之间的关联，变量约解释了基本医疗卫生服务项目供给差异的44.5%，基本医疗服务范围差异的39.8%。在模型1中，基层机构累计财政补助占比线性项的系数为正且显著（β=16.52，P=0.034），基层机构累计财政补助占比平方项的系数为负且显著（β=-19.44，P=0.009），支持该假设。在模型2中，对于基本公共卫生服务项目维度，基层机构累计财政补助占比线性项和平方项的系数均无显著的统计学意义。在模型3中，研究发现基层机构累计财政补助占比一次项的系数（β=17.32，P=0.014）和基层机构累计财政补助占比平方项的系数（β=-20.33，P=0.002）对服务项目数量影响显著。Sasabuchi-Lind-Mehlum检验的结果也支持倒"U"形关系的假设，其极值点分别为42.5%（P=0.023，95% CI=11.6%—51.7%）和42.6%（P=0.010，95% CI=22.4%—50.6%）。基层机构累计财政补助占比对服务供给范围的边际效应如图6-1所示。此外，累计机构总收入较高（P=0.030）或医务人员数量较多（P=0.046）的基层机构具有更多的服务项目。位于人口较少地区（P<0.001）和城市地区（P<0.001）的基层机构服务项目数量较少。当前医共体建设（P>0.05）和绩效工资比例设置（P>0.05）对基层机构服务范围的影响无显著的统计学意义。

表6-3　基层机构累计财政投入占机构总收入比例与服务供给项目数量间倒 "U" 形曲线关系的检验结果

变量	基本医疗卫生服务项目（模型1）			基本公共卫生服务项目（模型2）			基本医疗服务项目（模型3）		
	β	95% CI	P 值	β	95% CI	P 值	β	95% CI	P 值
PCDGS (%)	16.52	(1.28, 31.76)	0.034	−0.07	(−1.86, 1.72)	0.938	17.32	(3.56, 31.07)	0.014
PCDGS^2 (%)	−19.44	(−33.85, −5.02)	0.009	0.08	(−1.61, 1.77)	0.926	−20.33	(−33.34, −7.32)	0.002
PercapitaCFR	0.03	(0, 0.06)	0.074	0.00	(0, 0)	0.892	0.03	(0, 0.06)	0.030
PercapitaGDP	−0.10	(−0.25, 0.04)	0.172	0.00	(−0.02, 0.01)	0.792	−0.08	(−0.21, 0.06)	0.259
Pubhospitalave	0.30	(−0.05, 0.66)	0.093	0.01	(−0.03, 0.05)	0.638	0.19	(−0.13, 0.51)	0.244
Prihospitalave	−0.35	(−0.77, 0.07)	0.099	0.00	(−0.05, 0.04)	0.841	−0.29	(−0.67, 0.09)	0.128
Res	0.04	(0.02, 0.06)	<0.001	0.00	(0, 0)	0.892	0.04	(0.03, 0.05)	<0.001
Type（ref：THC）	−3.75	(−5.03, −2.47)	<0.001	−0.06	(−0.21, 0.09)	0.458	−3.12	(−4.27, −1.96)	<0.001
IDS（ref：Yes）	−0.35	(−1.44, 0.73)	0.520	0.00	(−0.12, 0.13)	0.969	−0.38	(−1.36, 0.60)	0.441
Medstaff	−0.60	(−1.25, 0.04)	0.067	0.00	(−0.08, 0.08)	0.985	−0.59	(−1.18, −0.01)	0.046
MedStaffHighlevel	1.70	(−7.32, 10.72)	0.710	0.06	(−0.99, 1.12)	0.908	1.08	(−7.07, 9.22)	0.794
Highlevelstaff (%)	−8.10	(−18.69, 2.49)	0.133	−0.27	(−1.55, 1)	0.676	−5.26	(−14.82, 4.30)	0.279
PBS	0.02	(−0.01, 0.04)	0.179	0	(0, 0)	0.986	0.02	(0, 0.04)	0.131
Slope at PCDGS（min）	12.84			—			13.47		
Slope at PCDGS（max）	−20.83			—			−21.75		
P*	0.022						0.010		
Fieller 95% CI	(11.6%, 51.7%)			—			(22.4%, 50.6%)		

注：模型1：F=11.29，P<0.001，Adj-R^2=44.5%；模型2：应用泊松回归分析了累计财政补助占比与基本公共卫生服务项目得分之间的关系，P=0.986；Model 3，F=9.50，P<0.001，Ajd-R^2=39.8%；*Sasabuchi-Lind-Mehlum检验结果。CI，置信区间。

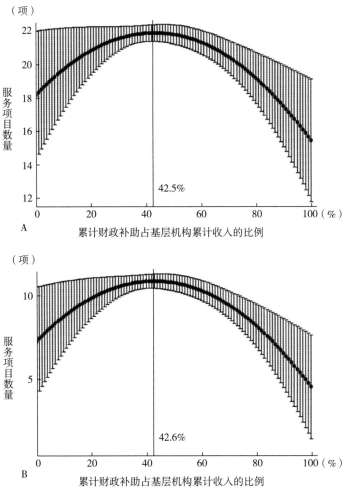

图6-1 基层机构累计财政投入占机构总收入比例
对基层机构服务供给项目数量影响的边际效应

注：曲线代表累计财政投入占比对服务项目数量的边际效应及其95%置信区间，图（A）描绘了基层机构累计财政补助占比与基层机构服务供给（基本公共卫生服务项目+基本医疗服务项目）间的关系，图（B）描绘了基层机构累计财政补助占比与基层机构服务供给间的关系；竖线代表倒"U"形曲线的极值。

第三节　基层卫生服务供给综合性与
治理效能：潜在收益

基于研究框架，基层机构服务供给失衡可能会引发区域居民服务利用、质量和费用等服务结局的差异。多重效果的改善是政府、医保、财政等多主体对基层医疗卫生服务供给体系治理效能的重要体现。在保证服务质量不变的情况下，基层机构更多的服务项目可能会提高住院患者基层机构的选择概率，降低住院患者平均住院日、次均费用和自费费用，提高补偿比。本部分以我国贵州农村地区为研究对象，在基层机构服务供给项目数量调查的基础上，结合新农合补偿数据，分析了基层机构服务项目的供给数量与居民服务利用、服务质量和费用之间的关系，为基层机构服务的均衡供给和有效治理提供参考依据。[①] 根据上述文献回顾和访谈分析，提出如下研究假设：

H6-3：基层机构服务供给范围越高，居民基层机构住院服务利用的比例越高、服务质量越高，平均住院日、住院患者次均费用和居民自费费用越低、补偿比越高。既往研究将 30 天内再入院率、急诊服务利用与否等作为评价基层机构服务供给的质量指标。[②] 根据新农合住院患者补偿数据库的数据可及性，本研究选择了住院患者 30 天内再入院率作为质量指标。具体研究假设如下：

H6-3a：基层机构服务供给范围越广，住院患者基层机构住院服务利用的比例越高；

H6-3b：基层机构服务供给范围越广，住院患者 30 天内再入院率越低；

H6-3c：基层机构服务供给范围越广，住院患者平均住院日越低；

H6-3d：基层机构服务供给范围越广，住院患者次均费用和自付费用越低；

H6-3e：基层机构服务供给范围越广，住院患者住院费用补偿比越高。

1. 数据来源

在上述研究基础上，本书抽取了贵州省的铜仁市（经济发展水平

---

① 城乡居民医保补偿数据库中的门诊服务补偿记录完整度不高，本书并未纳入门诊患者流向等指标。

② He R., et al., "Medical Service Quality, Efficiency and Cost Control Effectiveness of Upgraded Case Payment in Rural China: a Retrospective Study", *International Journal of Environmental Research and Public Health*, Vol. 15, No. 12, Dec 2018.

相对较低）和遵义市（经济发展水平相对较高）两个典型地区后，按照相同原则，在这两个地级市，分别抽取了两个农村县，收集了新型农村合作医疗住院患者补偿数据库。如表6-4所示，研究所纳入的4县区，铜仁市思南县2017年常住人口为511255人，铜仁市江口县常住人口为174400人，遵义市湄潭县常住人口为382000人，遵义市余庆县常住人口为237400人。江口县和余庆县居民的人均GDP水平相对较高，思南县和湄潭县的人均GDP水平相对较低。城镇化过程中伴随着"乡镇"改"街道"，部分乡镇卫生院改成了社区卫生服务中心，但其辖区仍然有部分农业户口居民，在实际调查过程中，4个县区共覆盖了64家基层机构，其中乡镇卫生院57家，社区卫生服务中心7家，均有效回答了关于调查问卷的条目，问卷回收有效率为100%。

2. 自变量

在第四章研究的基础上，本书以基层机构服务范围为自变量，服务范围分数根据单个机构服务供给项目累计得分计算得出，范围1—32，数字越高代表服务范围越广。

3. 控制变量

参照既往研究，本部分纳入了年龄、性别、是否贫困户、是否大病保险、是否转诊等患者特征作为控制变量。总费用作为疾病严重程度的替代变量，当结局变量是费用相关时，使用平均住院日替代疾病严重程度。[1]

表6-4　　　　　样本县区的社会经济学特征（2017年）

特征变量	铜仁市思南县	铜仁市江口县	遵义市湄潭县	遵义市余庆县
常住人口数量（人）	511255	174400	382000	237400
人均GDP（万元）	2.54	3.22	2.74	3.50
下辖乡、镇数量（个）	26	9	12	9
下辖街道（个）	3	8	3	1
下辖行政村数量（个）	489	104	119	56
辖区内公立医院数量（个）	2	3	2	13

---

[1] Zhang Y., et al., "Effects of Public Hospital Reform on Inpatient Expenditures in Rural China", *Health Economics*, Vol. 26, No. 4, Feb 2017.

续表

特征变量	铜仁市思南县	铜仁市江口县	遵义市湄潭县	遵义市余庆县
辖区内私立医院数量（个）	12	6	9	3
实际收集基层机构数量（个）	29	10	15	10

4. 结局变量

加强基层机构的服务范围本质上是为了提高居民的就医可及性和服务质量，降低居民就医负担，减缓政府医疗保险体系筹资和财政投入压力。研究从住院患者服务利用、服务质量和就医负担三个维度归纳了如下6个变量：①住院机构等级（乡级、县级、市级和省级）；②平均住院日；③30天内再入院；④次均费用；⑤自费费用；⑥补偿比。

5. 统计学分析

（1）数据清理。首先，对照国际疾病与相关健康问题统计分类代码和疾病名称，删除医疗保险补偿数据中心不匹配、重复记录、具有缺失值的补偿记录等；其次，对医保数据库中性别、年龄、住院时间、就诊机构等编码赋值；最后，通过排序、或、和等函数计算患者30天内是否再入院。

（2）统计分析。首先，我们使用卡方检验或 Fisher 精确检验、独立样本 t 检验等单因素分析方法比较不同基层机构服务范围供给数量五分位数分组下的患者医疗卫生服务利用、质量和费用之间的差异。Kruskal-Wallis 检验和 Dunn's 两两比较分析用于比较计数变量和连续性变量之间的差异。既往研究表明，如果对定序变量采用多分类因变量模型，将使统计结果因遗漏次序信息而丧失统计效力，若使用普通线性回归将定序变量视为连续变量，将导致人为的信息膨胀。因此，本书采用定序 logit 模型分析住院机构级别这一定序因变量与基层机构服务范围之间的关系。[①] 本书使用广义线性回归模型估计基层机构服务范围得分与患者住院天数、费用和补偿比之间的关联。考虑到费用变量通常是非正态分布的，广义线性模型（gamma 分布和 logit 联结方程）被用来估计不同基层机构服务供给范围分组与居民医疗卫生服务利用、质量和费

---

① Norris C. M. , et al. , "Ordinal Regression Model and the Linear Regression Model Were Superior to the Logistic Regression Models", *Journal of Clinical Epidemiology*, Vol. 59, No. 5, May 2006.

用的关联。对于基层机构服务供给范围与再入院与否的关联，本书使用
logistic 回归进行了分析。我们首先使用了普通最小二乘回归模型估计
方差膨胀因子是否大于 10 评估不同自变量之间的多重共线性，检验结
果提示不需要考虑变量间的多重共线性问题。为便于展示不同基层机构
服务范围分组对患者层面结局指标的影响，本书针对回归结果进行了边
际效应分析。即在控制其他变量的情况下，不同基层机构服务供给范围
分组的患者服务利用、质量和费用间的边际差异。① 所有统计分析均使
用 Stata 14.0 进行，显著性水平设定：α＝0.05。

　　如表 6-5 所示，超过一半（53.1%）的基层机构基本医疗卫生服务
供给不高于 20 项。如表 6-6 所示，样本地区基层机构基本医疗服务供给
和基本公共卫生服务项目供给出现了严重的失衡。样本基层机构均至少
开展 10 项及以上基本公共卫生服务项目，但超过 70% 的基层机构基本医
疗服务供给不超过 10 项。如表 6-7 和表 6-8 所示，2017 年，所纳入研究
的 4 个县共发生 299633 人次住院患者补偿记录，其中湄潭县占比为
25.1%，余庆县占比为 18.3%，江口县占比为 13.7%，思南县占比为
42.9%。四县中 65 岁以上老年人口占比均超过了 20%，分别达到了
24.7%、22.9%、21.3% 和 22.5%。各地女性人口均超过了 55%，分别达
到了 55.0%、56.7%、56.8%、61.3%。余庆县和江口县作为研究样本中
经济发展水平较高的两个县，分别有 43.4% 和 36.0% 住院患者居住地基
层机构的服务项目供给超过 22 项。江口县和思南县的贫困户比例、住院
患者转诊率显著高于湄潭县和余庆县。在住院服务就诊机构选择方面，
思南县住院患者县外住院率低于 10%，湄潭县（66.0%）和思南县
（53.5%）住院患者县级医疗卫生机构住院占比相对较高。江口县
（5.3）和思南县（5.1）住院患者的 30 天再入院率均高于湄潭县
（3.5）和余庆县（4.0）。四县区住院患者平均住院日、费用和医
保补偿比差异显著。同理，不同基层机构服务范围分组下的住院患者基
本情况和患者结局差异显著，结果提示：即使在同一个省份内部的不同
县区，基层机构服务供给的项目数量分布仍然是失衡的，可能导致居民

---

　　① Onukwugha E. , et al. , "A Primer on Marginal Effects—Part II: Health Services Research Applications", *Pharmacoeconomics*, Vol. 33, No. 2, Feb 2015.

住院服务利用、质量和费用的差异（见表6-9和表6-10）。

表6-5 样本县区基层机构基本医疗卫生服务供给数量分布（2017年）

供给范围得分（分）	频数	占比（%）	累计百分比（%）
13	1	1.6	1.6
15	1	1.6	3.1
16	6	9.4	12.5
17	7	10.9	23.4
18	3	4.7	28.1
19	7	10.9	39.1
20	9	14.1	53.1
21	9	14.1	67.2
22	9	14.1	81.3
23	6	9.4	90.6
25	1	1.6	92.2
26	4	6.3	98.4
27	1	1.6	100.0

表6-6 样本县区基层机构基本公共卫生和
医疗服务供给数量分布（2017年）

基本公共卫生服务供给范围得分（分）	频数	占比（%）	累计百分比（%）
10	6	9.4	9.4
11	29	45.3	54.7
12	29	45.3	100.0
基本医疗服务供给范围得分（分）	频数	占比（%）	累计百分比（%）
3	2	3.1	3.1
5	5	7.8	10.9
6	8	12.5	23.4
7	3	4.7	28.1
8	12	18.8	46.9
9	8	12.5	59.4
10	9	14.1	73.4
11	10	15.6	89.1
12	1	1.6	90.6
13	1	1.6	92.2
14	4	6.3	98.4
15	1	1.6	100.0

表6-7 不同样本县区住院患者基本特征（2017年）

变量	整体	湄潭县	余庆县	江口县	思南县
总体	299633（100.0）	75202（25.1）	54939（18.3）	40903（13.7）	128589（42.9）
年龄（岁）					
≤17	56322（18.8）	15065（20.0）	12154（22.1）	8894（21.7）	20209（15.7）
18—29	33030（11.0）	9814（13.1）	5363（9.8）	5273（12.9）	12580（9.8）
30—44	49123（16.4）	10612（14.1）	8868（16.1）	6946（17.0）	22697（17.7）
45—64	92353（30.8）	21169（28.1）	15976（29.1）	11092（27.1）	44116（34.3）
≥65	68805（23.0）	1542（24.7）	12578（22.9）	8698（21.3）	28987（22.5）
性别（%）					
男	125103（41.8）	33868（45.0）	23785（43.3）	17660（43.2）	49790（38.7）
女	174530（58.2）	41334（55.0）	31154（56.7）	23243（56.8）	78799（61.3）
机构服务范围分组（%）					
区间1（<18）	58636（19.6）	3548（4.7）	4090（7.4）	16429（40.1）	34569（26.9）
区间2（18—20）	50539（16.9）	15463（20.6）	8898（16.2）	0（0）	26178（20.4）

续表

变量	整体	湄潭县	余庆县	江口县	思南县
区间 3（20—21）	81332（27.1）	30296（40.3）	11258（20.5）	9756（23.9）	30022（23.3）
区间（22）	39637（13.2）	13750（18.3）	6858（12.5）	0（0）	19029（14.8）
区间 5（>22）	69489（23.2）	12145（16.1）	23835（43.4）	14718（36.0）	18791（14.6）
贫困户（%）					
是	40696（13.6）	6159（8.2）	4791（8.7）	10421（25.5）	19325（15.0）
否	258937（86.4）	69043（91.8）	50148（91.3）	30482（74.5）	109264（85.0）
是否转诊（%）					
是	18424（6.2）	1534（2.0）	1046（1.9）	3624（8.9）	12220（9.5）
否	281209（93.9）	73668（98.0）	53893（98.1）	37279（91.1）	116369（90.5）
大病保险（%）					
是	18551（6.2）	5144（6.8）	3970（7.2）	2657（6.5）	6780（5.3）
否	281082（93.8）	70058（93.2）	50969（92.8）	38246（93.5）	121809（94.7）

注：平均住院日、次均总费用、自费费用、补偿比均为非正态分布，但既往研究多选择对住院日进行平均值计算。

表6-8　不同样本县区住院患者结局指标（2017 年）

变量	整体	湄潭县	余庆县	江口县	思南县
整体	299633（100.0）	75202（25.1）	54939（18.3）	40903（13.7）	128589（42.9）
机构级别（%）					
乡级	99188（33.1）	17915（23.8）	25319（46.1）	6490（15.9）	49464（38.5）
县级	168266（56.2）	49647（66.0）	23464（42.7）	26303（64.3）	68852（53.5）
市级	16026（5.4）	2842（3.8）	1675（3.0）	6190（15.1）	5319（4.1）
省级	16153（5.3）	4798（6.4）	4481（8.2）	1920（4.7）	4954（3.9）
30天内再入院（%）					
是	13522（4.5）	2612（3.5）	2187（4.0）	2615（5.3）	6558（5.1）
否	286111（95.5）	75202（96.5）	52752（96.0）	38738（94.7）	128589（94.9）
住院天数	6（4，8）	6（4，8）	6（4，8）	6（5，9）	5（3，8）
平均住院日	7.6±12.9	7.6±12.0	7.6±12.4	8.4±10.5	7.3±14.1
费用（单位：元）					
次均总费用	1688.9 （914.8，3466.6）	1189.3 （519.9，2630.3）	1564.0 （865.7，3225.0）	2145.1 （1154.7，4215.5）	1876.3 （1112.9，3667.2）
次均自费费用	571 （238.5，1196.0）	373.2 （72.0，870.1）	395.9 （183.5，933.5）	696.8 （392.5，1380.5）	712.9 （348.4，1388.1）
补偿比（%）	66.0±40.3	70.8±25.0	70.5±23.2	64.2±19.0	61.8±55.0

注：住院天数报告了中位数（25%的百分位值，75%的百分位值）。

表6-9　不同基层机构服务范围分组下的住院患者基本特征（2017年）

变量	整体	服务范围					P值
		区间1	区间2	区间3	区间4	区间5	
总体	299633 (100.0)	58636 (19.6)	50539 (16.9)	81332 (27.1)	39637 (13.2)	69489 (23.2)	
年龄（岁）							<0.001
≤17	56322 (18.8)	10616 (18.1)	8681 (17.2)	15425 (19.0)	6616 (16.7)	14984 (21.6)	
18—29	33030 (11.0)	6415 (10.9)	5362 (10.6)	9341 (11.5)	4356 (11.0)	7556 (10.9)	
30—44	49123 (16.4)	10099 (17.2)	8425 (16.7)	13255 (16.3)	6381 (16.1)	10963 (15.8)	
45—64	92353 (30.8)	18578 (31.7)	16319 (32.3)	24969 (30.7)	12571 (31.7)	19916 (28.7)	
≥65	68805 (23.0)	12928 (22.1)	11752 (23.2)	18342 (22.5)	9713 (24.5)	16070 (23.0)	
性别（%）							<0.001
男	125103 (41.8)	23564 (40.2)	20889 (41.3)	33850 (41.6)	16764 (42.3)	30036 (43.2)	
女	174530 (58.2)	35072 (59.8)	29650 (58.7)	47482 (58.4)	22873 (57.7)	39453 (56.8)	
贫困户（%）							<0.001
是	40696 (13.6)	9528 (16.2)	5427 (10.7)	10705 (13.2)	5332 (13.5)	9704 (14.0)	
否	258937 (86.4)	49108 (83.8)	45112 (89.3)	70,627 (86.8)	34305 (86.5)	59785 (86.0)	
是否转诊（%）							<0.001
是	18424 (6.2)	4815 (8.2)	2948 (5.8)	4588 (5.6)	2231 (5.6)	3842 (5.5)	
否	281209 (93.8)	53821 (91.8)	47591 (94.2)	76744 (94.4)	37406 (94.4)	65647 (94.5)	
大病保险（%）							<0.001
是	18551 (6.2)	3444 (5.9)	3058 (6.1)	5145 (6.3)	2452 (6.2)	4452 (6.4)	
否	281082 (93.8)	55192 (94.1)	47481 (93.9)	76187 (93.7)	37185 (93.8)	65037 (93.6)	

表6-10 不同基层机构服务范围分组下的住院患者结局指标（2017年）

变量		服务范围					P值
		区间1	区间2	区间3	区间4	区间5	
机构级别（%）	乡级	17546 (29.9)	14757 (29.2)	24244 (29.8)	12757 (32.2)	29884 (43.0)	<0.001
	县级	34083 (58.1)	31065 (61.5)	48864 (60.1)	22919 (57.8)	31335 (45.1)	
	市级	4141 (7.1)	1937 (3.8)	3763 (4.6)	1775 (4.5)	4410 (6.3)	
	省级	2866 (4.9)	2780 (5.5)	4461 (5.5)	2186 (5.5)	3860 (5.6)	
30天内再入院	是	2893 (4.9)	2267 (4.5)	3560 (4.4)	1763 (4.4)	3039 (4.4)	<0.001
	否	58636 (95.1)	50539 (95.5)	81332 (95.6)	39637 (95.6)	69489 (95.6)	
次均住院天数		6 (4, 8)	5 (3, 8)	6 (4, 8)	5 (4, 8)	6 (4, 8)	<0.001
平均住院日		7.8±13.7	7.3±14.0	7.3±11.7	7.4±12.2	7.8±12.9	<0.001
次均总费用		1873.1 (1066.0, 3754.1)	1652.5 (892.5, 3344.7)	1617.5 (857.0, 3388.8)	1610.4 (869.5, 3311.8)	1684.5 (920.2, 3460.5)	<0.001
次均自费费用		663.8 (317.4, 1330.8)	559.7 (231, 1177.7)	540.7 (217.3, 1169.9)	534.7 (221.4, 1153)	545.9 (227, 1144.5)	<0.001
补偿比（%）		63.6±17.9	66.1±39.0	66.8±64.8	66.6±21.2	66.6±21.2	<0.001

本章衡量了当前我国基层机构的服务供给范围的现状，并对基层机构服务供给不同维度的失衡进行了比较分析，这与既往研究多关注于基层机构医务人员服务供给意愿或单病种服务供给的研究有所区别。研究结果表明，当前我国的基层机构医疗卫生服务供给范围存在康复、精神卫生、安宁疗护等多重服务供给的"结构性短板"，外科、儿科、妇科、产科、远程医疗、家庭医生、中医、急诊、安宁疗护、医学影像服务供给项目存在巨大的城乡差异，外科、儿科、妇科、产科、远程医疗、中医、急诊、安宁疗护、小手术的麻醉、医学影像服务供给项目存在巨大的东中西区域差异。相关假设检验结果如表 6-11 所示。

表 6-11　　　　　　　　　　假设检验结果汇总

假设	描述	实证结果
H6-1a	一定的支付能力下，人口规模越大，基层机构服务供给范围越大，即项目越多	支持
H6-1b	一定的人口规模下，客观支付能力越高，基层机构服务供给范围越大，即项目越多	不支持
H6-2a	财政补助占基层机构总收入比例与基层机构供给项目数量呈倒"U"形关系	支持
H6-2b	区域内部人均公立医院和私立医院的数量越多，基层机构服务供给的范围越小	不支持
H6-3a	基层机构服务供给范围越广，患者基层机构住院服务利用的比例越高	支持
H6-3b	基层机构服务供给范围越广，住院患者 30 天内再入院率越低	支持
H6-3c	基层机构服务供给范围越广，住院患者平均住院日越低	部分支持
H6-3d	基层机构服务供给范围越广，住院患者次均费用和自付费用越低	支持
H6-3e	基层机构服务供给范围越广，住院患者住院费用补偿比越高	支持

　　根据文献回顾，本书是首个探索基层机构财政补助收入占比与基层机构服务供给范围间关系的研究。研究结果表明，基层机构财政补助收入占机构总收入的比例从 2009 年的 26.5% 上升到 2016 年的 50.5%，基层机构服务供给范围与财政补助占机构总收入比例并非线性关系，在财政补助收入占比较低时，财政补助收入占比的增加与基层机构服务范围的扩大有关，财政补助收入的比例超过 42.5% 后，基层机构服务范围

可能会缩小；在基本医疗服务供给方面，这一转折点是 42.6%。此外，财政补助收入占比与基层机构基本公共卫生服务范围间的关联分析统计学意义并不显著。研究结果提示，虽然财政补助较好地促进了基本公共卫生服务项目的均等化，但基层机构财政补助投入占机构总收入比例过高可能与基本医疗服务供给范围的缩小有关，可能导致基层机构医疗卫生服务利用的不充分和人员激励结构的扭曲。研究结果提示当前的薪酬分配制度和医联体建设对基层机构服务项目开展数量尚无显著影响；当前的财政补助投入体系仍有进一步的改善空间，不恰当的财政补助方式可能会阻碍基层机构服务供给的开展。该结果同时表明既往政府对于基层机构财政资源投入不足的现象已经大幅改善，未来改革应鼓励基层机构提供更广泛的基本医疗服务，如通过基于绩效的筹资体系明确基层机构的服务范围和战略性购买以实现资源更加有效的分配。

第一，抽样地区的基层机构累计财政补助投入占机构总收入比重为 50.5%，高于全国农村地区基层机构 2017 年同期水平的 37% 和城市地区基层机构 2017 年同期水平的 45%。[①] 基层机构所在乡镇（街道）覆盖更多常住人口的基层机构开展了更多的服务项目；与社区卫生服务中心相比，乡镇卫生院提供了更多的服务。这表明较小的服务范围在人口较少的机构或城市地区的基层机构中更为普遍。研究结果与加拿大安大略省乡村医生从事更广泛临床服务项目范围的现象一致。[②] 同时，一项研究表明美国城市地区的小型、营利性医院面临着巨大的市场竞争，有限的机构收入可能会降低机构的规模经济效应和服务供给综合性，而且，来自美国人口稠密地区的医疗服务提供者经常面临争抢有保险者的激烈竞争，医疗机构特定的服务项目关闭主要集中在农村地区。[③④] 因此，在人口较少的地方应该通过多种手段加强特定服务的可及性。此

---

① Ma X., et al., "Realigning the Incentive System for China's Primary Healthcare Providers", *BMJ*, Vol. 365, Jun 2019.

② Wenghofer E. F., et al., "Geographic Variation in FP and GP Scope of Practice in Ontario: Comparative Provincial Study", *Canadian Family Physician*, Vol. 64, No. 6, Feb 2018.

③ Kozhimannil K. B., et al., "Association between Loss of Hospital-based Obstetric Services and Birth Outcomes in Rural Counties in the United States", *JAMA*, Vol. 319, No. 12, Mar 2018.

④ Hung P., et al., "Access to Obstetric Services in Rural Counties Still Declining, with 9 Percent Losing Services, 2004-14", *Health Affairs*, Vol. 36, No. 9, Sep 2017.

外，高级技术职称的医务人员比例与基层机构的服务范围无关。结果表明，基层机构的服务范围可能更多地和人力资源以外的工作环境及其他要素相关。本研究并未发现公立医院和私立医院的密集程度可能会导致基层机构服务范围的缩小。

第二，目前的结果不支持基层机构累计财政补助占比与基本公共卫生服务项目数量间倒"U"形关系的假设。这可能与持续稳定增长的财政补助提高了基层机构收入的稳定性有关，而收入的稳定性促进了基本公共卫生服务项目的开展。[1] 既往研究表明，将服务范围从基本医疗服务扩展到基本公共卫生服务项目的医生提供医疗服务的时间可能会减少，降低基本医疗卫生服务供给的多样性。[2] 鉴于基本公共卫生服务由财政直接补助，基层机构并没有获得政府关于基本医疗服务的补偿，特别是在服务价格仍然较低的情况下，部分基层机构停止了高风险或低利润医疗服务项目的提供。面对持续的基本公共卫生服务项目考核，基层机构把基本公共卫生服务项目作为优先事项。一项针对村卫生室的研究表明，机构关于基本公共卫生和基本医疗卫生服务界限的模糊性对医疗体系的绩效产生了负面影响。[3] 考核行为可能会诱发基层机构更注重于基本公共卫生服务项目的供给。因为缺乏竞争与"自我惩罚机制"、信息不对称等原因，中央政府只能在全国范围内出台相应的指导意见，同时地方政府则被动"模仿"比较多。以基本公共卫生服务项目为例，中央政府受限于自身信息的不对称和财力，出台了"基本公共卫生服务目录"这一行政目录，这意味着满足相应服务提供能力或其他要求的服务项目才能够进入基本公共卫生服务财政资金补助目录。在此情况下，政府却对基本医疗卫生需要无法进行准确判断，也无法决定何种财

① Augustine M. R. , et al. , "Patient-reported Access in the Patient-centered Medical Home and Avoidable Hospitalizations: An Observational Analysis of the Veterans Health Administration", *Journal of General Internal Medicine*, Vol. 34, No. 8, Jan 2019.

② Liu S. , et al. , "Caesarean Section Rate and Cost Control Effectiveness of Case Payment Reform in the New Cooperative Medical Scheme for Delivery: Evidence from Xi County, China", *BMC Pregnancy and Childbirth*, Vol. 18, No. 1, Mar 2018.

③ Müller A. , "Institutional Ambiguity in Primary and Preventive Care: Reforming Village Health Services in 21st Century China", *Journal of Contemporary China*, Vol. 28, No. 119, Sep 2019.

政投入方式有利于基层机构基本医疗服务的均衡供给。反反复复的政策试点和典型案例推广改革过程增加了行政管理等方面的成本。县区政府往往受限于财政能力或自身政绩发展的偏好和导向，并不愿意将财政收入投入基层机构，出现了相应的财政投入模糊区域。

第三，基层机构服务均衡供给涉及政府治理模式改革、制度安排和政策供给等众多方面。既往研究指出了我国基层机构服务供给失衡主要由政府有限财力困境引发，但是即使财政能力较为充足的县乡政府，基层机构服务供给也出现了失衡现象，与居民健康需要满足出现了错位。[1] 其深层次原因在于我国传统的政绩考核制度背景下，各级政府往往将充分的财力用于有利于出现"快速经济增长效果"的大型基建工程项目等，较少地将充足财力运用在医疗卫生等公共产品供给上。当下的资源错配和财政投入的不匹配，仅仅是造成基层机构服务供给失衡的直接原因，上下级政府之间的"激励不相容"才可能是根本原因。因此，基层机构服务的均衡供给更需要从宏观层面的制度安排和政策供给的视角，确保供方、需方和供给环境三方的政策协同，构建一个能够有效促进基层机构服务均衡供给的长效机制。研究发现累计财政补助占比达到42.5%的极值时，服务范围开始缩小，特别是基本医疗服务。该值远低于样本基层机构财政补助的占比水平，指示政府对于医疗卫生财政投入的资源效率不理想，导致医疗卫生系统绩效不高。一种可能的原因是医务人员服务积极性降低、工作满意度降低。[2] 不适当的财政补助导致了特定医疗服务项目的停止，即使部分项目对于区域健康需要的满足是必要的。另一种可能的原因是，财政补助占比较高的基层机构提供了更多的基本公共卫生服务项目，但其代价是基本医疗服务的供给减少、机构收入下降。[3] 因此，其他配套政策亟须从不同区域医务人员的

① Li X., et al., "The Primary Health-care System in China", *The Lancet*, Vol. 390, No. 10112, Dec 2017.

② Lowe R. A., et al., "Association between Primary Care Practice Characteristics and Emergency Department Use in a Medicaid Managed Care Organization", *Medical Care*, Vol. 356, No. 16, Feb 2005.

③ Bitton A., "The Necessary Return of Comprehensive Primary Health Care", *Health Services Research*, Vol. 53, No. 4, Aug 2018.

自身意愿和职业发展出发。[①] 有研究指出，自治能够更好地促进基层机构服务供给与当地居民健康需要的相适应。[②] "动钱"带来的"均匀"发展可能会持续增加财政负担，引发新一轮的区域失衡，未来的改革需要进一步调整财政补助的投入方式和内部激励结构，促进基层机构服务的均衡供给和体系效率的提高。

基层机构服务供给失衡治理本质上是以更低成本的投入满足居民的基本健康需要。本章一方面揭示了不同基层机构服务供给状态下居民住院服务利用、质量和费用方面存在的巨大差异，结果提示改善我国基层机构服务供给失衡的潜在收益。研究结果从另一方面也验证了基层机构医疗卫生服务范围测量工具的可操作性和适用性，该指标体系未来也应纳入服务连续性、质量等指标进一步开发基于价值导向的基层机构服务供给测量工具。

首先，更高基层机构服务供给范围覆盖区域的住院患者具有更高的可能性去利用基层机构提供的住院服务。研究结果提示提高基层机构的服务供给范围有助于将患者"下沉"，减少县级、市级和省级医院医疗卫生的服务利用。该研究结果可能与基层机构服务更高的住院补偿比例等政策有关，更低的价格水平可能对支付能力较差的居民更具有吸引力。此外，提高基层机构的服务范围也可能有助于提高服务的连续性，降低不必要的住院服务。[③] 研究结果与既往英国和美国部分研究结果相似，即提高基本医疗卫生服务的可及性和服务供给时长、扩大基层机构护士的执业范围有助于减少不必要的住院服务。[④] 美国的研究表明，家庭医生服务综合性与 Medicare 参保者更低的服务利用和费用轻度相

① Ma X. , et al. , "Realigning the Incentive System for China's Primary Healthcare Providers", *BMJ*, Vol. 365, Jun 2019.

② Dower C. , et al. , "It Is Time to Restructure Health Professions Scope-of-practice Regulations to Remove Barriers to Care", *Health Affairs*, Vol. 32, No. 11, Nov 2013.

③ Bazemore A. , et al. , "Higher Primary Care Physician Continuity is Associated with Lower Costs and Hospitalizations", *The Annals of Family Medicine*, Vol. 16, No. 6, Nov 2018.

④ Barnes H. , et al. , "Rural and Nonrural Primary Care Physician Practices Increasingly Rely on Nurse Practitioners", *Health Affairs*, Vol. 37, No. 6, Jun 2018.

关,[1] 移除护士执业范围的法律阻碍有利于提高基层医疗卫生服务人力资源的整体服务能力,但是各州政策存在较大差异,也出现了一些阻碍因素。[2]

其次,本书计算的2017年贵州农村地区居民4.5%的30天内再入院率,高于既往一项研究针对2012年贵州仁怀县农村居民30天内再入院率(3.3%)的分析结果。[3] 同时,提高基层机构的服务范围有助于降低居民的30天内再入院率,作为衡量医疗服务质量的典型指标,30天内再入院率降低的结果表示提高基层机构的服务范围并不会导致服务质量降低。并且,服务规模小的乡镇卫生院可能受限于自身的诊断服务能力,引发更高的30天内再入院率。此外,由于医保支付方式的变化,可能会导致一些"分解"住院的情况,但受限于研究数据的可得性,本研究无法纳入该变量进行分析。因此,更有效的制度安排和政策供给亟须制定以帮助扩大基层机构的服务范围,需要加强相关的健康教育工作,让居民理解到实际服务供给过程中,基层机构的服务质量并不比县级以上机构的服务质量差,逐步改变患者偏好。

最后,本节还发现提高基层机构的服务范围有助于降低住院患者的平均住院日、住院费用和居民自费费用,补偿比的提高可能有助于提高居民的获得感。结果提示,巨大的基层机构服务供给差异意味着更多的住院费用浪费和卫生资源投入的绩效产出降低,凸显了加强当前基层机构服务供给的潜在收益。尽管医保补偿后自费费用节省200元左右对于部分患者偏好的改变能力可能有限,但是对于支付能力较差的患者,特别是贫困农村基层机构可能是至关重要的。因此,未来的制度安排和政策供给需要在保障基层机构服务供给的公益性和调动基层机构服务供给的积极性之间取得新的平衡以充分发挥基层机构首诊的优越性。

---

[1] Bazemore A., et al., "More Comprehensive Care among Family Physicians is Associated with Lower Costs and Fewer Hospitalizations", *The Annals of Family Medicine*, Vol. 13, No. 3, Jan 2015.

[2] Graves J. A., et al., "Role of Geography and Nurse Practitioner Scope-of-practice in Efforts to Expand Primary Care System Capacity", *Medical Care*, Vol. 54, No. 1, Jan 2016.

[3] 牛亚冬等:《我国七县区农村居民再入院现状分析》,《中国卫生经济》2016年第4期。

第七章

基层卫生财政制度：
政策创新与制度化

新医改以来，不同层级机构服务供给与功能定位不相符影响了基层医疗卫生相关政策的执行，基层机构实际病床利用率不高和公立医院病床"迅速"扩张的矛盾现象并存。其表现在：资源配置区域错位、政策协同不足、公立医院的剩余索取权交给了医院法人，而基层机构的剩余分配权归县区级政府管理。如何重新定义政府角色，优化基层医疗卫生财政投入和运行机制、理顺治理结构、提高医疗卫生服务体系筹资的可持续性成为亟须研究的内容。

第一节　政府财力、偏好与基层卫生财政制度

医疗卫生财政制度是"二战"后"福利国家"和"公共财政体制"的时代产物。[1] 作为影响政府行为的重要制度，各级政府间财政事权和支出责任分配是国家治理的重要一环。理论上，矫正基层医疗卫生财政投入的问题可通过事权与支出划分、转移支付等方式进行。[2] 1994年分税制改革通过"财权上移、事权下解"的逆向方式构建了具有非

---

① 刘继同：《卫生财政学概念的涵义、范围领域、基本特征与地位作用（上）》，《中国卫生经济》2008年第1期。

② 刘小勇、李齐云：《省及省以下财政分权与区域公共卫生服务供给——基于面板分位数回归的实证研究》，《财经论丛》2015年第4期。

对称性特征的体制。① 在实际执行过程中，一方面，地方政府自身利益的膨胀和外显化使地方政府财政支出并没有按照市场经济的要求及时、全面地向公共财政转型。另一方面，"财权层层上收"使贫困地方的县乡财政出现了困境：在政府间竞争激励机制的作用下，贫困县区地区的税收不足，有限的财力不得不投入经济发展中，形成了医疗卫生财政领域投入的"瓶颈"。② 2009 年《关于完善政府卫生投入政策意见》指出，政府负责其举办的乡镇卫生院、社区卫生服务中心的基本建设经费、设备购置经费、人员经费和其承担的公共卫生服务的业务经费。除按规定核定的基本建设、设备购置、人员培训和离退休人员经费等专项经费外，基层财政部门对基层机构要采取"统筹算账、综合核补"的办法核定财政补偿标准。但是，基层机构并未能够享受到医疗保险基金发展的"红利"：2009—2016 年全国新增卫生技术人员流向基层机构的仅占 17.8%；基层机构门诊和住院服务量占总服务量的比例分别从 2009 年的 62%和 28%进一步下降到了 2017 年的 54%和 18%。③

政府提供基本医疗服务主要有两种做法：一是养人、养事、养机构，政府建立隶属于政府部门的机构并雇用人员，向居民提供服务；二是不养人也不设立机构，或设立独立于政府、自求收支平衡的机构。政府向机构购买服务并向居民提供。在此过程中，信息不对称导致的"供给诱导需求"和竞争失败等问题需要更高层次的监管。"无规则地逐利是有害的，比无规则逐利更有害的是没有利益激励下发展活力和创新驱动"。④ 访谈发现，F 区政府充分运用了市场机制进行服务的有效购买，民办非营利性基层机构基本公共卫生、家庭医生签约等服务的政策待遇与公立基层机构基本相同。但是，极少数医院负责人出现了不重视基层机构的发展，单纯将其作为服务辐射范围延伸的"触角"、提高上级医院服务量的手段。访谈过程中，我们还发现了医保改革与机构发

① 刘尚希、李敏：《论政府间转移支付的分类》，《财贸经济》2006 年第 3 期。
② 张宏翔等：《财政分权、政府竞争和地方公共卫生投入》，《财政研究》2014 年第 8 期。
③ Ma X., et al., "Realigning the Incentive System for China's Primary Healthcare Providers", *BMJ*, Vol. 365, Jun 2019.
④ 陈金甫：《实施价值导向的医保战略性购买》，《健康管理》2017 年第 12 期。

展的不协同，导致医务人员的积极性不高。因此，基层机构发展过程中，要避免过度依赖政府财政投入单一方式、开展医保支付方式和薪酬支付改革，完善对基层机构多渠道的补偿机制，增强基层内生动力。

如表 7-1 所示，尽管我国政府出台了大量基层卫生人员激励机制改革的政策文件，[①] 但是基层机构人才紧缺和人才质量不高的问题与体系的长远发展仍然不相适应，基层医疗卫生财政投入领域、结构、标准未能充分适应基层机构发展的要求。主要表现：一是基层机构工资待遇低，薪酬待遇不留人。服务量小、收费标准低，薪酬水平普遍低于县级公立医院同年资医务人员，基层机构内部激励机制不完善，出现了"平均主义""等靠要"的想法和做法，受限于多方因素，基层机构的收入增长缓慢。二是基层特别是农村地区文化娱乐、教育等公共服务不足，人才向更具吸引力和更多发展空间的地区流动。三是一些地区基层绩效工资的总量核定偏低，奖励性的绩效工资占比低，收支结余的分配机制未能有效建立，机构编制内外人员"同工不同酬"。

表 7-1　　基层医疗卫生服务提供者激励机制改革的主要政策

政策	内容
《中共中央国务院关于深化医药卫生体制改革的意见》（中发〔2009〕6 号）	基层医疗卫生机构实行药品零差率销售
《关于公共卫生与基层医疗卫生事业单位实施绩效工资的指导意见》（人社部〔2009〕182 号）	公共卫生与基层医疗卫生事业单位正式工作人员实施绩效工资
《关于建立健全基层医疗卫生机构补偿机制的意见》（国办发〔2010〕62 号）	建立健全基层医疗卫生机构补偿机制
《国务院关于建立全科医生制度的指导意见》（国发〔2011〕23 号）	合理确定全科医生的劳动报酬，拓宽全科医生的职业发展路径
《"十二五"期间深化医药卫生体制改革规划暨实施方案》（国发〔2012〕11 号）	有条件的地区可适当提高奖励性绩效工资的比例，合理拉开收入差距，调动医务人员积极性
《关于巩固完善基本药物制度和基层运行新机制的意见》（国办发〔2013〕14 号）	基层医疗卫生机构在核定的收支结余中可按规定提取职工福利基金、奖励基金

---

① Ma X., et al., "Realigning the Incentive System for China's Primary Healthcare Providers", *BMJ*, Vol. 365, Jun 2019.

续表

政策	内容
《"十三五"深化医药卫生体制改革规划》（国发〔2016〕78 号）	允许突破现行事业单位工资调控水平，允许医疗服务收入扣除成本并按规定提取各项基金后主要用于人员奖励
《关于改革完善全科医生培养与使用激励机制的意见》（国办发〔2018〕3 号）	提升基层医疗卫生机构全科医生工资水平，使其工资水平与当地县区级综合医院同等条件临床医师工资水平相衔接

从实践看，我国医疗卫生财政投入体系内部子系统合理，但整体协同度却不够合理，导致子系统间出现结构性摩擦。[1] 有研究指出如果不关心公共政策的具体内容，即使制定过程正确，政策执行过程中也将出现相应的耗损。[2] 正确处理中央政府与地方政府之间的财政关系是医疗卫生财政体制改革进程中的关键问题。[3] 有研究表明：医改初期，国家、省、地市级等各级政府对于基层机构建设方面均有相关投入，但各级政府投入是否能够真正协同和长期稳定成为一个潜在问题。[4]

基本健康需要的满足依赖"基本医疗卫生"相关法律的制定与执行。[5] 如果一种公共物品的单位供给成本对于中央和地方政府是相同的，地方财政的充分参与可以减少"搭便车"行为。原因在于地方政府可以更为灵活地响应当地居民的需要，提高资源的配置效率。研究发现：如果没有有效的制度激励，中间层政府更倾向于维持辖区内各地区间的财政差异。[6] 在此背景下，基层医疗卫生财政投入的省内不平等将可能显著高于省间的不平等，基层机构长期发展的部分事权已经超越了

① 岳经纶、王春晓：《三明医改经验何以得到全国性推广？基于政策创新扩散的研究》，《广东社会科学》2017 年第 5 期。

② 陆小成：《政策执行系统耗散结构演化的方向判别与机制构建研究》，《科技管理研究》2009 年第 5 期。

③ 罗长林：《合作，竞争与推诿——中央，省级和地方间财政事权配置研究》，《经济研究》2018 年第 11 期。

④ 北京大学中国卫生发展研究中心/山东大学卫生管理与政策研究中心：《医改初期基层卫生服务体系功能和人力资源能研究》2011 年 11 月。

⑤ 岳远雷：《基本药物制度治理困境及法治化保障研究》，《中国卫生政策研究》2017 年第 12 期。

⑥ Martinez-Vazquez J., Timofeev A., "Regional-local Dimension of Russia's Fiscal Equalization", *Journal of Comparative Economics*, Vol. 36, No. 1, Feb 2008.

县区政府的事权范围所能有效提供的边界。比如，国办发〔2018〕67号一文对地方财政事权在能力建设部分第 2 条指出了地方自主实施的卫生健康人才队伍建设、重点学科发展等项目由地方财政承担支出责任。但是，基本医疗卫生服务支出责任上移的内容和结构如何具体确定并没有一个整体参考。一方面，如果地方承担应该由中央管理的社会事务可能会导致地方政府积极性缺乏和社会治理效率耗损。另一方面，如果过多的中央政府则可能抑制地方自主性，诱导不发达地区不谨慎的财政行为。[①]

　　因此，如何有效解决部分基层政府医疗卫生财力不高成为一个重大的现实问题。[②] 第一，地方政府受限于财政竞争、膨胀的政府规模、低效率的公共品供给等问题，出现了未能有效履行政府职责与规范收支等行为。有研究指出，部分地方政府在基础建设支出项目上供给过度，在教育、医疗卫生和社会保障等提升民生福祉的福利性支出上供给不足。[③] 尽管中央对部分地区的财政转移支付规模越来越大，但是单纯的专项转移支付不利于缩小地区间的财力差距。第二，医疗卫生财政的法制化缺失造成了财政资金配置低效、政府间横向与纵向恶性竞争。[④] 各级政府间未形成稳定的财政法律关系，地方政府卸责时有发生。第三，相关配套措施不健全、执行不完善也导致了相关问题的出现。比如医保基金的主要来源是政府的直接财政投入，但财政对机构的直接补助投入和医保支付方式改革未能有效协同，部分地方在医疗保险基金管理上精算不足，基层机构绩效评价体系仍有待精细化。[⑤]

[①] 李永友：《国家治理、财政改革与财政转移支付》，《地方财政研究》2016 年第 1 期。
[②] 贾俊雪等：《财政分权，政府治理结构与县级财政解困》，《管理世界》2011 年第 1 期。
[③] 龚锋、卢洪友：《公共支出结构，偏好匹配与财政分权》，《管理世界》2009 年第 1 期。
[④] 李永友：《国家治理、财政改革与财政转移支付》，《地方财政研究》2016 年第 1 期。
[⑤] 郑大喜：《深入开展卫生财政预算项目绩效管理研究的必要性》，《中国医院管理》2015 年第 10 期。

第二节 基层医疗卫生财政投入的国际比较

各国的医疗卫生改革均将提高卫生服务可及性、可负担性、服务质量、筹资的可持续性作为关键目标。[①] 尽管与发达国家的数据进行比较有助于最大化改革的"后发优势"，但世界范围内，随着综合国力的增强和经济水平的提高，广大新兴经济体的医疗卫生事业也有了突飞猛进的发展。部分国家和地区基层医疗卫生服务体系发展过程中的财政拨款体制、经费筹措、体系治理等方面各具特色。本节主要选取了典型发达国家中的英国、德国和美国、日本、澳大利亚及部分新兴经济体进行基层医疗卫生财政投入国际经验的比较分析。[②]

1978 年，《阿拉木图宣言》首次正式提出初级卫生保健的概念和意义，呼吁成员方政府根据经济、政治和社会文化实际情况为居民提供最基本的卫生保健服务。随着经济水平的发展和财政能力的提高，大多数国家和地区政府承担的具体事权不断增加。2000 年《世界卫生组织报告》出版后，服务购买逐步得到了广泛的认识，报告指出"筹集到充分的钱也是必要，但是这一步并不代表能够实现全民健康覆盖"。该观点再次强调了服务购买是资源分配和服务有效提供的重要连接点，给出

---

① 刘继同等：《"健康需要满足"是评估医疗服务质量的惟一标准》，《中国卫生经济》2007 年第 1 期。

② 一个国家的财政收入规模取决于政治、经济、社会等多种因素，各国的财政收入规模也不相同，差距较大。对于国家卫生账目的处理和统计，世界卫生组织、经济合作与发展组织对不同类型卫生支出的处理方法基本一致，卫生总支出由政府卫生总投入和私人卫生投入组成，政府总投入包括卫生财政支出（各级政府支出加总）和社会医疗保险支出。与其他国家卫生账目处理一致，我国国家卫生账目也包括所有相关部委在卫生方面的投入，而非仅仅是卫生部门的投入。我国卫生账目的分类基本符合世界卫生组织、经济合作与发展组织对国家卫生账目划分的同行做法。但是，我国的账目设计与上述分类方法有一定的区别：首先，我国政府卫生总费用由"政府预算卫生支出""社会卫生支出""居民个人卫生支出"三个项目组成，世界卫生组织、经济合作与发展组织分类中"政府卫生总投入"与我国国家卫生分类中的"政府预算卫生支出"是两个不同的账目。其次，我国国家卫生账目中"政府预算卫生支出"和"社会卫生支出"的总和并不等于经济合作与发展组织分类中的"政府卫生总投入"，"居民个人卫生支出"也和"私人卫生支出"不同。这是因为我国国家卫生分类中的"社会医疗保险支出"账目与经济合作与发展组织对社会医疗保险支出的定义并不完全对应，我国的国家卫生账目将个人医疗保险费用、农村集体经济支付的医疗费用、预算外固定资产投资等算作"社会医疗保险支出"，而根据经合组织分类，应为个人卫生费用。

了战略购买的定义，即不断寻找最好的方法、通过决定购买什么、如何购买以及从何处购买最大化服务系统的绩效。而被动购买只是遵循预算或者单纯的机构提供。其核心要素在于：①根据人群需要、偏好和价值取向、战略优先级、产出效益等确定需要购买的服务或干预；②根据服务质量、效率、公平选择合适的服务供给方；③制定服务合同和支付方式、确定购买方式。以英国为例，英国的卫生和社会服务部的战略旨在建立一个世界范围内、现代化的、有效的、高效的服务购买体系，[①] 主要方式有：通过集中于医疗产品、人均费用和非医疗费用的分类别战略购买以提高服务的可及性、通过国家卫生系统整体购买的方式提高议价能力。项目实施过程中紧紧围绕欧盟和当地的法律法案、国家卫生系统发展的长期规划。这一形式意味着：更少的竞争、充分响应服务提供者的发展需要、促进医务人员的充分参与、支持新型治疗领域研发。

美国的财政实行联邦、州、地方三级预算制度，并依据政府间事权的划分确定三级财政的支出范围。美国联邦政府的财政转移支付分为三种：专项补助、收入分享和总额拨款。专项补助以支出州和地方的特定项目为目的，一般集中用于教育、卫生等公共服务。2016 年的数据表明，卫生和医院服务财政支出包括州立大学医院的建设和运营、县卫生部门检查和市政公共卫生项目等诸多项目。总体而言，88%的卫生和医院支出由州和地方政府直接提供，剩下的 12%由联邦政府拨款给州和地方政府，各州差异极大。受"婴儿潮"老龄化影响，美国联邦医疗保险和医疗补助的规模不断扩大。一项报告指出，电子健康记录系统之间的有限互操作性阻碍整合型服务模式的有效开展，[②] 该现象与我国当下基层医疗卫生服务体系中"五花八门"的信息系统类似。与 10 个高收入国家比较发现，2016 年，美国国内生产总值的 17.8%用于卫生健康支出，其他国家该数据的范围从 9.6%—12.4%；美国卫生总费用中行政管理费用占 8%，其他地方则为 1%—3%，在 11 个国家中，美国人

---

① Government UK., Partnering with the NHS to sell goods and services, Government UK, https://www.gov.uk/guidance/partnering-with-the-nhs-to-sell-goods-and-services#innovation-and-adoption-in-nhs-england.

② Bleser W. K., et al., "ACO Serious Illness Care: Survey and Case Studies Depict Current Challenges and Future Opportunities", *Health Affairs*, Vol. 38, No. 6, Jun 2019.

均药物费用支出最高，为 1443 美元，所有 11 个国家平均为 749 美元。美国医生的薪水为 218173 美元，而其他地方 86607 美元至 154126 美元不等。[①] 美国初级卫生保健投资的比例仍然很不充分，服务弱势群体的专业护理机构往往得到更少的奖励。[②] 美国基层人员数量占所有执业医生的比例从 2005 年的 44% 下降到了 2015 年的 37%。[③] 初级卫生保健支出占卫生总费用比例为 5.8%—7.7%；而这一指标在英国为 12%。[④] 有学者建议美国的这一指标需要增长到 10%—12%。[⑤] 亦有研究表明，将患者转向价格较低的服务提供机构或设定价格上限可以产生 9.0%—12.8%的潜在费用节省。即价格公开透明制度为基于价值的购买提供了潜在的机会。[⑥]

英国的全科医生占据了本国医师团队的很大比例。[⑦] 国家卫生系统每年负责 10%左右的财政一般预算资金分配，其雇员达 150 多万人。[⑧] 国民健康署管理卫生服务体系预算，监督 209 个地方临床委员会，确保效率、健康目标等年度目标的完成。公共卫生预算由地方政府掌握，当地政府主持"健康和福利委员会"以改善当地服务的协调并减少健康差距。[⑨] 2017 年数据表明，英国卫生总费用占国民生产总值的比例为

---

① Papanicolas I. , et al. , "Health Care Spending in the United States and Other High-income Countries", *JAMA*, Vol. 319, No. 10, Mar 2018.

② Hefele J. G. , et al. , "Fewer Bonuses, More Penalties at Skilled Nursing Facilities Serving Vulnerable Populations", *Health Affairs*, Vol. 38, No. 7, Jul 2019.

③ Sanborn, B. J. , Shift in Physician Workforce towards Specialists Fuels Primary Care Shortage, Potential Spending Growth, Healthcare Finance, https://www.healthcarefinancenews.com/news/shift-physician-workforce-towards-specialists-fuels-primary-care-shortage-potentialspending.

④ Christopher F. Kolle. , Getting More Primary Care - Oritented: Measuring Primary Care Health Care Spending, Milbank Memorial Fund, https://www.milbank.org/2017/07/getting-primary-care-oriented-measuring-primary-care-spending/.

⑤ Phillips R. L. , Bazemore A. W. , "Primary Care and Why it Matters for US Health System Reform", *Health Affairs*, Vol. 29, No. 5, May 2010.

⑥ Sinaiko A. D. , et al. , "Marketwide Price Transparency Suggests Significant Opportunities for Value-Based Purchasing", *Health Affairs*, Vol. 38, No. 9, Sep 2019.

⑦ 刘德吉：《国外社区医疗服务模式比较及对我国的启示》，《中国卫生事业管理》2009 年第 9 期。

⑧ 王小万等：《英国国民卫生服务制度（NHS）的结构性改革与治理模式》，《中国卫生政策研究》2017 年第 11 期。

⑨ Nuffield Trust and Health Foundation, Closer to Critical? Quality Watch Annual Statement, 2015.

9.6%，其中79%来源于政府财政支出，该数据自2013年即维持比较稳定的状态。① 2015年，英国每千人中有2.8名全科医生，相比之下，欧盟平均值为3.9名、法国平均值为3.3名、德国平均值为4.1名。尽管信托基金医疗联合体所属医疗机构不再由政府财政直接预算拨付，但信托基金的预算经费主要源于政府财政支出。

20世纪末以来，德国政府通过扩大社会医疗保险覆盖面、控制医疗费用快速上涨、推行药品价格谈判、强制性限制和固定价格组别制定、规范医疗机构诊疗行为、医药分开制度、加强监管和转变补偿机制等措施不断完善了国家卫生保健制度。② 各级政府并不直接参与卫生服务筹资，医疗卫生行业的监管很大程度上取决于保险基金和医务工作者相关协会组织。③ 2016年的数据表明，政府卫生健康财政支出占到了全部政府公共支出的比例为15.7%，④ 2013年的一项报告表明，州级政府公共支出中卫生健康支出占比为2.3%，地方政府则为1.7%。⑤ 一项发表于2015年的报告指出，卫生总费用的15.3%的经费用于门诊服务，4%的经费用于公共卫生服务。⑥

日本的财政制度由中央、都道府、市町村三级预算构成，并依据政府间的事权划分确定三级财政的支出范围。日本的国库支出是专项转移支付，一些特定的公共服务性事务如义务教育、卫生等由中央和地方共

---

① Office for National Statistics, Healthcare Expenditure, UK Health Accounts, 2017, Office for National Statistics, https：//www.ons.gov.uk/peoplepopulationandcommunity/healthandsocialcare/healthcaresystem/bulletins/ukhealthaccounts/2017/previous/v1.

② 姚东宁、邵蓉：《德国药品参考定价制度对我国的启示》，《价格理论与实践》2014年第9期。

③ The Commonwealth Fund, *The German Health Care System*. The Commonwealth Fund, https：//international.commonwealthfund.org/countries/germany/.

④ European Commission. *Germany：Health Care and Long-term Care Systems*. European Commission, https：//ec.europa.eu/info/sites/info/files/file_import/joint-report_de_en_2.pdf.

⑤ Organisation for Economic Co-operation and Development, *National Accounts Statistics*, Organisation for Economic Co-operation and Development, https：//www.oecd.org/regional/regional-policy/profile-Germnay.pdf.

⑥ Kringos D. S., Boerma G. W., Hutchinson A., et al., *Building Primary Care in a Changing Europe：Case Studies*, World Health Organization - Regional Office for Europe, https：//apps.who.int/iris/handle/10665/330346.

同承担，或者由中央委托地方承办。① 日本厚生劳动省主掌健康、医疗、儿童、育儿、福祉、看护、劳动、年金等政策领域。2018 年度数据表明厚生劳动省所负责的年度预算为 31 兆 7430 亿 1315 万 7 千日元，占一般政府预算约三成，是国家行政机关中最高的一省。② 2016 年的数据表明，社会保障支出的 37.9% 用于医疗卫生支出、23.7% 用于长期照护和福利。社会保障的 32.2% 源于中央政府、13.1% 源于地方政府。③ 在日本，47 个一级行政区负责组织医疗服务计划，建立诊所和医院，服务提供领域为：①特定疾病或服务的整合服务路径，特别是癌症、中风、急性心肌梗死、糖尿性和精神疾病五类疾病和急救、灾害管理、边远地区服务提供、围产期和儿科服务等，包括但不限于基础设施设备；②确保充足的医务人员数量；③保证服务质量；④对二级和基层区域进行划分、计算必备的资源。上述服务过程与当地的医生协会相协商；⑤健康促进服务：儿童、婴幼儿、儿童预防接种、健康咨询、癌症筛查等。其中，立法规定部分疾病由中央和地方政府共同承担（见表 7-2）。日本的卫生费用支出由保险系统、政府税收和个人共付组成。2014 年，卫生总费用的 25.8% 源于中央政府、13% 源于地方政府，其次是公共保险（38.8%）和患者共付（11.7%）。④ 老年人、婴儿和低收入者完全或者部分免除个人共付部分，其他群体支付 30% 左右的个人共付比例。

表 7-2　日本立法规定的由中央和地方政府共同承担的医疗卫生服务项目

法律名称	针对人群
退休伤病员特别援助法	"二战"期间的士兵和普通群众伤害

---

① 石光等：《卫生财政拨款方式改革的国际经验——合同购买，按绩效拨款和购买服务》，《中国医院》2007 年第 6 期。

② 2018 年度（平成 30 年度）当初予算——一般会计（内阁"平成 30 年度予算书関连"财务省）。

③ National Institute of Population and Social Security Research, "The Cost of Social Security Benefits", FY2016：Ministry of Health, Labour and Welfare.

④ World Health Organization, *Japan Health System Review* 2018, World Health Organization, http：//apps. searo. who. int/PDS_DOCS/B5390. pdf.

续表

法律名称	针对人群
原子弹幸存者援助法	原子弹受害者
传染病预防法	新发传染病、结核病、一级和二级传染病
儿童福利法	慢病儿童（哮喘、一型糖尿病、结缔组织疾病）、肺结核儿童
残疾人服务和支持法	残疾儿童、残障人士、精神病患者
妇幼保健法	低体重出生儿
污染有关的健康补偿法案	环境原因导致的疾病患者

作为一个高福利和高税收的国家，澳大利亚卫生筹资源于政府税收、健康保险和患者自费等。2016 年的数据表明，[①] 澳大利亚州/地区和地方政府卫生健康财政总支出占全体政府卫生财政支出接近 40%。初级卫生保健总收入的 44.4%源于联邦政府、15.2%源于州/地区和地方政府。私人保险筹资的 17.6%用于初级卫生保健，初级卫生保健总收入和医院总收入历年增速较为一致，波动较小。面对农村和边远地区医务人员的短缺，澳大利亚政府通过招标方式促进机构之间互相竞争，提高服务质量和效率。[②] 针对农村地区，政府施行相应的扶持政策，通过设备等资源投入补能力短板。[③]

经合组织成员方经验表明，应对卫生服务体系供需矛盾的关键在于慢病管理。[④] 2016 年，成员方初级卫生保健费用占据了医疗卫生费用总支出的 14%，显著低于零售药店服务费用占比（17%）、住院患者服务费用占比（25%），与长期照护费用占比类似。初级卫生保健总费用的

[①] Australia Institute of Health and Welfare, Health Expenditure Australia 2016-17, Australia Institute of Health and Welfare, https：//www. aihw. gov. au/reports/health－welfare－expenditure/health－expenditure－australia－2016－17/data.

[②] 仲芷葳：《澳大利亚社区卫生服务筹资和补偿对中国的思考》，《中国公共卫生管理》2011 年第 6 期。

[③] Humphreys J. S., et al., "Workforce Retention in Rural and Remote Australia：Determining the Factors that Influence Length of Practice", *Medical Journal of Australia*, Vol. 176, No. 10, May 2002.

[④] Organisation for Economic Co－operation and Development, *Better Polices for Better Lives*, *Spending on Primary Care：First Estimates*,

Organisation for Economic Co－operation and Development, https：//www. oecd. org/health/health－systems/Spending－on－Primary－Care－Policy－Brief－December－2018. pdf.

近一半用于全科门诊服务，40%用于牙科服务，预防服务、家庭随访等。总体来说，基本医疗卫生服务报销比德国（83%）最高、捷克（75%）和卢森堡（74%）次之。在纳入研究的22个国家中，初级卫生保健费用年均（2005—2016年）增长2.9%，住院服务这一指标约为2.4%。根据《中国卫生健康统计年鉴》数据，2017年我国卫生总费用为52598亿元，基层机构总收入为5484亿元，占卫生总费用比例为10.4%。尽管统计口径有所差别，但仍可以看出差距较大。2016年，我国卫生总费用占GDP比例达到了5.0%，同为金砖国家的巴西、印度、俄罗斯、南非分别达到了11.8%、3.7%、5.3%、8.1%。[1] 2018年，我国个人卫生总费用占卫生总费用为28.7%，卫生总费用占国民生产总值比例为6.4%。[2]

综上所述，面临多重形势挑战，医疗卫生体制改革和重塑成为各国政府当前民生改革的重点。大部分国家均以立法方式建立了卫生财政投入的稳定机制和优先权，财政投入一般是从基础建设和设施购置等出发，在此基础上，转向人力资源发展、服务有效购买等。[3] 作为规范机构行为的重要手段，有条件的财政投入可以保证其建设布局和资源规划不受资本利益影响，避免无序竞争带来的资源浪费。[4] 比如俄罗斯对基层机构设备的完善和配置、巡护医疗、农村地区医务人员安家费的投入；美国、澳大利亚的定向培养；英国和澳大利亚政府全额保障公共卫生服务，鼓励基层医务人员间形成良性有效竞争。也有的国家通过国家医保制度、立法规定初级卫生保健不仅仅提供公共卫生服务，针对老年人、婴幼儿、儿童、特定疾病人群的基本医疗服务也采取政府保障的方式，如日本。需要注意的是，在经济发展过程中，过度拓展国家福利保障体系和提高标准可能形成较重的经济负担，大幅提高企业成本。

---

① 为统一比较，本处数据均使用世界银行的统计口径。

② 国家卫生健康委员会规划发展与信息化司：2018年我国卫生健康事业发展统计公报，国家卫生健康委员会，http://www.nhc.gov.cn/guihuaxxs/s10748/201905/9b8d52727cf 346049 de8acce25ffcbd0.shtml.

③ World Health Organization, *Implementing Health Financing Reform: Lessons from Countries in Transition*. World Health Organization-Regional Office for Europe, 2010.

④ 李玲等：《公立医院的公益性及其保障措施》，《中国卫生政策研究》2010年第5期。

第三节 基层卫生财政投入的政策变迁：
动人还是动钱？

社会共同需要理论指出国家分配满足共同需要是财政学的本质，它明确了财政是用于满足社会共同需要的经济手段。[1] 当下，我国政府医疗卫生财政支出主要包括：①公共卫生服务：提供公共卫生必需品，优化社会公共卫生环境、疾病预防控制、健康教育、妇幼保健、精神卫生、应急救治、采供血、卫生监督和计划生育、为新生婴儿进行疫苗注射等；②医疗服务：卫生财政支出负责支持非营利性医疗机构、公立医院等的有效运作；③医疗保障：将卫生财政的部分支出作为城乡居民的基本医疗保障。公共产品理论指出，政策、规章制度等应符合组织、管理和活动实际，具有合理性和可行性，制定过程中应符合逻辑、公理和正义。国际经验表明，基层医疗卫生服务同样具备公共产品的特质，特别是针对弱势群体的服务提供。[2] 本节利用各种统计数据分析了我国基层医疗卫生财政投入的整体情况，结合案例分析，进一步论证了基层卫生服务供给过程中加强财政投入运行绩效的潜在路径。

一　我国医疗卫生与计划生育财政总支出整体情况

政府卫生支出占国家财政支出比重从1998年的5.5%达到了2017年的7.5%，占国内生产总值比例从1998年的0.7%增长到2017年的1.8%，卫生总费用占国内生产总值比例在2017年达到6.4%。如表7-3所示，医疗卫生与计划生育财政支出占财政总支出的比例从1998年的4.3%增长到2018年的7.1%。1998—2018年，我国财政医疗卫生支出由465.3亿元增长到15700.0亿元，增长了33.8倍，财政总支出增长了20.5倍。医疗卫生财政支出年均名义增长率达到19.2%，高于同期我国财政支出16.3%的年均增长率。其中，中央政府财政医疗卫生

---

[1] 李俊生、姚东旻：《财政学需要什么样的理论基础？——兼评市场失灵理论的"失灵"》，《经济研究》2018年第9期。

[2] Kruk M. E., et al., "The Contribution of Primary Care to Health and Health Systems in Low-and Middle-income Countries: a Critical Review of Major Primary Care Initiatives", *Social Science & Medicine*, Vol. 70, No. 6, Jan 2010.

支出由 1998 年的 9.6 亿元增长到了 2017 年的 107.6 亿元，增长了 11.2
倍，年均增长率为 12.9%，中央财政医疗卫生支出占财政医疗卫生支
出比例从 1998 年的 2.1% 下降到 2000 年的 1.5%，再增长到 2003 年的
2.8%，此后不断下降，2017 年仅为 0.7%。相比较于中央，1997—
2017 年地方政府财政医疗卫生支出由 455.7 亿元增长到 14343.0 亿元，
期间增长了 31.5 倍，年均名义增长率为 18.8%，地方政府承担了财政
医疗卫生支出的主要责任。如表 7-4 所示，2003 年后，医疗卫生财政
支出中医疗保障支出占比整体呈上升趋势，从 2009 年的 41.6% 增长到
2017 年的 46.1%，行政管理费用支出占比不断上升，从 2009 年的
4.5% 上升到 2017 年的 6.1%。

表 7-3　　　　　我国医疗卫生财政支出中央占比情况　　单位：亿元,%

年份	财政总支出	中央	占比	地方	占比	医疗卫生与计划生育支出	医疗卫生与计划生育总支出/财政总支出	中央	占比	地方	占比
1998	10798.2	3125.3	28.9	7672.6	71.1	465.3	4.3	9.6	2.1	455.7	97.9
1999	13187.7	4152.3	31.5	9035.3	68.5	504.9	3.8	8.5	1.7	496.4	98.3
2000	15886.5	5519.9	34.7	10366.7	65.3	489.7	3.1	7.3	1.5	482.4	98.5
2001	18902.6	5768.0	30.5	13134.6	69.5	569.30	—	11.8	—	—	—
2002	22053.2	6771.7	30.7	15281.5	69.3	635.0	2.9	17.3	2.7	617.8	97.3
2003	24650.0	7420.1	30.1	17229.9	69.9	778.1	3.2	22.1	2.8	756.0	97.2
2004	28486.9	7894.1	27.7	20592.8	72.3	854.6	3.0	22.4	2.6	832.3	97.4
2005	33930.3	8776.0	25.9	25154.3	74.1	1036.8	3.1	21.3	2.1	1015.6	98.0
2006	40422.7	9991.4	24.7	30431.3	75.3	1320.2	3.3	24.2	1.8	1296.0	98.2
2007	49781.4	11442.1	23.0	38339.3	77.0	1990.0	4.0	34.2	1.7	1955.8	98.3
2008	62592.7	13344.2	21.3	49248.5	78.7	2857.0	4.6	46.8	1.6	2810.3	98.4
2009	76299.9	15255.8	20.0	61044.1	80.0	3994.2	5.2	63.5	1.6	3930.7	98.4
2010	89874.2	15989.7	17.8	73884.4	82.2	4804.2	5.4	73.6	1.5	4730.6	98.5
2011	109247.8	16514.1	15.1	92733.7	84.9	6429.5	5.9	71.3	1.1	6358.2	98.9

续表

年份	财政总支出	中央	占比	地方	占比	医疗卫生与计划生育支出	医疗卫生与计划生育总支出/财政总支出	中央	占比	地方	占比
2012	125953.0	18764.6	14.9	107188.3	85.1	7245.1	5.8	74.3	1.0	7170.8	99.0
2013	140212.1	20471.8	14.6	119740.3	85.4	8279.9	5.9	76.7	0.9	8203.2	99.1
2014	151785.6	22570.1	14.9	129215.5	85.1	10176.8	6.7	90.3	0.9	10086.6	99.1
2015	175877.8	25542.2	14.5	150335.6	85.5	11953.2	6.8	84.5	0.7	11868.7	99.3
2016	187755.2	27403.9	14.6	160351.4	85.4	13158.8	7.0	91.2	0.7	13067.6	99.3
2017	203330.0	29859	14.7	173471.0	85.3	14450.6	7.1	107.6	0.7	14343.0	99.3
2018	220906.0	32708.0	14.8	188198.0	85.2	15700.0	7.1			—	—

资料来源：历年《中国财政年鉴》，中国财政杂志社；其中：①1998年国家财政预算、决算收支（其中，卫生事业费与计划生育事业费分别单列，本研究进行了合并处理）。2000—2002年的计划生育事业费无法查找，此处为卫生事业费；2003年此列项目为医疗卫生支出，首次决算数超预算数；②2018年数据来源：中华人民共和国中央人民政府，2018年财政收支情况。

表7-4　　　　　　　　我国医疗卫生财政支出按项目构成情况　　单位：亿元，%

年份	总量	人口与计划生育事务支出	占比	行政管理事务支出	占比	医疗保障支出	占比	医疗卫生服务支出	占比
1998	590.1	50.4	8.5	19.9	3.4	176.8	30.0	343.0	58.1
1999	641.0	58.4	9.1	22.9	3.6	191.3	29.8	368.4	57.5
2000	709.5	64.5	9.1	26.8	3.8	211.0	29.7	407.2	57.4
2001	800.6	81.8	10.2	33.0	4.1	235.8	29.5	450.1	56.2
2002	908.5	114.8	12.6	44.7	4.9	251.7	27.7	497.4	54.8
2003	1116.9	141.8	12.7	51.6	4.6	320.5	28.7	603.0	54.0
2004	1293.6	181.4	14.0	60.9	4.7	371.6	28.7	679.7	52.6
2005	1552.5	221.2	14.3	72.5	4.7	453.3	29.2	805.5	51.9
2006	1778.9	256.9	14.4	84.6	4.8	602.5	33.9	834.8	46.9
2007	2581.6	347.3	13.5	124.0	4.8	957.0	37.1	1153.3	44.7
2008	3593.9	425.3	11.8	194.3	5.4	1577.1	43.9	1397.2	38.9

年份	总量	人口与计划生育事务支出	占比	行政管理事务支出	占比	医疗保障支出	占比	医疗卫生服务支出	占比
2009	4816.3	515.8	10.7	217.9	4.5	2001.5	41.6	2081.1	43.2
2010	5732.5	587.9	10.3	247.8	4.3	2331.1	40.7	2565.6	44.8
2011	7464.2	694.4	9.3	283.9	3.8	3360.8	45.0	3125.2	41.9
2012	8432.0	812.9	9.6	323.3	3.8	3789.1	44.9	3506.7	41.6
2013	9545.8	904.9	9.5	373.2	3.9	4428.8	46.4	3838.9	40.2
2014	10579.2	895.1	8.5	437.0	4.1	4958.5	46.9	4288.7	40.5
2015	12475.3	835.1	6.7	625.9	5.0	5823.0	46.7	5191.3	41.6
2016	13910.3	741.4	5.3	804.3	5.8	6497.2	46.7	5867.4	42.2
2017	15205.9	714.1	4.7	933.8	6.1	7007.5	46.1	6550.5	43.1

资料来源：《中国卫生健康统计年鉴（2018）》，中国协和医科大学出版社2019年版。

二 基层医疗卫生机构财政投入现状分析

如表7-5所示，2015—2018年，全国范围内基层机构和公立医院收入年均增长水平为11%左右，增速区域差异明显：东部地区基层机构收入年均增速明显高于公立医院收入年均增速（12.8%和10.4%），中部（9.0%和11.9%）和西部地区（9.5%和11.2%）基层机构收入的年均增速显著低于公立医院收入年均增速。如表7-6所示，2015—2018年，全国范围内基层机构财政补助年均增速（11.5%）显著低于公立医院财政补助（12.9%）的增长速度。东部地区基层机构财政补助收入年均增速略低于公立医院财政补助收入的增长速度（14.1%和14.6%），中部地区（8.8%和13.0%）基层机构收入年均增速显著低于公立医院财政补助收入的年均增速。西部地区（10.1%和9.7%）基层机构财政补助收入年均增速略高于公立医院财政补助收入年均增速。如表7-7所示，2015—2018年，全国范围内基层机构和公立医院医疗收入年均增速持平（10.6%和10.6%）。东部地区基层机构医疗收入年均增速高于公立医院医疗收入年均增速（12.1%和9.8%），中部地区（8.9%和11.7%）和西部地区（8.9%和11.3%）基层机构收入年均增速显著低于公立医院医疗收入年均增速。

表7-5　　　　　　基层机构与公立医院收入总计的比较分析　　　单位：亿元,%

年份	公立医院				基层医疗卫生机构			
	总量	东部	中部	西部	总量	东部	中部	西部
2015	20074	10018	4424	4326	3288	1602	816	870
2016	22596	11276	5008	4851	3660	1804	888	967
2017	24850	12321	5529	5390	4093	2055	974	1064
2018	27406	13489	6192	5947	4501	2301	1058	1142
增长率	10.9	10.4	11.9	11.2	11.0	12.8	9.0	9.5

表7-6　　　　　基层机构与公立医院财政补助收入的比较分析　单位：亿元,%

年份	医院				基层医疗卫生机构			
	总量	东部	中部	西部	总量	东部	中部	西部
2015	1877	896	377	548	1424	617	375	432
2016	2148	1058	4351	5939	1603	709	409	484
2017	2378	1172	475	654	1808	826	450	532
2018	2705	1349	543	724	1975	916	483	576
增长率	12.9	14.6	13.0	9.7	11.5	14.1	8.8	10.1

表7-7　　　　　　基层机构与公立医院医疗收入的比较分析　　　单位：亿元,%

年份	医院				基层医疗卫生机构			
	总量	东部	中部	西部	总量	东部	中部	西部
2015	17714	8882	3968	3693	1748	928	414	406
2016	19897	9948	4473	4160	1931	1033	451	447
2017	21820	10831	4941	4614	2151	1166	493	492
2018	23943	11761	5523	5092	2367	1308	534	525
增长率	10.6	9.8	11.7	11.3	10.6	12.1	8.9	8.9

　　如表7-8所示，2015—2018年，全国范围内基层机构药品收入年均增速显著高于公立医院药品收入年均增速。如表7-9所示，2015—2018年，全国范围内公立医院门诊收入年均增速整体低于基层机构门

诊收入年均增速（10.0%和11.4%），公立医院住院收入年均增速显著高于基层机构住院收入年均增速（10.9%和9.3%）。门诊收入年均增速东部地区（9.4%和13.1%）公立医院低于基层机构，中部（10.7%和8.0%）、和西部（11.4%和8.7%）地区公立医院门诊收入年均增速均高于基层机构门诊收入年均增速；东部地区（10.1%和8.9%）、中部地区（12.0%和9.8%）和西部地区（11.3%和9.2%）的公立医院住院收入年均增速高于基层机构门诊收入年均增速。如表7-10所示，基层机构和公立医院支出增长水平较为一致（11.1%和11.7%），东部地区（13.5%和10.6%）基层机构支出增长水平增幅高于公立医院，中部地区（9.7%和12.1%）和西部地区（10.1%和11.5%）支出增长水平则恰恰相反。这一结果在医疗卫生支出方面同样一致（见表7-11）。

表7-8　　　　基层机构与公立医院药品收入的比较分析　　单位：亿元,%

年份	医院				基层医疗卫生机构			
	总量	东部	中部	西部	总量	东部	中部	西部
2015	7125	3655	1575	1394	9530	5506	2035	1989
2016	7583	3850	1699	1494	1048	6156	2175	2147
2017	7577	3825	1724	1511	1149	6877	2317	2298
2018	7717	3875	1786	1537	1266	7841	2441	2374
增长率	2.7	2.0	4.3	3.3	9.9	12.5	6.3	6.1

表7-9　　　　　　基层机构和公立医院的门诊和
住院收入比较　　　　单位：亿元,%

区域	全国				东部			
年份	基层机构		公立医院		基层机构		公立医院	
	门诊	住院	门诊	住院	门诊	住院	门诊	住院
2015	1123	625	6169	11545	701	227	3428	5454
2016	1232	699	6850	13047	773	260	3782	6165
2017	1374	777	7462	14357	882	284	4099	6732
2018	1552	816	8208	15735	1015	293	4485	7277
增长率	11.4	9.3	10.0	10.9	13.1	8.9	9.4	10.1

续表

区域	中部				西部			
	基层机构		公立医院		基层机构		公立医院	
年份	门诊	住院	门诊	住院	门诊	住院	门诊	住院
2015	213	200	1132	2836	208	198	1145	2548
2016	231	220	1265	3208	228	220	1289	2871
2017	244	249	1389	3552	248	243	1424	3189
2018	269	265	1537	3986	267	258	1582	3510
增长率	8.0	9.8	10.7	12.0	8.7	9.2	11.4	11.3

表 7-10　　　　　基层机构与公立医院支出总计的比较分析　单位：亿元，%

年份	医院				基层医疗卫生机构			
	总量	东部	中部	西部	总量	东部	中部	西部
2015	19405	9786	4237	4119	3181	1556	789	836
2016	21889	11022	4806	4653	3563	1760	867	936
2017	24200	12100	5352	5200	4009	2014	960	1035
2018	26624	13234	5967	5709	4430	2272	1043	1115
增长率	11.1	10.6	12.1	11.5	11.7	13.5	9.7	10.1

表 7-11　　　　　基层机构与公立医院医疗卫生支出的比较分析　单位：亿元，%

年份	医院				基层医疗卫生机构			
	总量	东部	中部	西部	总量	东部	中部	西部
2015	16140	8222	3503	3334	3069	1502	760	807
2016	18293	9278	3988	3800	3442	1699	837	906
2017	20290	10217	4467	4270	3868	1938	928	1002
2018	22277	11124	4992	4687	4260	2173	1008	1079
增长率	11.3	10.6	12.5	12.0	11.5	13.1	9.9	10.2

　　如表 7-12 所示，全国（12.4% 和 14.9%）、东部地区（13.6% 和 14.8%）、中部地区（11.3% 和 16.1%）、西部地区（11.6% 和 14.2%）基层机构医疗人员支出年均增速均低于公立医院人员支出年均增速。中

部地区医院药品支出年均增速高于基层机构药品费用年均增速（见表
7-13）。东部地区基层机构公共卫生支出中人员支出增速高于中部和西
部地区相应数值（见表7-14）。

表7-12　基层机构与医院医疗卫生支出中人员支出的比较分析

单位：亿元,%

年份	全国		东部		中部		西部	
	基层机构	公立医院	基层机构	公立医院	基层机构	公立医院	基层机构	公立医院
2015	1090	6151	491	3077	270	1300	328	1413
2016	1252	7120	568	3570	305	1508	379	1623
2017	1422	8278	655	4141	344	1777	424	1872
2018	1550	9339	720	4654	373	2033	456	2103
增长率	12.4	14.9	13.6	14.8	11.3	16.1	11.6	14.2

表7-13　基层机构与公立医院医疗卫生支出中药品费的比较分析

单位：亿元,%

年份	全国		东部		中部		西部	
	基层机构	公立医院	基层机构	公立医院	基层机构	公立医院	基层机构	公立医院
2015	918	6445	529	3324	196	1420	193	1263
2016	1009	7018	589	3589	210	1565	209	1381
2017	1113	7283	665	3686	224	1648	224	1456
2018	1227	7553	757	3782	237	1757	232	1509
增长率	10.1	5.4	12.7	4.4	6.6	7.4	6.3	6.1

表7-14　基层机构公共卫生支出中人员支出的比较分析

单位：亿元,%

年份	全国	东部	中部	西部
2015	272	149	70	53
2016	308	172	77	59
2017	357	203	88	66
2018	400	227	97	76
增长率	13.7	15.1	11.4	12.7

三　基层医疗卫生财政投入机制的有效运行

基层卫生服务是否得到有效治理关系着医疗卫生服务体系绩效的高低。上述定量分析为基层机构经济运行和财政投入机制研究提供了可靠的数据支撑，本节通过定性访谈分别就基层机构功能定位、服务网络构建、财政投入、薪酬激励、绩效考核五个方面展开，通过开放式编码，提炼出基层机构财政投入机制有效运行的基本逻辑。本书于 2019 年 7 月在 G 省 F 区进行了 1 次政府管理人员座谈会、1 名卫健局分管业务科长、2 名院办院管医院分管部门负责人、5 名社康中心负责人深度访谈。于 2019 年 8 月在 H 省 D 市对政府管理人员 1 人、6 家乡镇卫生院院长进行了深度访谈。

（一）基层机构财政投入目标、现状、实施、考核与效果分析

卫生服务体系的系统转型关乎基层医疗卫生财政投入的可持续性。信息不对称、沟通障碍等多方因素可能会引发不公平感。目前，基层机构的基本支出预算很好地满足了在编人员的薪酬，临时聘请人员薪酬主要依靠业务收入弥补，但也可能引发"奖懒罚勤"现象、导致部分医务人员不满或流失（"收支不平衡，临时聘请人员工资不高。"D-ycbh）。此外，各机构间绩效方案差距较大、绩效目标不清晰、指标不明确、内容不细化、实施较为困难，难以深入开展绩效管理（"应该按实际在编人员数量定额拨款"，D-yy），绩效评价的公信力和权威性也有待提高（"绩效内部分配是小差距大平衡"，D-yy）。因此，需要形成自下而上的医务人员参与机制和自上而下的绩效考核机制（"整体体现多劳多得和劳动价值，应该按照服务数量和服务质量来衡定收入标准。"D-yby）。

（二）基层机构财政投入的看法、评价与顾虑

第一，规划和建设问题。需要明确政府的功能定位，注意医联体建设过程中医院对于多种资源的"虹吸现象"（"医院办社康也不会单纯地重视医疗服务能力，公共卫生见效比较慢，医院现在盘子比较大，也没有对社康中心发展提出更多的规划。"F-by），政策落地需要做实做透（"制度设计是很好，国家和省在设备和基础建设上要有投入，2015—2018 年每年相关投入都是 280 万元，市医院一个大楼就是 4000 万元"，D-yhr）。第二，契约关系。需要加大定向委培的规模和财政投

入、确保"招得到、留得住、培养好"（"定向委培村医，2016—2019年共培养了8个村医，县管乡用、编制问题还没有解决，名额要多。"，D-lh）。家庭医生签约制度是政府购买服务的一种形式，筹资来源规定是医保、公共卫生经费和个人，但各方事权责分配机制也未能形成（"最重要的是建立一种契约关系，有些东西需要顶层设计，家庭医生签约制度对居民的约束能力有限。"F-zhy）。第三，政府监管问题。如何有效合理地引导社会办机构的服务供给也是基层机构财政运行机制过程中需要回答的问题（"民办非营利，可能会更加倾向于盈利效益更明显的服务。"F-bsq）。

（三）基层机构财政投入的经验、建议、诉求与期望

上级帮扶、机构主动变革创新有效促进了基层机构的发展、满足了当地居民的基本健康服务需要（"专家下社区，相互扶持、帮助。集团办社康和医院，着眼于长远发展，通过社康与居民搞好关系。"F-jt）。但仍然存在如下问题：第一，机构间平等竞争不足，基层机构信息化建设挑战重重，标准化建设不够具体（"标准化建设、要建一个成一个。"F-zhy）。第二，"人"的问题。乡镇卫生院医务人员的定向培养需要增大规模，地市级和县级政府的责任划分需要更加明确。第三，基层医务人员收入水平整体不高（"全科诊疗的投入可以适当增大，门诊做不好，患者吸引不过来，公共卫生也没办法做。"F-jt），业务开展受到医保支付方式和价格标准等多方面约束，村医补偿性收入和社会保障机制有待完善（"公共卫生考核很难。村医身份和养老问题要尽早解决，才能方便考核。"D-yy）。

上述研究指出基层卫生财政投入存在"划分科学性不高、支出责任合理性不够、资金使用效益不高"等问题。本节提出，基层医疗卫生财政投入制度本质上是对基层医疗卫生机构各级政府财政投入行为从制度层面上加以完善和固定，其整体原则是推动"维护公益性、调动积极性、保障可持续性"基层机构财政投入机制的有效运行，其未来走向应是以县区为单位，在精准识别基层机构发展的资源投入需求、有效治理和服务购买的具体内容基础上，各级政府根据适宜的方式、标准、负担责任进行全面规范、公开透明的财政预算、投入和管理制度。首先，基层医疗卫生财政制度是基层医疗卫生服务体系的立柱之本，运

行机制上要符合国家治理体系与治理现代化的要求。其次，政府对基层机构具有举办和监管职能，政府行使举办权、发展权等，政府应对各类机构医疗质量、费用等结果进行监管和问责。最后，服务体系的发展要以基层医疗卫生财政为牵引，建立健全内部管理机制、管理制度、议事规则合办事程序等，完善体系内部治理结构。

如表 7-15 所示，根据《医疗卫生领域中央与地方财政事权和支出责任划分改革方案》（国办发〔2018〕67 号）划分的公共卫生、医疗保障、计划生育、能力建设四个方面的财政事权和支出责任，本书提出了一套适应基层机构中长期稳定发展的财政投入方案。首先，对既往政策文件中尚未能够划分清晰，但改革条件相对成熟的事项进行了归纳整合、明确了基层机构新一轮改革投入领域的优先级，对具体事项进行了细化。其次，指出了精准识别投入领域是基层机构财政投入、服务购买和有效治理的前提和基础。最后，研究主要划分医疗卫生领域省以下各级政府的财政事权和支出责任，将适宜由更高一级政府承担的基本医疗卫生服务支出责任上移，具体如下：

第一，基础设施、设备建设配置。无论老旧或者新建之后的机构，政府都应该通过增量配给、市场化租赁、合理规划等方式进行保障，即"维护公益性、促进基本均衡"。考虑到各县区财政能力差异较大，基层机构的基础设施建设和信息化建设过程中，上级政府应当承担更多的财政事权和支出责任，投入标准要依据区域人口需要和机构发展需求，在既往物价增长水平基础上合理上调。设备配置的财政事权和支出责任应是以地市级为辅和以县区政府为主，相关边远贫困地区的设备配置地级市政府需要承担更多责任。机构建设与服务供给过程中也要给予机构一定程度的自主权。

第二，人力资源发展。首先，地方政府特别是省级政府，亟须通过制度建设，通过财政投入重点"调动积极性、保障可持续性"。根据各省份财政能力，中央政府可针对性地、进行不同分档层次的财政补贴，保障财政能力不足省份定向医学生培养计划得到有效实施。地方政府组织的定向培养计划的财政事权和支出责任要以地市级和县区政府为主。机构人员的进修和继续教育支出应尽快形成程序化会计项目分类，根据当地实际物价水平确定相关进修和继续教育补助标准，按需核定进修和

表 7-15　　基层机构财政投入领域、方式、标准、各级财政分担责任和核定办法

领域	领域细分	方式	标准	各级财政分担责任	核定方法
物	基础设施建设	政府保障	区域人口需要机构发展需求	以省级为主+地市级为辅，两级政府分档承担	既往平均值和物价增长水平
	信息化建设	政府保障	区域人口需要机构发展需求	以中央为辅+省级为主，两级政府分档承担	根据基层机构信息化发展需求
	设备配置	政府保障	区域人口需要机构发展需求	以地市级为辅+县区级为主，两级政府分档承担	既往平均值和物价增长水平核定
	基础设施和设备维护	政府保障	综合定额	以地市级为辅+县区级为主，两级政府分档承担	既往平均值和物价增长水平核定
人	定向医学生培养	专项补助	分层次根据当地实际物价水平核算，不低于国家助学金补助标准	第一档：中央政府和省级政府共同事权和支出责任（以省级为主）；第二档：鼓励有条件的地级市和县区政府开展（以地市级为主）。两级政府分档承担	按医学生培养数量核定
	进修和继续教育	专项补助	区域人口需要机构发展需求	以地市级为辅+县区级为主，两级政府分档承担	根据当地实际物价水平核定
	在编人员薪酬	政府保障	已形成制度	县级政府事权和支出责任	按照实际在编人员数量
	非在编人员薪酬	购买服务	以事定费	以地市级为辅+县区级为主，两级政府分档承担	根据工作任务量、补助标准、绩效考核情况等因素确定
	村医薪酬	购买服务	以事定费	以地市级为辅+县区级为主，两级政府分档承担	根据工作任务量、补助标准、绩效考核情况等因素确定
	村医养老保障	专项补助	(1) 灵活就业人员；(2) 企业、事业单位职工；	以省级政府为主+地市级为辅，两级政府分担承担	按人员数量，核定财政投入规模

续表

领域	领域细分	方式	标准	各级财政分级负担责任	核定方法
人	边远贫困地区岗位补助津贴	专项补助	参照义务教育教师补贴	以省级政府为主+地市级为辅、两级政府分档承担	按人员数量、核定财政投入规模
有效治理与服务购买	深化医药卫生体制改革事务或亏损	核算补助、以奖代补	根据改革实际核算	中央和地方政府共同事权和支出责任，两级政府分档承担	省级统筹、对市、县按规定基于补助
	基本公共卫生服务项目	购买服务	已形成制度	中央和地方政府共同事权和支出责任、两级政府分档承担	单位服务综合成本、常住人口规模
	基本诊疗服务	购买服务	价格标准逐步与公立医院接轨	参照医保筹资水平	单位服务综合成本
	家庭医生签约服务	购买服务	参照基本公共卫生服务项目核定标准、以事定费	以省级政府为主、地市级政府为辅、两级政府分档承担	单位服务综合成本、常住人口规模

继续教育支出，避免形式化。其次，需要对长期在农村基层机构服务的卫生技术人员，在职称晋升、聘任、业务培养、薪酬待遇等方面给予适当倾斜。依据"以事定费"原则核定投入标准，加强服务购买，鼓励各地逐步试点"两个允许"原则，调动基层机构和医务人员的积极性。边远贫困地区岗位应该参照相应的义务教育教师补贴，由省级财政进行专项补助，保证基层机构人员，特别是村医群体的工资收入逐步增长。最后，村医的养老保障问题，各地可参照灵活就业人员、企业、事业单位职工进行建立不同的纳入标准，省级政府按照灵活就业人员标准进行专项补助，逐步探索该群体的养老保障问题。

第三，有效治理与服务购买。首先，应通过科学测算基层机构的医疗服务成本，凸显技术劳务价值，逐步建立价格动态调整机制，理顺医疗服务比价关系。其次，加强服务战略购买的系统性改革，提高财政投入的科学性和约束力。需要鼓励有条件的地方政府参照公共卫生项目弥补家庭医生签约服务提供带来的政策性亏损。最后，财政投入和有效治理紧密相连，主管政府部门的会计核算中心应转型成为绩效考核中心，通过与其他政府机构协同合作，进行绩效考核指标的合理设计和有效考核，才能够有效避免"物"投入的浪费和"人"的积极性不高等现象的发生。

第八章

走向整体性治理：
制度安排与政策供给

不同社会经济发展水平下，一定程度的医疗卫生服务供给和利用差异是合理的。但是，基层卫生服务供给的"底线公平"是社会公平正义的体现，相关制度安排和政策工具对于供需不平衡的解决程度不同，甚至会进一步加剧基层卫生服务的供需不平衡。

第一节　基层卫生服务政策制度的一些基本概念

一个好的制度，应该能够降低社会经济活动中的成本，改革则是通过改善制度的信息有效性和激励相容性不断降低交易成本的过程。我国政府主导的医疗卫生服务体系在节约交易成本上或许是有比较优势的。本节首先介绍了政策制度的一些基本概念。

制度是一系列被制定出来的规则、守法程序和行为的道德伦理规范，用以约束追求主体和效用最大化利益的个人行为。① 制度既形塑了公共政策制定发生的场域，又是公共政策变迁的结构性背景、动力和阻力。② 威尔逊将公共政策视为具有立法权的政治家的、由行政人员所执行的法律和法则，政策自身也是一个制度范畴，既往决策时的制度一定

---

①　North D. C. , "Institutions", *Journal of Economic Perspectives*, Vol. 5, No. 2, Dec 1991.

②　唐贤兴：《大国治理与公共政策变迁：中国的问题与经验》，复旦大学出版社 2020 年版，第 91—120 页。

程度上决定了当前的政策选择。① 一些政策可通过实验、试点等方式，演化发展为新的制度，即政策的制度化形成公共政策变革的"政策遗产"。这也是有学者认为政策即制度的原因，尽管政策没有正式的政治制度更具基础性。② 制度包含了四个特征：①制度内容的构成环境和具体体现。制度环境是"一系列用来建立、生产、交换与分配基础额的政治、社会和法律基础规则"。③ 制度安排根据制度环境的变化要求进行调整，是"在先发制度安排下的种种具体制度"。④ ②作为不同的游戏规则，既有的制度影响后续的制度形成，推动某项制度的变革需要付出一定的成本。③制度是有约束力的。⑤ ④制度具有对所有参与者发挥作用的核心理念与价值。在本书中，制度基础指的是规定和影响政策供给和执行过程中的制度体系，包括了宏观的制度环境和具体的制度安排、微观的制度程序和运作模式等。宏观制度基础分为国家和国际层面，包括了国家、政府、社会，中央和地方等多方面的关系，构成了政策变革的外在制度基础。中观制度环境包括了正式制度与非正式制度；微观制度基础包括了影响政策行为、较为根本性的制度，如产权制度和公民文化要素，产权是激励结构和行为的核心要素，信任是公民文化的核心元素，影响政策行动者间冲突或合作的程度。文化影响了政治效能和动机。

第二节　政策创新：政策执行的"弹性边界"

有研究指出，自 1995 年开始，居民平均住院费用超过农村人均年纯收入，在 2003 年达到了 149% 的峰值。该数据说明，如果农村居民一

---

① Kay Adrian. , *The Dynamics of Public Policy*：*Theory and Evidence*，Edwadr Elgar Publising Limited，2006.

② Pierson Paul. , Politics in Time：History, Institutions, and Social Analysis, Princeton University Press，2004.

③ 道格拉斯·诺思：《经济史中的结构与变迁》，上海三联出版社 1994 年版，第 270 页。

④ 李建德：《经济制度演进大纲》，中国财政经济出版社 2000 年版，第 147 页。

⑤ 道格拉斯·诺思：《制度、制度变迁与经济绩效》，格致出版社 2008 年版，第 3 页。

且发生住院情况，因病致贫概率较高。① 医疗保障制度投资是一种社会性投资，具有生产性。2009 年 3 月，陕西省神木县开始实施高水平政府补贴的全民医疗保险制度。② 同年 10 月 20 日，时任民政部社会福利与慈善事业促进司司长王振耀在听取神木县试行半年后的情况汇报之后指出，神木医改是一场社会政治大变革，按其人均 330 元的补贴标准，我国 13 亿人，财政补贴 4300 亿元即可。而神木医改是否能够得到推行，与地方政府的执政理念有关。③ 目前，我国医疗卫生机构服务供给治理领域得到了不断的试点和推广，比如罗湖模式、安徽天长模式等。但是，医疗卫生服务供给过程中政府责任的边界、基本医疗卫生服务的边界、行政机制和市场机制的微妙关系、技术进步和有限资源之间的冲突加剧了当前改革的难度，体现了政策创新的重要性和迫切性。④

伴随着各国政治生态的深刻变化，各国居民对政府服务的要求日益增加，国家治理的改革成为一项紧迫的政治议题，其核心在于寻求国家治理责任的实现和绩效的改进，本质上隐含了众多利益主体发挥作用和取得共识的政治进程。⑤ 一般而言，顶层设计一般是制度性的，制度之下是政策，政策之下是具体管理措施。制度安排包括为保障机构发展、公平公正和契约关系的约束体系及产权制度。政策供给包括了根据资源匹配程度、效率等一系列相应的激励、财政投入分配政策等。当前，一定数量的政策在多政府部门之间的合作机制不畅通导致了制度安排和政策供给的"碎片化"问题。⑥ 治理结构和行为是体现国家工具理性，是及时将高效能的地方创新上升为国家制度，是从制度上进行治理改革创

① 顾昕：《民生中国：新医改的公益性路径》，云南教育出版社 2013 年版，第 2 页。
② 王东进：《走进陕西神木静观"免费医疗"》，《中国医疗保险》2010 年第 9 期。
③ 王振耀：《我眼中的神木县全民免费医疗》，《公益时报》2010 年 10 月 20 日。
④ 林闽钢、张瑞利：《医疗服务体系的纵向整合模式及其选择》，《苏州大学学报》（哲学社会科学版）2014 年第 4 期。
⑤ 杨燕绥、刘懿：《全民医疗保障与社会治理：新中国成立 70 年的探索》，《行政管理改革》2019 年第 8 期。
⑥ 杨开峰等：《中国之治：国家治理体系和治理能力现代化十五讲》，中国人民大学出版社 2020 年版，第 108 页。

新的重要手段。[1] 政治学关系到共同体的善或公共利益，公平优先应该成为新的策略选择，研制类似的评估指标和评价标准就是通过价值导向掌握话语权。[2]

正当性、组织、稳定等多重因素决定了政府治理的有效水平。[3] 以有效治理的视角看，要确保政策供给的稳定性和一致性，国家必须进行制度安排的"顶层设计"。受各地区经济发展、财政能力等多样性的挑战和共同作用，制度推动公共政策变革的能力可能会下降。在社会快速发展过程中，政策供给更需要及时和有力。[4] 维持一种无效率的制度安排、无法采取行动消除制度不均衡均属于政策失败，其原因在于：统治者的偏好和有效理性、官僚政治、集团利益冲突等维护了现有秩序和利益格局，调节多方利益和整合各种资源的国家制度能力成为政策良性发展的稀缺性资源。[5] 执政党必须不断丰富和发展意识形态所包含的思想、理论和主张，并通过具有合法性和一致性的政策来体现。比如，"发展才是硬道理""可持续发展""中国梦"等。[6] 公共利益是公共政策和政府行为的合法性证明，医疗卫生服务体系有效治理也成为各国党派执政基础不可或缺的一部分。一项完整的政策通常包括了政策主体、政策工具、政策目标，其多维度特征对政策协同提出了要求，包括工具协同（供方、需方和环境）、组织协同、政策力度和稳定性。供方政策工具（信息建设、基础设施、辅助服务、财政补助）目标在于改善基层机构服务供给的硬件环境，需方政策工具（补偿标准、政府购买、就医结算、统筹层次、示范引导）以满足居民健康需要、推动基层机

---

① 俞可平：《走向善治：国家治理现代化中的中国方案》，中国文史出版社 2016 年版，第 3—4 页。

② 俞可平：《走向善治：国家治理现代化中的中国方案》，中国文史出版社 2016 年版，第 92 页。

③ 欧树军：《作为制度的国家：亨廷顿政治视野的整体性考察》，《学术月刊》2018 年第 9 期。

④ 王沪宁：《新政治功能：体制供给和秩序供给》，《上海社会科学院学术季刊》1994 年第 2 期。

⑤ Lin J. Y. , *New Structural Economics：A Framework for Rethinking Development and Policy*, The World Bank, 2012.

⑥ 唐贤兴：《大国治理与公共政策变迁：中国的问题与经验》，复旦大学出版社 2020 年版，第 91—120 页。

构服务供给和利用为目标，环境型政策工具（发展规划、技术标准、医疗监管、配套政策、政策宣传）以间接激励策略为服务供给提供外部环境。[①] 即制度安排和政策供给是否相容的问题，制度既是政策形成的程序和机制，又是政策执行的规则。在第一种情况下，政策则是制度运行的结果；在第二种情况下，制度则是政策实施的工具和手段，在制度和政策相匹配、政策间形成"钩嵌"的情况下，通过持续的制度安排和政策供给等方式释放相应的改革空间和基层机构活动空间，为构建政策执行过程中的"激励相容"结构提供制度平台，实现人群健康需要和区域医疗卫生服务供给的耦合，促进人群健康水平的提高。[②] 因此，在居民健康权保障过程中可能形成纵向治理和横向治理两种模式，前者在于从中央到地方各层级政府之间的有效分工和合作，横向治理则是政府各部门之间职能的整合和协同。

不同治理模式的比较归根结底是机制实施环境条件、可能产生的交易费用和利益的比较，而利益问题往往导致组织变迁走向既往的"惯性"，相应的利益群体只看到对自身有利的组织架构并不断强化。[③] 当前的基层机构已经形成了一定的资源投入体制和管理运行机制，但基层医改并没有达到相应的预期，这说明基层医改单纯的硬件投入可能已经无法适应当前的改革要求，需要多方持续反思当前医疗卫生服务体系中多主体能动性、社会资本和社会组织的参与问题。有研究指出，层层上报信息（事实性信息、诉求性信息、评价性信息、建议性信息）可能已经失真，出现了瞒报、隐报、夸大、虚报等情况，这些情况可能导致政策的针对性不强，特别是改革动力不足的地方政府政策供给和执行过程中的"一味模仿"。因此，供方、需方和环境协同导向的制度安排和政策供给是后续治理体系顶层设计的关键所在。需要在政府、市场和社

---

① 尚虎平、黄六招：《新中国农村合作医疗参合率变迁研究——基于中央层面 316 份合作医疗政策文件的计量探索》，《中国农村经济》2020 年第 7 期。

② Dai B., et al., "The Effects of Governmental and Individual Predictors on COVID-19 Protective Behaviors in China: a Path Analysis Model", *Public Administration Review*, Vol. 80, No. 5, May 2020.

③ 周燕、潘遥：《财政补助与税收减免——交易费用视角下的新能源汽车产业政策分析》，《管理世界》2019 年第 10 期。

会多主体中形成相对稳定的共治关系，促进治理效能的提升。[①]

一项新政策的推广和扩散需要纵向政府和横向部门间的有效互动完成，需要权衡居民健康需要、需求与服务偏好间的关系、根据"价值"进行排序。以 D 市为例，地方政府和基层机构可能更多地追求自身利益，在政策创新和保守之间选择了后者，仅仅根据自身实际情况完成上级政策的最低要求，出现"不配合""不参与"的尴尬境地，形成"替换性执行、选择性执行、附加性执行、象征性执行"等多重现象，出现制度规范体系（高层决策）和地方政府的管理机制（中观层次的执行）可能较好，但服务提供方（微观层面的机构管理）的主动性不高等问题。[②]

强大的政策能力是有效治理的基本保障。制度发挥约束各级政府政策供给和执行的能力，通过提供机会或制约行为决定政治、经济行为者的策略，通过影响行为者间的权力分配决定行为者对政策结果作用的大小，通过影响行为者对自身利益或偏好的界定促进行为者目标的具体化。[③]治理过程中的制度化参与和非制度化参与共同存在，不同类型"政策子系统"通过自身方式参与治理过程。[④]制度结构有时候也会限制公共政策变革的空间。比如当前的户籍制度仍然使基层机构服务供给的政策变革受到一定的制度性制约。通过制度安排和政策供给实现促进服务供给同样受限于决策者的价值取向和特定区域的财政能力等。埃莉诺·奥斯特罗姆所领导的"布鲁明顿学派"发展了社群自我治理和治理多中心性的理论，并系统性应用于诸多公共政策的分析之中。[⑤]她提出：制度是工作规则的组合，通常用来决定谁有资格在某个领域制定决策，包括了信息提供、规则使用、程序遵循、个人行动的回报等，包含

① 周望：《"政策试验"解析：基本类型、理论框架与研究展望》，《中国特色社会主义研究》2011 年第 2 期。

② 周国雄：《论公共政策执行力》，《探索与争鸣》2007 年第 1 期。

③ 欧树军：《作为制度的国家：亨廷顿政治视野的整体性考察》，《学术月刊》2018 年第 9 期。

④ 白桂花、朱旭峰：《政策模糊性、内外部监督与试点初期执行：基于"新农合"的比较研究》，《学海》2020 年第 2 期。

⑤ 顾昕：《走向互动式治理：国家治理体系创新中"国家—市场—社会关系"的变革》，《学术月刊》2019 年第 1 期。

了禁止、允许或要求某些行动或结果的规定。① 她指出，在制定公共政策时，首先要建立一个概念性框架以进行多组织相互作用模式的分析，各类社会主体在结构、功能、外部环境等多角度的互补性，有助于化解单一治理方式的弊端，实现服务供给的优化配置。②③ 历史制度主义在解释政策时强调制度环境的重要性，在政策分析时不能简单强调个人偏好的聚合。④

意外结果定律指出个体对于某项行为期望的理想结果越是期待，就越会有意识地选择无视随之产生的长期、不可预期的后果。如果我们假设不同机构之间是信任的，鼓励合作可以引导出合作的行为，那么如果从不信任的角度出发，则有可能会出现不道德行为，搬起石头砸自己脚的沉没成本进一步增加。医疗联合体作为分级诊疗的重要抓手，我们期望医联体可以控费，但其费用真的能够降低吗？经济新常态下，应努力降低体系改革过程中的管理费用和交易费用，寻找机构整合的最佳规模和边界，最大化降低各方"自私自利"对于体系的伤害。最重要的是，以往区域内"按级管理"的模式无法满足医联体"体系建设"的管理诉求，不同地区由于前期改革力度和财政投入的不足，如何能够使用同一种"药方"呢？因此，政府应首先做好对于卫生体系从"分级"到"整体"治理过程的逐步过渡，通过正式制度与非正式制度的配合做好健康服务的协同供给。其次，持续利用医保支付方式改革的"牛鼻子"作用，最大化发挥主政策作用和配套政策的调整功能。

① ［美］奥斯特罗姆：《公共事务的治理：集体行动制度的演进》，余逊达、陈旭东译，上海译文出版社 2012 年版，第 1—29 页。

② Ostrom E., *Institutional Rational Choice*：*An Assessment of the Institutional Analysis and Development Framework*，Routledge，2019.

③ 唐贤兴：《大国治理与公共政策变迁：中国的问题与经验》，复旦大学出版社 2020 年版，第 91-120 页。

④ ［韩］河连燮：《制度分析：理论与争议》，李秀峰、柴宝勇译，中国人民大学出版社 2014 年版，第 49—51 页。

第三节 政策创新和基层卫生服务
整体性治理的契合：激励相容

基层机构服务供给失衡治理的本质在于提高医疗卫生投入的绩效，即能力提升、资源下沉和健康产出增加。能力提升主要是服务范围的增大、服务数量和服务质量的提升。资源下沉则包括了县域就诊率和卫生总费用中的基层机构占比等。现行"强基层"系列政策提出了"90%县域就诊率"等目标，但对"资源下沉"的比例并没有设定。如图8-1所示，根据统计年鉴数据，大量财政投入并没有让卫生资源充分下沉，基层机构财政补助投入占国家医疗卫生与计划生育财政支出比例呈上升趋势，而基层机构总收入占卫生总费用比例呈下降趋势。

当前的研究仍然缺乏必要的机制研究去充分理解基层机构服务供给失衡和有效治理相关的一系列问题，特别是为什么有些制度安排和政策供给在一定场景下能够顺利执行，而在一些情境下却不够取得良好治理效能的原因。因此，本节研究内容主要包括：①以现有制度安排和政策供给为研究对象，在充分获取定性资料的基础上，提炼多种现象背后完整的关系结构，为捕捉制度安排和政策供给对基层机构服务供给的作用路径提供支撑。②针对我国基层机构服务供给失衡的总体特征，从健康需要满足、资源禀赋、制度安排和政策供给三个维度出发，通过规范分析、归纳—演绎的方式探讨基层机构服务均衡供给的实现条件与阻碍因素。③探索基层机构服务均衡供给和有效治理的执行策略和调试逻辑，提出相应的政策情景，为区域资源配置、制度安排和政策供给、响应居民健康需要提供依据。

2019年7月，课题组在G省F区卫健局开展了1次政府职能机构座谈会，对1名卫健局业务科长、2名院办院管医院分管部门负责人、7名基层机构负责人开展了深度访谈。2019年8月，课题组在H省D市对政府管理人员1人、6家乡镇卫生院院长的7名工作人员进行了深度访谈，主要访谈内容包括：基层机构服务供给的实际情况、财政资源投入、政策实施、当前阻碍、有效治理等（见附录）。两县区累计访谈17人次。访谈过程由熟悉课题研究内容、具体思路和访谈技巧的课题

组成员进行，所有访谈者根据自身实际经历或经验可以自由发表针对访
谈提纲的观点、各访谈对象持续时间在 1—2 个小时不等。在征得访谈
对象同意的前提下，对访谈过程进行录音并于访谈当天进行访谈内容的
文本整理、编码和路径分析。为了保证抽样和资料收集工作的质量和有
效性，调查员按照"当访谈过程中收集的新鲜数据不再能产生新的概
念编码或概念结构时，则达到理论饱和"的标准，[①] 分别在 F 区的第 6
家社康中心实现了访谈资料分析的"理论饱和"、在 D 市第 5 家乡镇卫
生院的访谈资料分析实现了访谈的"理论饱和"，在此基础上，额外增
加了少量的机构负责人访谈，也未产生新的概念编码或概念间的新关
系。为保证编码质量，现场调研之后，第 2 名编码员也针对访谈提纲进
行了编码，并与第 1 名编码员的编码结果进行校对与合并，形成最终的
编码结果。

　　研究依据主题框架法对访谈资料进行了整理和分析：[②] ①确定分析
主题：根据分析框架和访谈提纲将访谈资料中多次出现的焦点话题定为
主题，主要包括了有效治理、制度安排和政策供给、资源投入、服务供
给、服务结局 5 个主题，并对相应主题进行了节点划分，形成研究的主
题框架（见表 8-1）。②资料标记：通过 Nvivo 11.0 软件对原始资料进
行编码（将收集的资料打散，赋予概念，以新的方式重新组合起来的
操作过程），标记分节点。③资料归类：两名研究人员分别对编码过程
和结果核对后，形成节点表。④基于原始数据提炼出主题、通过循环往
复的主题和节点不同排列模式，归纳不同主题之间潜在的作用路径。其
基本原则是：研究提炼出的范畴是内在一致的、与现有的知识体系相
容、在经验上可以被验证。⑤对提炼的主题、范畴和模式进行检验，包
括定性访谈资料的支持和定量数据的检验，根据前后逻辑一致、简洁和
解释力等综合考虑选择最终的解释框架，检验基层机构服务供给失衡有
效治理各要素间的基本框架逻辑。如图 8-2 所示，本节按照以下三条
路径进行结果的描述和讨论：①有效治理作用于资源投入；②有效治理

　　① ［美］托马斯·W. 李：《组织和管理研究的定性方法》，北京大学出版社 2014 年版，
第 55 页。

　　② ［美］托马斯·W. 李：《组织和管理研究的定性方法》，北京大学出版社 2014 年版，
第 33—34 页。

直接影响服务供给；③有效治理作用于制度安排和政策供给、制度安排和政策供给影响服务供给，资源投入作为中介变量。研究结果如下：

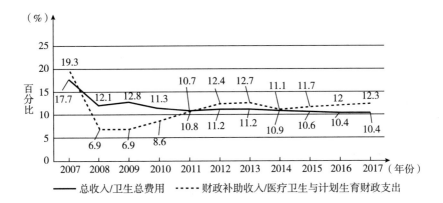

图 8-1 基层机构总收入占卫生总费用比例与财政投入
占医疗卫生与计划生育财政支出比例

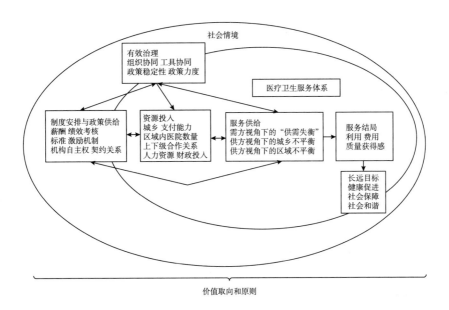

图 8-2 基层机构服务供给失衡有效治理分析框架的情境化

表 8-1   分析框架

节点	子节点
有效治理	工具协同、组织协同、政策力度、政策稳定性、参与、透明度、问责制
制度安排与政策供给	绩效考核、薪酬机制、标准（收费、价格）、激励机制、契约、机构自主权（人事权）、规制、法规、收支两条线、约束机制
资源禀赋	财政补助投入、人力资源、基础设施设备、上级医院支持、医保收入、信息系统、培训进修、社会资本、上级医院竞争
服务供给	基本医疗卫生服务项目、基本公共卫生服务项目、服务能力、医防融合、购买服务、服务效率、大健康、功能定位、医养结合、服务网络、主动转型
治理效能	满意度、就医流向、质量、控制费用

所有文本标记过程和变量名见表 8-2 至表 8-6。[①] 有效治理的子节点提及频率最高分别为工具协同（N = 8，47.1%）、组织协同（N = 7，41.2%）、政策力度（N = 6，35.3%）、政策稳定性（N = 5，29.4%）、参与（N = 5，29.4%）、透明度（N = 4，23.5%）、问责制（N = 3，17.6%）。制度安排与政策供给的子节点提及频率最高分别为绩效考核（N = 13，76.5%）、薪酬机制（N = 13，76.5%）、标准（N = 10，58.8%）、激励机制（N = 9，52.9%）、契约（N = 6，35.3%）、机构自主权（N = 6，35.3%）、规制（N = 4，23.5%）、法规（N = 3，17.6%）、收支两条线（N = 3，17.6%）约束机制（N = 2，11.8%）。资源投入的子节点提及频率最高分别为财政补助投入（N = 15，88.2%）、人力资源（N = 14，82.4%）、基础设施设备（N = 12，70.6%）、上级医院支持（N = 12，70.6%）、医保收入（N = 10，58.8%）、信息系统（N = 9，52.9%）、培训进修（N = 7，41.2%）、社会资本（N = 7，41.2%）、上级医院竞争（N = 4，23.5%）。服务供给的子节点提及频率最高分别为基本医疗卫生服务项目（N = 13，76.5%）、基本公共卫生服务项目（N = 11，64.7%）服务能力（N = 11，64.7%）、医防融合（N = 10，58.8%）、购买服务（N = 4，23.5%）、服务效率（N = 2，11.8%）、大健康（N = 2，11.8%）、功能

———————

① 遵循惯例，对访谈对象的个人信息匿名化处理，括号内的首个英文字母代表受访者所在县区，第二个则是访谈机构代码。

定位（N=2，11.8%）、医养结合（N=2，11.8%）、服务网络（N=1，5.9%）、主动转型（N=1，5.9%）。服务结局的子节点提及频率最高分别为满意度（N=6，35.3%）、就医流向（N=4，23.5%）、质量（N=2，11.8%）、控制费用（N=1，5.9%）。

表8-2 有效治理的子节点

子节点 （材料来源,%）	参考点数	参考点举例
工具协同 （N=8，47.1%）	11	"财政投入必须摸清楚基层的现状、健康投入相关要大一些。没有健康，什么都没有。没有健康谈不了教育，谈不了经济发展。"（D-by）
组织协同 （N=7，41.2%）	9	"七大协同，有些机构在互动，学校、工作站、街道办也有计生卫生科，功能是有合作的，X街道健康促进委员会在设计中，明确责权利，希望政府能够下文，固化这些内容。有些资料在融入进来，卫生协管内容。社康中心主动去做，对方都比较配合。社康中心和街道办主任、站长和书记共同协同、维护。关系非常融洽。"（F-zhy）
政策力度 （N=6，35.3%）	11	"社康门诊诊疗增加14%，医院下降9%，社康医保药品打七折。"（F-wjw） "家庭医生签约有文件，但是没落实好。"（D-wjw）
政策稳定性 （N=5，29.4%）	8	"区里面如何管理，支持力度，不好说，不确定因素比较多，区里面并没有一个很具体的方案和规划。"（F-zyz）
参与 （N=5，29.4%）	11	"要和做系统的人，深度融合。广泛征求一些需求。"（F-zhy） "地位和认可度，每个工作都会辛苦，都有幸福感。"（F-mlyc）
透明度 （N=4，23.5%）	8	"院办院管的管理费收入比较高，医院的行政人员，帮忙不是很大。"（F-lw）
问责制 （N=3，17.6%）	3	"做好服务和资源监管，质量把控，依法执业。"（F-zhy）

注：子节点表示17名访谈对象是否提到该概念及其构成比，参考点数则为提到该概念的次数，参考点数举例为典型访谈对话内容。

表8-3 制度安排和政策供给的子节点

子节点 （材料来源,%）	参考点数	参考点举例
绩效考核 （N=13，76.5%）	30	"分得太细，有些服务，没有工作量，比如测高血压。导致服务质量下降，绩效分配是一个难题，相对公平，自适应。"（F-lw） "公益一类的事业单位，可以调配绩效的额度非常小，财政给220万元的绩效，101人，机构可以调控的比例是70万—80万元。目前机构内部分配是'小差距大平衡'。"（D-hr）

子节点 （材料来源,%）	参考 点数	参考点举例
薪酬机制 （N=13，76.5%）	29	"民营重医生轻护士，护士是医生薪酬的60%"（F-lw）；"投入不足，62个工作人员，47个有编制人员，临时聘请人员收入保障比较低。"（D-cbh）
标准 （N=10，58.8%）	23	"标准化建设、面积、建一个成一个。"（F-zhy）"现在就是实报实销，没有那么多服务量，有可能是服务量的付款标准比较低。"（D-by）
激励机制 （N=9，52.9%）	20	"公共卫生没有体现价值，加高当量，让愿意做的人去做"（D-by）
契约 （N=6，35.3%）	16	"家庭医生的签约对居民没有约束能力，对医生是责任、患者没有义务。"（F-zhy）
机构自主权 （N=6，35.3%）	11	"区域社康的架构已经完成，有管理，但是人事权受到很多的节制。"（F-ly）
规制 （N=4，23.5%）	7	"现在的医保制度可能制约了基层医疗卫生机构的发展。"（D-yy）
法规 （N=3，17.6%）	3	"Y市医疗条例或者办理多点执业问题。"（F-zy）
收支两条线 （N=3，17.6%）	5	"收支补差导致了财政补偿方式不合理，压力很大，农村人口城镇化，人变少。"（D-cbh）
约束机制 （N=2，11.8%）	2	"半年和全年各种（服务质量等）比赛，和全区平均水平比。根据名次调整。"（F-mlyc）

注：子节点表示17名访谈对象是否提到该概念及其构成比，参考点数则为提到该概念的次数，参考点数举例为典型访谈对话内容。

表8-4   **资源投入的子节点**

子节点（材料来源,%）	参考点数	参考点举例
财政补助投入 （N=15，88.2%）	28	"当前的财政投入是收支两条线，政府实行收支差额拨款。"（D-hr） "公共卫生服务，不应该放入财政投入的总额中，在县级统筹的过程。避免县级机构推卸责任。"（D-by）
人力资源 （N=14，82.4%）	44	"五六个社康能拍片。影像人员，无法招聘。"（F-lw） "最大的短板在于，临床医疗的医生非常欠缺，底子非常薄。稳定性非常差，乡村医生生源都找不够。"（D-yx）

续表

子节点（材料来源,%）	参考点数	参考点举例
基础设施设备 （N＝12，70.6%）	28	"设备购置、维修、建立一个及时的维护和响应制度。"（F-bsq）"彩超 11 年了，需要更新了。要根据折旧情况不断地进行调整。"（D-hr）
上级医院支持 （N＝12，70.6%）	20	"市人民医院的专家两个帮扶计划，每周二和周五，需要坚持下来，同时要配套具体措施。"（D-by）
医保收入 （N＝10，58.8%）	17	"需要对医生的能力水平进行考核，医保结余的钱给患者"（F-wjw）；"现在的医共体是总额打包，一季度超过 1000 多万元，大家要分摊，县和村。单病种支付方式使得费用降得比较低。"（D-cbh）
信息系统 （N＝9，52.9%）	16	"新系统老死机，第一是对医生工作停滞，第二是上级要求数据统计压力比较大，比如基本药物使用统计工作，只能抽样统计。双向转诊只能是纸质统计，每个医生护士都自己登记一份，增大了工作量，有时候医务人员太忙了就会有忘记，信息没办法共享。"（D-my）"基层信息化的管理，需要高层次政府搞，统一标准建设"（F-my）
培训进修 （N＝7，41.2%）	10	"培训的形式很多，面授，关键看自主性。"（F-zdby）"全科医生培训已经停了 5 年了，短暂的培训也不一定能够具备这种能力。"（D-hr）
社会资本 （N＝7，41.2%）	10	"民办非营利，可能会更加倾向于盈利效益更明显的服务。"（F-bsq）"一些人承包了社康中心，公办到了民营。"（F-zy）
上级医院竞争 （N＝4，23.5%）	10	"随着医疗市场的放开，医生的市场比较多，私立医院待遇比较高，挖走了很多业务骨干。"（D-cbh）"人才培养的问题，培养周期很长，城区的社区中心也会被私立医院挖走。"（D-yy）

注：子节点表示 17 名访谈对象是否提到该概念及其构成比，参考点数则为提到该概念的次数，参考点数举例为典型访谈对话内容。

表 8-5　　　　　　　　服务供给的子节点

子节点（材料来源,%）	参考点数	参考点举例
基本医疗卫生服务项目 （N＝13，76.5%）	47	"虽然诊疗能力比较强，可以更加深入做一些内容，诊疗是最基础、很基础的内容，才能够有效吸引公共卫生服务的开展。"（F-zhy）
基本公共卫生服务项目 （N＝11，64.7%）	17	"公共卫生做得也不是很认真。"（F-lw）

续表

子节点（材料来源,%）	参考点数	参考点举例
服务能力 （N=11，64.7%）	19	"每天服务量500—600人，真正解决周边群众的问题"（F-zhy）
医防融合 （N=10，58.8%）	22	"门诊做不好，患者吸引不过来，公共卫生也没办法做。医疗资源下沉，患者还要下沉"（F-jt）
购买服务 （N=4，23.5%）	6	"药品打折等政府优惠"（F-wjw）
服务效率 （N=2，11.8%）	2	"促进分级服务的功能不够？分级管理的提升，手动记录？浪费人力资源，不好提高效率，数据重复采集。"（F-zhy）
大健康 （N=2，11.8%）	2	"没有健康，什么都没有。没有健康谈不了教育，谈不了经济发展。"（D-by）
功能定位 （N=2，11.8%）	4	"服务功能在不断扩展。"（F-wjw）
医养结合 （N=2，11.8%）	2	"现在的临终关怀主要集中在医养融合科室里面，我们医院固定的护工和医生、护士在做事情，设置了40张床位，现在一共收了30张床位。完全托付，5个护工、3个护士。大概5个临终关怀病人。医养结合是私人产品，市场很大。"（D-yy）
服务网络 （N=1，5.9%）	1	"社区工作站的上级机构是街道，10个街道94个社区，每个社区有一个社区工作站，对应1个社康中心，有的地方可能有2个社康中心。"（F-wjw）
主动转型 （N=1，5.9%）	2	"血液净化科不受医共体的政策控制，属于特殊人群。"（D-yy）

注：子节点表示17名访谈对象是否提到该概念及其构成比，参考点数则为提到该概念的次数，参考点数举例为典型访谈对话内容。

表8-6　　　　　　　　　　服务结局的子节点

子节点（材料来源,%）	参考点数	参考点举例
满意度 （N=6，35.3%）	13	"随着国家对公共卫生的投入，做基本公共卫生之后，慢慢地用技术和服务赢得信任，居民对社康中心的认可度比较高。"（F-myyc）
就医流向 （N=4，23.5%）	4	"虽然这边农村条件相对比较好，现在的有些问题还是愿意在基层解决，特别是慢性病或者老年人，看病的话晚上要回去照顾地、猪和孩子。"（D-cbh）

续表

子节点（材料来源,%）	参考点数	参考点举例
质量 （N=2，11.8%）	3	"民营社康实质上是非营利的，服务比较好，质量不一定。民营的主动服务意识比较强，民营的医生不敢要。"（F-lw）
控制费用 （N=1，5.9%）	3	"经过家庭签约之后，是否能够实现控制费用效果？市里面的政策意图使医保费用下降10%左右。"（F-wjw）

注：子节点表示 17 名访谈对象是否提到该概念及其构成比，参考点数则为提到该概念的次数，参考点数举例为典型访谈对话内容。

一 有效治理对基层机构资源禀赋的影响

财政补助投入保证了医疗卫生资源配置过程中的均衡程度。但是，不同区域财政能力的差异引发了财政支出意愿的差异，不同项目财政投入的增长速度快但不平衡、基础建设较为完善但制度建设滞后等现象引发了基层卫生服务供给过程中"体系松散、网底薄弱、人才短缺、医防分离"等问题，导致体系整体效能损失。因此，各级政府治理目标实现过程中的目标一致性和实现程度部分取决于多方对于区域健康需要的整体认识，合理的政策必须将上级政策精神和本地实际相结合，在普遍主义和特殊主义间寻找到平衡点。通过财政补助政策和医保支付方式等政策工具协同促进多方目标趋于"激励相容"。

访谈发现：卫健局对于乡镇卫生院诊疗收入增长幅度有一定要求，但是地方政府财政投入和医保资源未能够合理倾斜。如果政府不能够及时推动配套政策的供给，主要制度安排的效果将会有所折扣，引发基层机构服务供给的滞后（"财政投入要避免县级政府推卸责任。"D-hr）。尽管医保部门对基层机构住院服务已经出台了补偿比提高等优惠政策，但基层机构服务供给出现"绝对量增长，相对量不发展"等现象（"收支两条线确实有利于管理，但是较难提前预算，服务供给范围可能进一步萎缩。"D-yy）。

如表 8-7 所示，2015—2018 年，F 区社康中心财政补助收入占总收入的比例分别达到了 51.8%、48.3%、52.1% 和 49.1%。财政补助人员经费支出占机构总收入比例分别达到了 11.1%、11.9%、16.5% 和

165

16.1%，占财政总投入的比例分别为 21.4%、24.6%、31.7% 和
32.8%，家庭医生服务财政服务购买投入占社康中心财政投入的比例分
别为 9.6%、10.4%、10.2% 和 16.6%，该政策财政补助收入比例不断
上涨。如表 8-8 所示，2013—2018 年，D 市基层机构财政补助收入占
总支出分别达到了 35.3%、35.9%、46.7%、45.8%、43.0% 和 50.9%；
基本药物制度实施补助达到了基层机构财政投入总量的 45.8%、
52.9%、29.2%、27.9%、57.6% 和 41.1%，其中 D 市财政投入比例不
断增加，分别达到了 78.1%、80.4%、81.9%、81.5%、86.5% 和
84.9%。基础设施建设方面，D 市长期固定投入的 280 万元占财政总投
入的比例不断下降。设备购置方面，2018 年市投入 555 万元，当年度基
层机构财政投入增幅较大。2012—2016 年，D 市全体乡镇卫生院和社区
卫生机构在岗医务人员经费支出占机构总支出的比例分别达到了 32.0%、
40.9%、44.2%、49.7% 和 51.3%。如表 8-9 所示，基层机构的医疗业务
收入实际增长速度较慢，医保支付总量占业务收入比例呈下降状态，进
一步提示当下的医保支付方式可能与相关改革政策未能充分协同。

表 8-7　　　　各级政府对 F 区社康中心财政投入的按项目分布　　　单位：元

年份	总收入	财政投入总量	基本药物制度（中央财政）	人员经费（区财政）	基本设施（区财政）	设备购置（区财政）	基本公共卫生服务项目	家庭医生签约制度
2015	403720000	209257570	2454762	44770000	2180000	37538200	105032803	20000000
2016	479690000	231918730	2454762	57110000	1470000	—	104680005	24215800
2017	572796000	298270000	2335700	94500000	—	11890000	112798300	30556600
2018	650979800	319400000	3521900	104720000	6790000	—	114945100	52908818

注："—"表示缺失值。

表 8-8　　　　各级政府对 D 市基层机构财政投入的按项目分布　　　单位：元

年份	总收入	财政投入总量	基本药物制度（总量）	D 市财政	中央财政	人员经费	基本设施建设	设备购置	基本公共卫生服务总量
2013	83418569	29450224	13484800	10534800	2950000	—	2800000	—	15490000
2014	79535907	28524873	15077500	12127500	2950000	—	2800000	—	17750000

续表

年份	总收入	财政投入总量	基本药物制度（总量）	D市财政	中央财政	人员经费	基本设施建设	设备购置	基本公共卫生服务总量
2015	119112245	55640129	16264600	13314600	2950000	—	5850000	—	20110000
2016	127398564	58321330	16264600	13254600	3010000	—	3100000	—	22460000
2017	120961815	52037481	29984300	25924300	4060000	—	2800000	—	24030000
2018	143440772	72949159	29984300	25454300	4530000	—	2800000	5550000	26230000

注："—"表示缺失值。

表8-9 　　　　　　D市基层机构业务收入中医疗保障基金来源　　　　单位：元,%

年份	基层机构医疗收入总量	医保支付总量	占比
2013	59048409	30020397	50.8
2014	55216077	26679706	48.3
2015	74251873	35412294	47.7
2016	80707987	35740002	44.3
2017	80946139	38146448	47.1
2018	86273435	32432528	37.6

　　灵活的管理措施有效促进了基层机构服务的开展。以 D 市为例，一家由市二院转变为社区卫生服务中心的基层机构，依托其硬件资源、自身服务能力和管理能力等多重优势，拉大了机构内部绩效分配差距，机构门诊服务量逐年增加。此外，机构及时感知到了周边城区老年人口养老需要，开展了近 40 张医养结合病床，长期保持 5 名左右的临终患者接受安宁疗护服务；结合医保支付的特殊政策开展了血液透析服务（"虽然力量较为薄弱，但是从服务体系的完整性和高效性、基层机构也可以通过灵活运营和主动式服务、价格优势等做好自我发展。"D-yy）。

二　有效治理对基层机构服务供给的影响

　　特定治理结构被采用是因为它能够降低交易费用，降低交易成本的必要性将导致特定治理结构的产生。[①] 个体的偏好和利益是制度的产

---

　　① Knudsen C.，"Modelling Rationality，Institutions and Processes in Economic Theory"，*Rationality，Institutions and Economic Methodology*，Routledge，1993.

物，制度规则和过程通过多种方式形成和改变个体价值和偏好。① 大力发展基层机构的好处在于能够有效避免综合医院的疏离感，通过构建共同体调动居民的自主性和积极性。部分基层机构能够充分购买市场资源或调动社会资源来满足自身的需求，借助政府、市场、社会组织的多方参与，对当前的资源系统和服务供给实行适度治理（"和工作站、街道合作比较融洽。大家的目标比较一致，YT 社康也是个老社康，信任感比较强。"F-mlyc）。访谈发现：尽管基层机构相关政策不断增多，但部分政策力度和稳定性不足，并没有制度化。尽管政府对于基层机构投入增长迅速，但处于长期波动趋势，并且部分资源投入力度长期固化，导致稀缺要素投入不畅（"我们 D 市对于 10 家乡镇卫生院基层设施设备维修和审批购买已经很多年维持在 280 万元了，大家只能轮流去翻建和购买设备。"D-hr）。基层机构财政投入增速低于公立医院财政投入的增长速度，民营医院也一定程度上会"挤占"基层机构的生长空间。最后，部分被访谈者提出政策的不稳定性导致了基层机构标准化建设无法持续（"要标准化建设，不要那么多政策，关键政策给好就行"，F-zhy）。因此，机构的自我组织和自我调节的能力发挥也不应受到制度和政策的过度约束，各级政府要通过一定的政策弹性创造条件实现制度安排、政策供给与基层机构发展需求的有效匹配。

如图 8-3 和图 8-4 所示，当前对于基本公共卫生服务项目的持续督导和考核引发了：县区要求基层机构、基层机构将其作为优先事项开展以"满足"督导体系的要求。访谈发现：县区级政府职能部门比上级政府职能部门更清楚本地基层机构的努力程度和当前所面临的问题，县区职能部门和基层机构在政策执行过程中长期合作，互相帮助。比如，县区职能部门帮助基层机构达成政策目标，基层机构未来继续与其合作完成其他政策的执行。以 D 市基层机构的远程医疗项目为例，医保政策"谁付费"的问题未得到有效解决，产生了项目"景观化"现象，本质上是基层机构面对其他外界支持不足的理性生存策略，而上述内容共同导致了当前有的服务项目开展只看数量，不看质量，绩效考核

① ［韩］河连燮：《制度分析：理论与争议》，李秀峰、柴宝勇译，中国人民大学出版社 2014 年版，第 12—15 页。

不到位（"都有考核，实际上很难。"D–hr）。

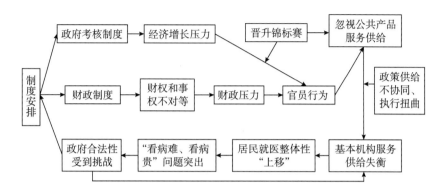

图 8-3　制度安排和政策供给对基层机构服务供给的作用路径

社会公约的概念可简化为：我们每个人都把我们自身和我们的全部力量置于公意的最高指导之下，而且把共同体中的每个成员都接纳为全体不可分割的一部分。[①] 在典型的契约承包关系中，委托方和承包商间的目标设定往往是可行的、有约束力的。但是，政府公共产品的供给过程中往往是自上而下、强制推行的。在实际运行和考核过程中，委托方、管理方和代理方在检查验收过程中有着比较灵活的"谈判"空间，检查力度的大小很大程度上决定了目标设定的实际控制权和完成度。服务结果的模糊性加大了合同监管的难度，并且剩余控制权的分配方案设置影响了服务成效。[②] 此时，委托方检查力度"从紧"或"较为宽松"的定式无法决定服务代理方的实际努力程度。F 区部分机构对于"两个允许"政策的大胆推进顺了基层机构和医务人员共同的目标。

由于财政投入、地理条件等多方面的差异，各地基层机构面临着不同的政策环境，需要赋予地方政府和基层机构更多的自主权。[③] "不合理"的财政补助政策破坏了内部市场机制的使用、增加了基层机构的服务供给成本。各方均只关注自身利益的情境下，则会出现集体失效。

---

① ［法］卢梭：《社会契约论》，李平沤编，商务出版社 2011 年版，第 20 页。

② 周雪光、练宏：《中国政府的治理模式：一个"控制权"理论》，《社会学研究》2012 年第 5 期。

③ 赖静萍、刘晖：《制度化与有效性的平衡——领导小组与政府部门协调机制研究》，《中国行政管理》2011 年第 8 期。

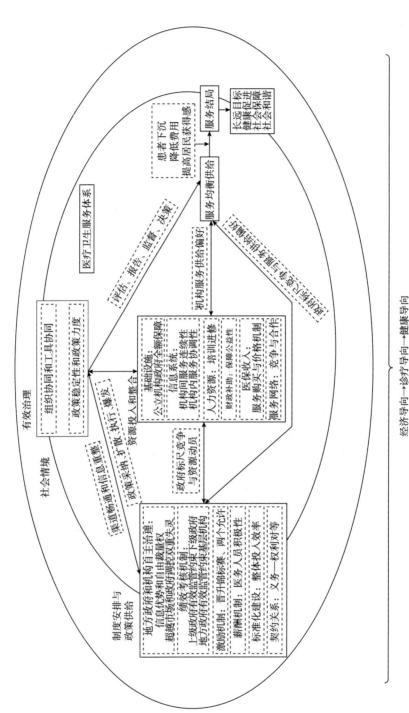

图 8-4 基层机构服务供给失衡有效治理的内在机制

170

目前基层机构服务项目供给出现了基本医疗卫生服务供给和基本公共卫生服务项目供给"脱节"的现象：①基本公共卫生服务范围较广，但是基本医疗卫生服务供给范围差异较大。因为部分机构基本医疗服务弱，居民对于基本公共卫生服务存在"抵触"、接受度不高等情况。②基本医疗和基本公共卫生服务相互脱节、信息系统不融合、两者的补偿机制各成体系、在医疗活动中提供预防和公共卫生服务并没有相应的补偿机制，不利于实现全生命周期的服务供给体系。③两类服务的考核和"创收"机制不同，基本医疗服务的补偿机制与患者门急诊、住院服务量和疾病严重程度挂钩，基本公共卫生服务则是"治未病"导向，但当前县级行政机构对基本公共卫生服务项目资金采取"大锅饭"的分配方式（"当前工作重点应该是健康教育，首先提高健康知识的知晓率，才是健康行为的形成。基本医疗和公共卫生应该是相互促进的，没有基本医疗的能力，那么就无法开展公共卫生服务。"D-hr）。

治理即是将各利益主体通过复杂协调机制桥接，本质上是将政府、市场和社会多方资源有机融合。在政策初期，中央政府较少使用激励手段，而基层政府面临着政策内容、政策力度等多方面的模糊性。不同的政策制定和供给过程的交易费用主要包括了：政策制定的信息费用、政策执行费用、打破相应准则的费用、机构发展的费用、寻租的交易费用。[1] 然而，当前的各级政府交叉导致了大量的管理费用。一方面，部门间制度化的协调机制仍需要不断健全，确保合理合法的前提下继续发挥高效协调的作用，通过制度化保留政策试点和改革的成果。另一方面，当前单纯的上级政府监督考核出现了政策执行的歪曲，监督和考核的结果最次就是减少或延缓拨款，没有相应的退出机制。因此，需要内部监督和外部监督共同作用以促进政策执行，[2] 在高层次政府统一资源配置的规模效益和地方政府的公共产品需要响应间寻求平衡，降低政府直接举办基层机构的交易成本。

---

[1] 周燕、潘遥：《财政补助与税收减免——交易费用视角下的新能源汽车产业政策分析》，《管理世界》2019年第10期。

[2] 白桂花、朱旭峰：《政策模糊性、内外部监督与试点初期执行：基于"新农合"的比较研究》，《学海》2020年第2期。

三　有效治理对患者结局的多重作用路径

访谈发现：当前制度安排和政策供给提及最多的问题是绩效考核和薪酬机制（见表8-3）。如图8-4所示，以D市为例，上级政府或职能部门并没有为基层管理提供合适的激励机制和外在支持，改革效果与理想情况有差距。而F区对大部分基层机构的"公益一类财政供给，公益二类绩效管理"调动了基层医务人员服务供给的主动性。政府制定的政策实质上是政府提供基本医疗卫生服务的合约安排。市场的基本价格准则意味着，如果没有政府有效参与的情况下，医疗卫生资源将被市场配置到成本收益最高的服务项目。而当政府出台财政补助等政策时，基层机构服务供给的成本收益变化将使资源配置形成另一种均衡，如果基层机构和医务人员按照自身短期利益最大化的原则进行服务的供给将增加基本医疗卫生制度的实施成本。虽然财政补助逐年增长，基层机构提高的服务绝对量也在增长，但是基层机构总收入占卫生总费用的收入也在下降。

尽管县区职能部门和基层机构在其职权范围内行使相应的剩余控制权以促进政策执行，但基层机构并没有较高的激励分配控制权，事权和财权不对等导致了基层机构服务供给"积极性的丧失"和治理无效。访谈发现：D市基本医疗诊疗服务项目价格的长期不调整，导致基层机构开展诊疗服务动力不足。上级政府各项改革推行之后，财政补助无法有效到位、机构内部薪酬分配激励不足。即治理能力的不足导致了政策供给和制度安排不协同、导致政策在地方政府和基层机构间执行效果不佳，部分基层政府和基层机构在基本公共卫生服务项目检查验收阶段"共谋"，虚假填报以获得政府财政补助。访谈指出了两种可能性：①地方政府或职能部门在自身权力范围内的激励分配重新评估了基层机构和医务人员的努力程度。基本公共卫生服务项目的检查验收过程中，部分地区绩效考核结果并没有与基层机构的收入挂钩，或者挂钩程度和激励设计不合理，检查验收常常掌握在市级以上职能机构，但激励制度设计往往是县级职能机构，实际政策制定和执行过程中出现了与激励约束机制关系不紧密、联系弱等现象。②基层机构服务供给的政策执行结果并不是特定的市场产品，其考核和评估并没有很大的确定性，实际政策执行和检查考核过程中存在着"讨价还价"的更大空间，导致了政策不连续和上级政府可信度被弱化。政策执行不佳也可能是因为政策形成的模糊性导致了中央政府对省级、地市级的要求和规定并不多，只有财政事权，并没有监督权和激励分配控制权（"家庭医生签约有文件，但是没落实好。"D-wjw）。因此，财政补助相对于政府购买服务，一定程度上增加了交易费用，其根本原因在于财政补助在保证公平的基础上，也一定程度上"扭曲"了市场竞争准则，而购买服务则是居民通过"用脚投票"的方式对基层机构服务供给进行了选择，上述过程体现了两种方式激励效果上的显著差异。

不同层次的政策合约分为集权合约和分权合约。前者是各级政府规定医疗机构的行动目标，并对实施情况进行监督管理，衡量履约情况、信息成本和实施成本导致了各级政府的总效用损失，比如基本公共卫生服务项目。后者是各级政府告知改革目标的优先级，医疗机构选择性决定行动目标甚至拒绝合约，比如家庭医生签约制度。委托代理关系视角下，研究者可将医药卫生体制改革过程从目标是否一致和合约类型两个方面划分为中央指令机制、中央约束机制、激励相容机制、放任自流机制四种情况。显然，在目标函数相一致的前提下，激励相容机制的总效用最高；目标函数不一致的情况下，集权合约和机会主义执行形成的交易费用间的权衡决定了中央约束机制和放任自流机制的效用。服务体系供给体系内部，部分主体的目标与医疗卫生资源下沉这一目标不一致、利益主体不能够有效耦合导致了资源错配。因此，需要更多约束机制进行矫正，通过纵向体系的治理保障基层卫生服务体系发展的"可持续性"，通过整体性治理对政府、社会和市场治理进行有机融合。但是，顶层设计如果忽视了底层经验和试点，则会出现"统—死—叫—放—乱—统"的不良循环。F区的访谈发现，综合医改由党政"一把手"亲自负责，一定程度上减少了制度安排和政策供给"碎片化"对服务供给的潜在负面影响（"我们很多改革措施的制定和推进都是一把手在推进，并在财政、医保等方面给予了很大的支持。"F-zhy）。这与"三明医改"形成了有利于改革的领导体制较为类似。访谈过程中我们发现当地也在努力将相应改革经验通过成立"社康中心统一管理部门"予以制度化，即避免卫生部门或者医改办仅仅是协调机构，增大了基层机构统一改革的执行力。此外，尽管医疗卫生专业协会、专家智库发挥作用、渠道和能力有限，但是主动的信息公开披露之后，才会有更多的关键利益者参与，促进社会性约束的形成（"要和做系统的人，深度融合。广泛征求一些需求。"F-zhy），提升基层机构自我管理能力和组织能力的提升。F 区的访谈也发现人大或政协委员、行业协会等主体参与了医疗卫生体系改革的监督。D 市访谈发现：当下的监管和问责主要集中在医保基金的具体使用上，特别是当下的打击"骗保"等行动从运动式监管走向常态化监管和问责。

医疗卫生体系本质上是一个开放的系统，各区域医疗卫生体系的发展受到当下政治决策、社会经济和历史演进共同影响。基层卫生服务均衡供给和有效治理在医药卫生治理中发挥着基础性的兜底作用。[①] 面对着居民健康需要的持续变化和转型，基层卫生服务供给面临着从"医疗卫生"向"大健康"外延、服务供给从单一化供给走向多元化供给的急迫性。本节聚焦于有效治理、制度安排和政策供给、资源投入、服务供给、服务结局等多重维度，建立了基层卫生服务供给的有效治理路径，指出基层卫生服务均衡供给和有效治理不仅仅取决于政府机构间的正式结构，也依赖于基层机构所处的一系列正式和非正式的制度环境，包括了多类型公共组织横向、纵向连接"钩嵌"形成的网络，即党委领导、政府—市场—社会多主体参与的"一核多元"治理模式。研究发现：①政府的制度安排和政策供给长期存在着政策组织和政策工具的双重不协同、力度和稳定性不足等问题导致了政府主体责任和服务供给的界限不清，部分地区出现上下级政府、医疗卫生服务体系嵌入"双重失灵"等情况，共同影响了政府对财政投入、医保资金等资源的动员能力，导致基层机构"避重就轻"、选择性地完成与自身资源匹配或者风险小、收益高的服务项目，引发服务项目供给和患者结局差异。②基层卫生服务均衡供给和有效治理的核心在于基层机构收入构成及其内部薪酬机制，重构医疗服务提供者的激励机制是破解当下多重问题的重要政策工具。③卫生治理的重点在于政府充当协调者。当前政策执行过程中出现政府与市场合理边界不明确、政府缺位、错位和越位等现

---

① Mick S. F., Shay P. D., "Accountable Care Organizations and Transaction Cost Economics", *Medical Care Research and Review*, Vol. 73, No. 6, Dec 2016.

象。治理的核心不仅仅在于政府行政力量通过行政机制在制度供给和组织保障中发挥主体作用、增进市场和社会参与发展发挥促进和监管作用，更要发挥党委"元治理"的角色定位、为治理体系有效运转制定基本的制度规则，注重整体环境的改善和监管，促进制度安排、政策供给和区域特征的匹配，充分激发基层机构负责人的企业家精神，真正建立适应基层机构长效发展内在秩序的治理结构。作为一个超复杂体系，医疗卫生服务的治理需要给地方治理留下多元化的空间，应符合治理的现实逻辑，通过"有效治理—>制度安排和政策供给—>资源投入和整合—>服务供给—>服务结局"的"链式治理工具"的"转动和循环"和持续性的治理效能反馈和实践检验，形成基层卫生服务均衡供给和有效治理的"环形工具"（见图8-4）。

第九章

超越政府和市场：
基层卫生服务的社群治理

作为政府职能的延伸，街道和社区解决了我国基层卫生服务供给过程中的部分问题。但是，基层社区工作人员并无相应的执法权力，不同地区基层社区工作人员可调配资源的规模不同。在政府行政治理主导、市场机制不断应用的背景下，大多数的社区既没有行政权力、也没有市场能力，导致优质资源不断向上集中，社区治理成为社会治理的薄弱环节。社区距离居民需要最近，但很多社区工作者和基层机构对辖区居民疾病谱并不清楚，社区健康水平诊断功能基本没有，社区服务功能被上级各类职能部门不断分割。如何通过社区赋能、赋权，改善基层卫生服务的自我治理，促进行政机制、市场机制和社群机制的相互补充和协同，尽可能地提升居民健康水平成为重要的研究命题。

第一节　厘清政府、市场和社会的边界：
基层卫生服务治理的必然要求

政府行政机制和市场机制是提高医疗卫生服务供给有效性的重要途径。完整的基层医疗卫生服务体系有利于提高医疗卫生服务体系的整体绩效。行政机制作为我国医疗卫生服务体系的核心特征，既往高度行政化的服务体系解决了中华人民共和国成立初期传染病和地方病等诸多问题，如各级爱国卫生运动委员会的成立与运行就具有非常鲜明的政治特征和计划性。作为三级医院、二级医院和基层机构相互交织的产物，如果医疗卫生体系内的某类机构无法充分响应居民健康需要的变化，那么医疗卫生服务体系将逐渐割裂、资源将快速聚集到单一类型的服务主体。制度经济学指出，通过一系列治理结构的完善，可以走出多利益主体的困境，节约组织成本和交易费用。新制度安排的出现或者现有制度的改革都需要考虑"制度安排的良好运转必须同其所嵌入的、更大的制度、结构、文化环境相适应"，① 尽管我国区域社会经济发展差异巨大，但其中基层卫生服务治理仍均以行政机制为主导，同一个县区内部，不同机构距离区域中心远近不同，其服务的功能定位应有所差别，但其具体管理措施多数在县区层面"一刀切"。就医秩序混乱使得医疗卫生资源整体效率不高，服务网络出现"断裂"，"碎片化"的服务供给加剧了不同层级医疗卫生机构服务量和总费用占比的结构性失调。

新医改以来，我国政府对各级医疗卫生机构给予了大量的财政投入，医疗卫生资源得到了空前的提升。"管办分离""法人化治理"给医疗机构，特别是为公立医院创造了通过市场化自主经营提高经济效益的机会。其中，基层机构大多数被界定为一类事业单位，其人事权和内部薪酬分配的权利往往掌握在上级卫生健康行政部门。县区级以上公立医院往往被列为二类事业单位，基层机构和医院服务提供内部动力差异巨大。主要表现如下：第一，基层机构管理人员和医务人员受到编制的限制，流动空间较小，发展空间也相对局限，导致了"招聘不来、培养不好、留不住"的局面，医院以其各方面的优势不断虹吸基层机构的优秀人才。其本质在于对于服务提供剩余价值的分配。第二，当前的医务人员仍然处于单点执业的管制状态，上级医院的医务人员只能通过"对口帮扶"等形式前往基层机构开展服务。第三，市场机制使用过程中的"监管缺位"引发了过度医疗、医保欺诈等问题。② 虽然我国卫生事业定位为公益性，但以往的卫生政策制定和执行过程往往很难完全满足居民多样化、多层次的健康需要。尽管现行制度安排已经通过医疗联合体等形式提高服务供给的系统性与整体性，但社会资本举办的基层机

---

① Hollingsworth J. , et al. , *Contemporary Capitalism: the Embeddedness of Institutions*, Cambridge University Press, 1997.

② 任飞：《完善区域纵向医联体建设的思考——基于制度理性选择框架》，《中国卫生政策研究》2016年第10期。

构或医院将何去何从？即使公立医院之间形成了一致与平衡，患者如何在多个体系间进行流动仍不明晰，不同机构间信息系统仅仅可能是一群小孤岛变成了几个大孤岛，不同体系间必然会出现不均等的现象，如医保基金、财政补助等卫生资源投入控制权的争夺。[1] 作为基层机构收入的重要来源，当前的财政补助仍以行政机制主导的分配为主，各机构间未能形成良性竞争。部分地区"大锅饭"式的薪酬体系导致了激励不足的局面，基层机构医务人员服务供给积极性进一步减弱。[2] 以"命令与控制"为特征的行政机制引发了基层机构服务供给的失衡，基层机构发展的资源分配、人事权等制度安排均滞后于上级医院。[3]

面对上述问题，政府出台了一系列改革措施，比如鼓励建立医疗联合体，通过上级医院带动基层机构服务能力的提升。2013 年，全国卫生工作会议在国家层面上正式提出了医疗联合体概念，通过医联体建设和家庭签约服务作为抓手实现分级诊疗制度以应对人口老龄化与慢病负担不断加重等挑战。2017 年，《关于推进医疗联合体建设和发展的指导意见》指出，基本搭建医联体制度框架，全面启动多种形式的试点工作。2020 年，在总结试点经验的基础上，全面推进医联体建设，所有二级公立医院和政府办基层机构全部参与。尽管基层卫生服务网络建设思路已经明晰，仍存在如下问题：首先，医联体的建立需要当地政府、卫生健康、人社、财政等多个部门的协同治理。其次，医联体往往由大型医疗机构主导，而大型医疗机构的功能定位在于高精尖医疗服务的提供，基层机构进行帮扶需要上级医疗机构投入相当数量的资源，上级医院并没有足够的动力去充分落实分级诊疗制度建设的整体目标。最后，当前多种政策执行的关键问题在于基层机构"接不住"上级机构下转的病人，但基层机构天然的"弱势"特征容易引发上级医院支配体系重构过程、进一步"虹吸"患者和医务人员。

任何体系、组织机构的运营都存在着组织成本。在资源有限特别是

① 王春晓：《"三明医改"评估：卫生治理框架的分析》，《甘肃行政学院学报》2018 年第 1 期。

② Li X., et al., "The Primary Health-care System in China", *The Lancet*, Vol. 390, No. 10112, Dec 2017.

③ 顾昕：《"健康中国"战略中基本卫生保健的治理创新》，《中国社会科学》2019 年第 12 期。

人力资源有限和政府指令性行为下，医疗卫生服务体系的整合降低了居民服务利用行为的不确定性。尽管不同医疗机构在患者的健康管理过程需要协同进行服务的提供，但当前的居民健康信息档案仍无法共享。大医院产生"我们不占领别人就占领"的做法将会把基层机构发展成"转诊器"，当资源共享的收益低于卫生机构整合的成本时，医疗机构间协作意愿必然降低，影响医联体建设对基层卫生服务供给能力提升的作用发挥。当市场逐利行为占据主导地位时，大型机构借助"医联体"建设扩张自我话语权、形成集团利益割裂，更难调配的局面并不是不会出现。以美国为例，基层卫生服务供给多以全科医生、个体诊所等主体进行自由执业。过度市场化的情境下，独立执业医生或团体执业的医生开始逐渐被上级医院兼并和整合，形成了卫生系统等新型法人组织机构，并不能够实现控制费用增长的目标。进一步讲，上级医疗机构也不断拓宽服务范围，提供了大量的健康管理、康复、安宁疗护等服务，各级机构服务供给范围逐渐模糊。研究指出西方国家大量的管理分权等问题饱受诟病，机构之间职责冲突、重复带来的资源浪费使得公众对于公共服务的获得感不够。①

上述内容对我国既往基层医疗卫生服务供给改革过程中政府、市场和社会多主体作用发挥进行了比较分析，研究发现：不同的改革过程中行政机制、市场机制和社群机制发挥了特定的作用，如中华人民共和国成立初期行政机制促进了我国医疗卫生服务体系的快速建立，以发动人民群众为主要特征的爱国卫生运动也发挥了重要作用。市场机制有利于提高服务的供给规模和效率，然而，不同机制总是需要与特定的制度和政策环境相结合，否则将出现政府和市场的双重失灵。因此，需要构建中间型组织以厘清不同层级医疗机构技术结构和效率的关系，促进"握手"。②③

① 竺乾威：《从新公共管理到整体性治理》，《中国行政管理》2008年第10期。

② 2009年诺贝尔经济学奖获得者威廉姆斯从企业和市场中区分出中间性组织，将其定义为由于交易的特点具有混合性而产生的一种协调此类交易的制度安排。

③ 该名词由Richard Larsson于1993年根据斯密和钱德勒"看不见的手"和"看得见的手"的比喻提出。

第二节　社群治理：基层卫生服务供给
与区域健康管理的融合

萨缪尔·鲍尔斯通过对于治理机制研究中行政机制、市场机制和社群机制的归纳，揭示了与之对应的行政治理、市场治理和社群治理。[①]基层卫生服务供给过程中的社群治理涉及了医学会、医师协会、基层卫生协会等社会组织构成的行动主体。社群治理的基本特征是"认诺与遵守"，即相互密切关联的个体组成正式或非正式的社群，基于对共同价值与规范的认诺与遵守以协调其活动。政府职能转变是国家社会政策不断转型的重要组成部分，基层卫生治理如何引入社群机制，促成行政机制、市场机制和社群机制相互协同已经成为治理变革过程中面临的重要挑战。[②]事实上，政府并未对上下级医疗卫生机构服务协作开展过程中产生的成本进行充分的补偿。单一机制特别是市场机制导向下的整合引发了兼并、收购等行为，导致服务价格的上升、加剧卫生总费用的不合理增长。[③]社群机制的作用在于信息优势、政策倡议、行业治理等，听取行业诉求以界定利益和调试行动，弥补上级政府信息弱势、制度安排和政策供给激励不足等问题。其中，社区治理主要由行业代表、普通群众、政策制定者、卫生专家、患者组织、学术机构、民间团体等群体构成，良好的社群治理有助于提高政策创新过程中社群治理的行政嵌入性。但是，既往研究中更多地关注了基层卫生治理过程中的行政机制和市场机制，较少地关注社群机制对基层卫生服务供给与区域健康管理融合的作用机制。有研究指出，为了提升社区治理水平，必须要强化法律制度保障：一方面，要解构法律制度障碍，这一过程要遵循"循序渐进"原则；另一方面，要建构起新的促进社区治理更好发挥作用的法

---

① Bowles S., Gintis H., Brighouse H., *Recasting Egalitarianism：New Rules for Communities, States and Markets*, Verso, 1998.

② 顾昕：《"健康中国"战略中基本卫生保健的治理创新》，《中国社会科学》2019 年第12 期。

③ Chernew M. E., et al., "Public Payment Rates for Hospitals and the Potential for Consolidation-Induced Cost Shifting：Study Examines Public Payment Rates for Hospital Care and the Potential for Consolidation-induced Cost Shifting", *Health Affairs*, Vol. 40, No. 8, Aug 2021.

律制度体系，这一过程不仅要遵循"精确制导"原则，还要遵循"制度协同"原则。① 第八章的研究已经表明了基本卫生服务治理过程中单一的政府行政机制的不足，体现了市场机制和社群机制运用的潜在可能性。F 区政府家庭医生服务购买、部分基层机构在机构内部薪酬分配上适当拉开体现了政府作为基层卫生服务供给协调者的重要性，同时，多种协会也发挥对基层卫生服务治理过程中的"智库"作用，部分街道通过社康中心与街道居委会成立了健康促进委员会，体现了基层卫生服务治理与基层自治的整合。

协同治理是指各个主体之间在开放系统中，以组织、技术等行为方式寻求治理机制优化的过程，也是一种在既定的限制条件下寻找一个解决复杂问题的方法，希望通过制度化与常态化的跨领域机制建设，使不同组织间以及组织与外界能够更好地分享信息等资源，为共同目标进行制度化合作。② 以国家主导为主的卫生服务体系为例，2008 年，英国中央政府就对国民卫生体系实施了跨部门、协同治理安排，结果表明该治理结构能够有效促进各部门非正式关系的建立，但需要进一步的政府资金、支持性政府环境和充分的时间促进协同治理模式的成功实施。③ 部分英联邦国家，如加拿大，也开始在基本医疗服务提供过程中引入市场治理和社群治理，通过内部市场机制的运用减少行政治理的主导作用，政府从医疗卫生机构的举办者和管理者逐渐转型为掌舵者和监管者。④ 美国政府也倾向于多元治理保护公共产品的提供，⑤ 协作治理委员会的成员身份促进医务人员的自我成长和组织发展。⑥ 与社群治理的"认诺

---

① 汪碧刚等：《我国城市治理研究：回顾与展望》，《青岛理工大学学报》2020 年第 2 期。

② 唐贤兴、马婷：《中国健康促进中的协同治理：结构、政策与过程》，《社会科学》2019 年第 8 期。

③ Ovseiko P. V., et al., "Implementation of Collaborative Governance in Cross-sector Innovation and Education Networks：Evidence from the National Health Service in England", *BMC Health Services Research*, Vol. 14, No. 1, Nov 2014.

④ Saltman R. B., Duran A., "Governance, Government, and the Search for New Provider Models", *International Journal of Health Policy and Management*, Vol. 5, No. 1, Jan 2016.

⑤ Mountford N. and Geiger S., "（Re）-Organizing the Evolving Healthcare Market：Collaborative Governance in Bureaucratic Contexts", *Academy of Management Proceeding*, Vol. 2018, No. 1, Aug 2018.

⑥ Erickson J. I., et al., "The Value of Collaborative Governance/Staff Empowerment", *JONA：The Journal of Nursing Administration*, Vol. 33, No. 2, Feb 2003.

与遵从"不同，行政治理主要以"命令与控制"为其基本特征，而市场治理的基本特征是"选择与竞争"。[1] 因此，三种治理机制与整体制度安排和政策供给之间的嵌入需要更高层面的协同治理。[2] 我国国家治理的精髓在于：自由人（责任机制、压力机制、晋升机制）、强政府和有效治理。[3] 内生性强的政府，具有动员、资源汲取和社会治理的能力。国家治理体系和治理能力就是制度和人的关系，制度问题更具有根本性、全局性、稳定性和长期性。因此，只有内生于社会需要并有利于居民健康水平提高的服务能力才具有可持续性。种种管理问题的处理也是改革不断调试的过程，只不过调试的范围、程度和性质有差别，形成了医疗卫生服务体系的治理体系和治理能力。党的十八大将"国家治理体系"和"治理"两者放在一起，赋予了治理能力更丰富的内涵，使治理更具有动态性、互动性和发展性。既往"皇权不下县"的重要前提条件是"乡村有自治"，[4] 于乡村而言，地方性特征使得居民活动范围有相对的地域限制，在区域间接触较少，熟人社会让多主体之间从熟悉形成信任和规矩，通过一定程度的契约关系对行为规矩的可靠性进行约束。[5] 但现在的"陌生人社会"一定程度上导致个体有权利没有义务、公德心与自私心失衡，个体对多层次医疗机构的服务无序利用。同时，社会经济地位的界限划定也导致了医疗卫生资源配置的不公正，服务利用的不公平。此外，少数地方不遵守公共行政官员应该遵守的价值规范与伦理准则，利用自身的自由裁量权谋取私利，导致健康需要满足的过程、结果的结构性不平等。市场导向的价值原则，消除了既往自我治理中的自律性机制。

多中心治理理论随着埃莉诺·奥斯特罗姆 2009 年获得诺贝尔经济学奖后得到了广泛的关注，奥斯特罗姆按照是否共用和是否排他将公共

---

① 顾昕：《"健康中国"战略中基本卫生保健的治理创新》，《中国社会科学》2019 年第 12 期。

② Donahue J. D. , Zeckhauser R. J. , *Collaborative governance*. Princeton University Press, 2011.

③ 徐勇：《国家治理的中国底色与路径》，中国社会科学出版社 2019 年版，第 127 页。

④ 徐勇：《国家治理的中国底色与路径》，中国社会科学出版社 2019 年版，第 143—149 页。

⑤ 费孝通：《乡土中国》，人民出版社 1984 年版，第 9 页。

产品进行了分类。其核心在于在市场和政府间，存在其他多种可能的治理方式，各主体在结构、功能等方面的互补性可有效解决单一治理方式无法解决的问题，优化公共产品服务供给。奥斯特罗姆挑战了公共资源管理"政府失灵"就应当私有化或政府调控的传统，提出了自主治理在公共领域的可能性：不能够仅依靠权威政府化解公地悲剧难题，也需要依靠自主治理来解决公共事务问题。基层卫生服务供给受政府公共卫生服务供给意愿、能力与偏好方式等多方面共同影响。在上述文献基础上，本节从区域、机构和医务人员三个层面，通过文献分析、个案研究等方法分析社群治理在基层卫生服务供给过程中的作用过程。

医疗卫生服务体系中的关键要素改革须坚持程序合法，过程和结果导向要并重，促进行政机制、市场机制和社群机制在社会保障体系中的作用发挥。[①] 调查发现：在医疗卫生资源相对丰富的 F 区，市场机制的运用提高了基本医疗服务的效率，但也有降低基本公共卫生服务供给的潜在弊端（"民营重医生轻护士，护士是医生薪酬的60%。"F-lw）。在农村地区的 D 市，市场机制的不合理使用导致了民营医院的无序扩展，引发了医疗卫生资源的重叠和浪费，医务人员并不情愿开展基本公共卫生服务项目（"公共卫生没有体现价值，加高当量，让愿意做的人去做"，D-by）。F 区区域内部不同基层组织协同程度较高（"七大协同，有些机构在互动、学校、工作站、街道办也有计生卫生科，功能是有合作的，X 街道健康促进委员会在设计中明确责权利，希望政府能够下文，固化这些内容。"F-zhy）。但是 D 市服务相关主体间的协同不足，服务项目开展较差。

一项针对公立医院的研究表明，提高机构的自主权并不一定能够取得高的绩效，医疗机构绩效改进的核心仍然在于管理者和一线医务人员的激励和约束机制。[②] 增加机构自主权实践效果主要依靠相应的制度设计和管理能力。这表明，不同组织形式应该具有多样化的治理机制，尽管治理的地区化和社群治理也是参与式民主的重要形式，可以提高透明

① 张桐叶、王净：《重庆后医改时代的出路——对重庆"七日医改"的反思》，《医学争鸣》2017 年第 4 期。
② 钟东波：《公立医院治理模式改革的国际经验和趋势》，《中国机构改革与管理》2016年第 7 期。

度和公众参与，但单独的自我治理也不能促进机构的运行符合公众利益。政府从医疗机构的举办者转变为掌舵者和监管者已成为众多国家医疗卫生改革的重要手段，如英国 20 世纪 90 年代引入了内部市场机制，努力提高服务体系的内部效率，实现了以"国家"为主导向"国家与公民社会共同合作"治理模式的转变。[①] "三明医改"也引入了市场机制。国家医疗保障局通过集采，实现了市场机制的充分利用，提高了医保基金的使用效率。其本质是通过协同治理完善基本卫生服务资源投入和监管过程中政府、市场和社会不同主体间的关系。机构层面看，市场化的改革方式也会增加机构的内部矛盾，不同类型的服务可能带来的经济效益不同，导致绩效分配过程中出现矛盾，而"单位人"特征使得医务人员无法"多点执业"。以 D 市为例，D 市的某基层机构通过积极主动开展医养结合等服务，有效地提升了自身的服务量（"现在的临终关怀主要集中在医养融合科室里面，我们医院固定的护工和医生、护士在做事情，设置了 40 张床位，现在一共收了 30 张床位。完全托付，一个月 3000 多元，5 个护工、3 个护士。大概 5 个临终关怀病人。医养结合是私人产品，市场很大。"D-yy）（"血液净化科不受医共体医保政策的政策限制，属于特殊人群。现在主动性比较好。"D-yy）。但是，大量的社会资本对于区域公立基层机构服务的开展也有所冲击（"民办非营利，可能会更加倾向于盈利效益更明显的服务。"F-bsq）。

基层卫生服务治理的特征在于多主体性。据《中国卫生健康统计年鉴（2021）》数据统计，2020 年年末，我国基层机构数量达到了970036 家，其中包括 608828 个村卫生室。但是，部分边远地区行政村只有一名村医，或多个行政村共用一名村医。当前我国医联体等形式的服务体系重塑过程仍以行政机制主导，基层机构与上级医院相互结对过程中的市场机制和社群机制并没有充分发挥，如目前的政策文件中对于民营性质医院如何与基层机构合作并没有明确的规定。因此，医联体或医共体形式的整合应该既有行政，又有自我，且不能脱离自我和市场机

制。[1] 有研究指出，"造好的每一张病床都会被填满"，[2] 医务人员的服务费用下降会引发服务量的上升。[3] 制度安排和政策供给中的激励机制需要特别注重医务人员的收入构成，因为无效的激励可能会导致服务供给的萎缩，负向的激励可能会诱导更多的医疗卫生服务利用，增加患者和服务体系的负担。以 F 区为例，访谈过程中发现，基层机构医务人员仍然有较高的职业认同感（"地位和认可度，每个工作都会辛苦，都有幸福感。"F-mlyc），但个别民营机构医生和护士之间的待遇差别较大。而作为农村地区的 D 市基层机构临时聘请人员和在编人员收入差距更大（"投入不足，62 个工作人员，47 个有编制人员，临时聘请人员收入保障比较低"，D-cbh）。

第三节 中国的基层卫生服务治理体系：对西方经验的引进和超越

世界范围内，许多国家也曾或正面临基层医疗卫生人才数量短缺和结构失衡等问题。研究者和政策制定者早已意识到，分裂的医疗架构和偏重专科的医疗服务难以应付社会性的健康问题和慢性病，疾病预防、社区医疗、门诊、住院、康复等相关服务必须连成一体才能满足其公共产品的特性需要、提高整体社会经济效益。[4] 尽管各国医疗改革的侧重点和优先级不同，但通过最大化利用有限的医疗卫生资源促进以人为本的、整合型医疗卫生服务体系构建已经成为改革的共识。与中央政府相比，地方政府更接近公众，对辖区居民偏好和公共物品需求拥有信息优势，在一级政府内部，划分不同部门的依据是公共事务管理责任，即公共服务应由谁提供，以及服务提供是否有效。当前的基层卫生服务改革

---

① 王俊、王雪瑶：《中国整合型医疗卫生服务体系研究：政策演变与理论机制》，《公共管理学报》2021 年第 3 期。

② Roemer M. I. , "Bed Supply and Hospital Utilization: a Natural Experiment", *Hospitals*, Vol. 35, Nov 1961.

③ Rice T. H. , "The Impact of Changing Medicare Reimbursement Rates on Physician-induced Demand", *Medical Care*, No. 9, Aug 1983.

④ Yip W. , Hsiao W. , "A Systemic Approach to Reform Hong Kong's Health Care Financing: the Harvard Proposal", Jan 2004.

似乎正在努力进行市场机制和社群机制改革的运用，正在构建以价值为导向、以人群健康为中心的投入机制，兼顾了行政治理、市场治理和社群治理的作用发挥，一定程度上超越了传统行政机制主导的逻辑。本书从社会主要矛盾出发，基于对基层卫生服务供给失衡现状和影响因素、服务供给对患者结局的论证和不同地区、机构对于行政机制、市场机制和社群机制的改革实践，提炼出了基层卫生服务有效治理可能的条件与机制。如何归纳我国的基层卫生服务治理体系、形成相应的治理逻辑是本节要回答的问题。我们看到当前的基层卫生服务治理体系并非是对西方单一市场化或全民免费医疗的模仿，而是在不同发展阶段，将行政机制、市场机制和社群机制嵌入医疗卫生服务体系治理体系和治理能力现代化的实践过程。

国家治理的主要因素有三个：治理主体、治理制度、治理技术。我国的国家治理体系是在不同的历史传承、文化传统和经济社会发展的基础上，不断发展、改进和内生性演进的结果。[1] 国家治理体系和治理能力体现了制度建构过程中的制度设计和执行两个核心内容。[2] 有研究指出：一个国家的治理体系是否现代化至少有如下五个标准。[3] ①公共权力运行的制度化和规范化，要求政府治理、市场治理和社会治理有完善的制度安排和规范的程序。②民主化，所有公共政策要体现人民的意志和人民的主体地位。民意是政府公共政策供给的基本依据。③法治作为国家治理现代化的重要环节，宪法和法律应成为公共治理的最高权威，不允许任何组织和个人有超越法律的权力。④效率，国家治理体系应该有效维护社会稳定和社会秩序，有利于提高行政效率和经济效益。⑤协调，从中央到地方各个层级，从政府治理到社会治理，各种制度安排作为统一的整体相互协调、密不可分。推进国家治理现代化的基本路径包括了五个方面：①治理制度化，如果没有完备的制度体系和政策执行机制，就无法支撑治理体系的有效运转，无法促进医疗卫生服务的有效供

---

[1] 徐勇：《国家治理的中国底色与路径》，中国社会科学出版社 2019 年版，第 133 页。

[2] 俞可平：《走向善治：国家治理现代化中的中国方案》，中国文史出版社 2016 年版，第 56—57 页。

[3] 俞可平：《走向善治：国家治理现代化中的中国方案》，中国文史出版社 2016 年版，第 3—4 页。

给。②治理民主化；体现人民主权地位，让广大公民通过多种形式参与治理。③治理法治化；宪法是国家治理的最高权威。④治理高效化；需要平衡执行力强和决策潜在"副作用"的失误。⑤治理协调化，不能出现碎片化治理，多个主体之间不能出现作用力和着力点的相反状态，多力量相互抵消和对抗，在多元社会中寻求最大公约数。① 因此，本节主要从国家治理体系现代化中的公共权力运行的制度化和规范化、民主化、法治、效率、协同五个方面搭建基层卫生服务治理有效性的基本框架，阐述我国基层卫生服务治理过程中的经验。

（1）公共权力运行的制度化和规范化。自古以来，我国的国家治理就面临着纵向同构性和横向多元性的基本矛盾，"职责同构"作为我国政府间关系的重要特征，多层面的社会经济发展差异使得我国的制度安排与政策供给必须在地方自主权和中央的统一间取得平衡，而不是"一刀切"。基层机构作为医疗卫生服务体系的网底，两者的双重交汇体现了基层机构服务均衡供给和有效治理对于国家治理的重要意义。作为协调统一性与多元性矛盾的有效治理方式，我国中央和地方目标治理机制根本上在于中央与地方的耦合，主要通过政治引导和行政压力的双重作用机制使得我国的治理模式从"单中心治理"走向了中央地方复杂互动的多中心治理模式。② 既往"摸着石头过河"式的改革模式，是务实主义的重要体现，基于层次的试点改革通过试验点等政策工具充分降低了改革的信息成本和风险。具体案例包括了深化医改中的多方专家、智库、各级政府共同培育的改革典型，如安徽天长的医共体、深圳罗湖医院集团的整合型医疗卫生服务模式、三明医改等。③ 当前的改革过程中弱化了财政补助和医保支付过程中的行政机制，部分经济相对发达地区采取了重视财政补偿和医保支付协同改革，抑或是按绩效进行服务购买，引入了市场机制进行治理，统一了剩余索有权和控制权的对应关系，重构了医疗卫生服务提供者的激励机制，这些改革在深圳等地社

---

① 徐勇：《国家治理的中国底色与路径》，中国社会科学出版社 2019 年版，第 143—149 页。

② 吕捷等：《"碎片化"还是"耦合"？五年规划视角下的央地目标治理》，《管理世界》2018 年第 4 期。

③ 岳经纶、王春晓：《三明医改经验何以得到全国性推广？基于政策创新扩散的研究》，《广东社会科学》2017 年第 5 期。

区卫生服务中心能力提升、厦门等地家庭医生服务能力建设等探索中不断体现。2021 年 8 月 25 日，国家医保局等八部门联合发布《深化医疗服务价格改革试点方案》明确要求，"做好医疗服务价格和支付政策协同，价格管理总量调控和医保总额预算管理、区域点数法协同"。

（2）民主化。政府与治理语出一源，其区别在于前者指的是政府活动的主体，而治理指的是政府活动的过程，因此国家治理自然应以政府为主体，尽可能地吸引更多社会主体参与治理进程。国家治理理论提出了无国家在场导致治理失败的可能性，强调国家主导"元治理"的重要性，其本质是补充市场机制和政府自上而下调控的不足。① 即治理失败的原因部分来自治理规则与其他体系规则之间的不能兼容，或自身组织的脆弱性，需要由国家行使它的"元治理"职权，通过建立适当的宏观组织架构和前瞻性的战略规划和管理以处理长期的组织间变化关系。② 王绍光将国家能力定义为"国家将自身意志转换为现实的能力"，即国家能力＝国家实际实现的干预程度/国家希望达到的干预范围。③ 除了超越利益集团的独立性和自主能力之外，国家实际上嵌套在人民的社会生活中，通过公众权威等强制工具、赋权、协商、嵌入、形塑、整合等多种方式构建与社会之间的关系，形成服务、管制和合作的多种治理模式。即国家主导、多元主体参与、多种政策工具协同的复合治理模式，形成政党—政府—社会间的良性互动。有研究指出将自主治理机制视为基本治理结构根本性转型的观点是夸大其词的，④ 其不过是一种新的政府工具，政府与社会主体通过伙伴关系形成积极的治理安排，通过社会参与、权力分享、合作治理等方式提高效率，赢得社会的支持和信任且更具合法性。因此，研究必须将作为组织—制度实体的国家作为理解现代治理的核心位置，国家治理的核心就是国家组织在自主性制度的

---

① 王家峰：《国家治理的有效性与回应性：一个组织现实主义的视角》，《管理世界》2015 年第 2 期。

② Jessop B.，"The Rise of Governance and the Risks of Failure：The Case of Economic Development"，*International Social Science Journal*，Vol. 50，No. 155，Mar 1998.

③ 王绍光：《学习机制与适应能力：中国农村合作医疗体制变迁的启示》，《中国社会科学》2008 年第 111 期。

④ Bell S.，Hindmoor A.，*Rethinking Governance：The Centrality of the State in Modern Society*，Cambridge University Press，2009.

调节下有效回应公民的需求。① 当前对于公立医院和基层机构的控制权设定差异明显，对于前者各级政府实行"法人治理"，将机构内部绩效考核、人事制度等控制权赋予公立医院。但基层机构对于激励机制、绩效考核等的控制权却有限。这有赖于政府是否能够进行行政治理机制的改革，通过增进市场治理、激活社群治理，促进多方的协作与互动，促进制度格局的生成。以"赤脚医生"制度为例，在世界卫生组织等国际组织的推动下，特定情境下的"赤脚医生"制度这一"中国样本"至今仍被部分第三世界国家所借鉴。其本质是扩大服务的可及性和连续性，促进一系列健康行为和结局的改善。② 部分发达国家提高护士的执业范围与我国"互联网+护理"等改革举措也有共通之处，即扩大基层护士的执业范围有助于减少不必要的住院服务利用，③ 移除护士执业范围的法律障碍有利于提高基层医疗卫生服务体系的能力。④

（3）法治。《中华人民共和国基本医疗卫生与健康促进法》明确规定医疗卫生事业应当坚持公益性原则；基本公共卫生服务由国家免费提供；医疗卫生服务体系坚持以非营利性医疗卫生机构为主体、以营利性医疗机构为补充。法治与国家治理现代化具有内在联系，如何在法治背景下，促进效率提升和激励相容是成功实现基层卫生服务治理体系和治理能力现代化的内在动力。首先，我国政府对于医疗卫生服务领域进行立法，构建了行政治理、市场治理和社群治理三者相互独立、支撑和制约的互动关系。⑤ 其次，国家治理现代化过程中，工具层面的相互内化和协同发力促进了公众对于政府的认同，对于法治的信守。道德约束也是非正式制度安排的一种，是柔性治理的一种手段，社群治理既依靠法

---

① 王家峰：《国家治理的有效性与回应性：一个组织现实主义的视角》，《管理世界》2015 年第 2 期。

② 张菊、李小鹏：《多元主体协同治理：新中国成立初期健康促进的实践探索与历史经验》，《学习月刊》2021 年第 3 期。

③ Barnes H. , et al. , "Rural and Nonrural Primary Care Physician Practices Increasingly Rely on Nurse Practitioners", *Health Affairs*, Vol. 37, No. 6, Jun 2018.

④ Graves J. A. , et al. , "Role of Geography and Nurse Practitioner Scope-of-practice in Efforts to Expand Primary Care System Capacity", *Medical Care*, Vol. 54, No. 1, Jan 2016.

⑤ 李小园：《法治中国视阈下的国家治理体系现代化》，《广西社会科学》2014 年第 9 期。

律、制度等的约束，又依靠秩序、道德和舆论的规范和引导。①② 最后，在基层卫生服务治理过程中，社团协会等作为社群治理的主体，其合法性、价值导向、公正性等问题在改革过程中不断加深，共同参与治理实践，构建自治、法治与德治相结合的治理体系，③ 通过自律与他律、法律和道德的双重约束和引导促进"强国家—弱社会"向"强国家—强社会"的转变，有效避免行政治理机制对于社会资源潜在的、可预防的浪费。

（4）效率。公平和效率的权衡作为多重改革的路径选择，是医疗卫生服务供给体系可持续发展的内在诉求。尽管部分基层卫生服务多主体治理的制度安排和政策供给与服务供给的多主体合理发展有脱节，治理结构和服务供给出现"碎片化"，但其整体上具有行政治理体系的一致性，各级政府在基层卫生服务供给制度设计和治理体系方面体现了一定程度上的异质性，特别是在人力、物力、财力等方面的组织、协调和配置体现出了一定的治理效能，我国各级医疗卫生服务体系在突发公共卫生事件冲击下展现出了巨大的韧性和调整空间。此外，尽管基层卫生财政投入出现了治理效率的局部不足，割裂的城乡二元基层卫生服务供给体系可能会使得医疗卫生服务体系运行的技术效率下降、体系运行可持续性下降。但是，不同类型服务的投入方式不同体现了分类管理的重要性，我国政府"保底线"的制度优势保证了基层卫生服务供给的总体有效，实现了工具理性和价值理性的精准调试。"负责任地改革创新"服务供给一定程度上实现了服务专业化、精准化和多元化的特征。有为政府、有效市场和推动专业社会组织等进入服务供给治理体系，满足了居民多结构、多层次的健康服务需要。而政府的财政投入也一定程度打破了机构服务效率导向的单一评价指标体系，初步将公平、区域健康产出效能融入治理的效果评价中，使得我国基层卫生服务治理具有更

---

① 侯承材：《德法共治：新时代国家治理现代化的必由之路》，《湖北经济学院学报》（人文社会科学版）2019 年第 6 期。

② 王寿林：《政治、法治、德治：国家治理方式三重奏——中国共产党领导人民治国理政的基本方式研究》，《天津大学学报》（社会科学版）2021 年第 3 期。

③ 彭凤莲、陈宏建：《德法合治：国家治理现代化路径的反思与重塑》，《安徽师范大学学报》（人文社会科学版）2021 年第 2 期。

高的包容性。

（5）协调。民生问题的持续解决是"民心向背"的关键所在，我国政府坚持以民生为本，推进社会的综合治理，建立了社会与政府、与市场良性互动的制度，通过"看不见的手"与"看得见的手"的"握手"，行政治理、市场治理、社群治理的有机结合已经展现了独特的协同优势，也是三方的"优势协同"。从中央到地方各个层级，从政府治理到医疗卫生服务体系治理，各种制度安排作为统一的整体相互协调，打破了地域、组织和层级间的界限。我国的医改之路可谓曲折，改革开放后市场化的探索对医疗卫生服务体系的服务供给产生了巨大冲击，但也提高了医疗卫生资源的规模。我国政府不断坚持政策创新和扩散，保证了协商民主的制度化，促进了协同治理的稳定性、有效性和合法性。① 在健康中国被提升为国家战略之后，不同层级的改革者坚持以人民为中心的发展思想，抓住了改革的关键牛鼻子，实现了多个部门的跨越和有效的集体行动，通过协商重新定义了公共价值，以合作网络促进了公共价值的生成，重新组合医疗卫生服务体系治理结构的关系，统一了公平与效率的价值标准，降低了组织间的交易成本，一定程度上实现了治理价值、治理体系和治理能力的三重构建。

---

① 贺汉魂、许银英：《实现人民的美好生活需要是效率、公平的硬道理——习近平效率、公平观的伦理意蕴探析》，《海派经济学》2020 年第 2 期。

第十章

结　语

当前的研究过于专注于当下，忽视了学科发展的历史，缺乏对于规律的敬畏可能导致部分改革过程中好的经验无法"制度化"。在当前"行政性分权"模式下，出现了下级政府不必直接迎合辖区居民的健康需要，而只需响应上级政府偏好的问题。由于上下级政府之间缺乏有效的制衡，上级政府的机会主义行为诱使其将基本医疗等外部性的事务下移给下级政府，基层政府社会治理责任过大。晋升激励与财政压力的双重作用下，地方政府出现"轻公共产品服务提供—重经济建设"的倾向，民生保障不足或投入不及时。因此，地方政府公共产品供给的财政责任需要中央政府和地方政治主体共同监督，将绩效考核结果与财政投入资金挂钩，完善对各级政府基层机构财政投入的监测与评价。基层机构服务供给失衡治理的核心不仅仅在于行政部门在制度安排和政策供给中发挥主体作用，增进市场和社会参与，更要制定基本的制度规则，通过制度化的资源投入促进基层机构服务供给的弹性管理，通盘考虑国家健康战略目标和个体诉求，将制度优势转换成治理效能。

本书提出了如下建议，基层机构服务供给过程中，首先，应做到居民基本健康需要导向、优化政府财政补助投入结构、补齐基层机构康复、安宁疗护、精神卫生等服务短板；其次，通过激励重构等改革加强基层机构服务能力、促进基层机构服务利用，通过患者下沉、费用控制等方式提高我国基本医疗卫生制度的治理效能；最后，提高制度安排和政策供给的协同性和稳定性，优化基层机构服务供给的整体环境。具体如下：

政府对于医疗卫生的财政投入是履行政府健康责任的重要手段，兼具社会治理和民生发展双重属性，其基本原则是"与经济增长相协调"，即理想状态下，卫生支出水平既不能超过经济增长的承受能力，也不应滞后于社会经济的发展。因此，卫生财政支出应当有一个合适的规模，其财政投入应聚焦于当下改革和发展过程中的症结、引导各级医疗机构基于居民健康需要合理有序发展，通过制度安排和政策供给对居民"所欲物"和"非欲物"的健康需要相关责任分担做出明确合理的规定，尽可能满足供需双方共同的选择，而不是既定的、一刀切的优先次序。地方政府要因地制宜地以"保基本"为原则，评估基本配套服务的阻力和实施条件，形成合理配套政策、提高基层机构的内生动力。在保证基础设施建设和设备配置"基本均衡"的情况下，主要将新增财力用于基层机构整体运行环境优化和基本医疗卫生服务购买上，为避免利益格局调整过大、增加改革成本，应至少保证以下两个原则：①以基层为重点，基层机构财政投入占医疗卫生与计划生育的财政总支出可考虑设定比例门槛，调整医疗卫生财政投入的优先次序，保证基层机构财政投入增幅高于医院的财政投入；②采取"调整增量"的方法，通过服务购买等方式，补齐部分区域基层机构在康复、精神卫生、安宁疗护等方面的服务短板。

基层机构的发展状况和水平取决于其自身能力、制度安排和政策供给和资源投入三个方面。好的政策不通过制度化进行保障、配以良好的政策支持，其稳定性和可持续性则会出现问题，服务供给没有良好的政策进行配套，资源则会出现闲置或滥用等"制度性资源错配"。在上述投入改革的基础上，当地政府可按照以投入换机制、大力推进基层机构综合改革，评估基层机构服务能力和医保承受能力等因素，引导基层机构主动转变运行机制，促进基层医务人员主动式服务，与区域基层治理紧密结合、协同推进、良性互动。为避免社区医疗卫生服务"避重就轻"、有选择地提供服务的问题。可通过增加"调控系数"的方法进行不同区域服务供给薄弱环节和重点项目经费的调控导向，加强区域服务网络内部的良性竞争，促进基层机构服务供给和错位发展。

医务人员作为基层机构服务供给的代理人，当服务供给收益与其实际劳动价值不匹配时，可能会出现服务供给数量和质量的下降。因此，只有建立与基层医务人员劳动价值相匹配的价格机制和薪酬激励机制，才能够有效地激发医务人员的服务供给水平。第一，可考虑出台区域层面长期、动态的服务目录和价格调整机制。在完善政府供方财政投入的同时，需要通过释放沟通渠道、扩展公众参与边界，通过医保基金的战略性购买，促进医保基金和供方财政投入的有序协同，提高医保基金的整体绩效。第二，合理鉴别政策性亏损和经营性亏损，建立既能够适应多种基层机构发展，又能满足居民基本健康需要的基层医疗卫生财政投入制度。以家庭医生服务购买的财政投入为例，通过有效的购买服务逐步减少基层机构医务人员开展服务却未能得到有效补偿现象的发生。第三，加大"按照事业单位公益一类予以保障，收入分配按照事业单位公益二类管理和运行"的试点和推广。根据主管部门的考核指标体系，机构内部绩效考核分配方案要体现不同类岗位之间的合理差距，实现"薪酬制度体现医务人员劳动价值"。

本书的理论意义在于：①本书从健康需要满足、资源禀赋、制度安排和政策供给三方面系统探索了基层机构服务供给失衡的形成机制，弥补了基层机构服务供给理论研究的不足，能够促进需要理论、区域差异理论等在基层机构服务供给研究中的情境化应用。②基层机构服务供给失衡的治理机制，即什么样的治理策略能够促进基层机构服务的均衡供给，尚无清晰的研究和明确的结论。本书从治理理论的视角探索基层机构服务供给失衡的治理机制，有助于促进治理理论在医疗卫生服务研究领域的应用，丰富治理理论的内涵。本书的现实意义在于：①本书测量了基层机构服务供给总体特征、进行了服务供给的失衡分析、解释了服务供给失衡的形成机制、揭示了提高基层机构服务供给范围的潜在收益，有助于促进对于基层机构服务供给失衡的客观认知，为构建"以人的需要为本，价值导向"的基层医疗卫生服务供给体系提供决策参考。②本书揭示的基层机构服务均衡供给和有效治理的运行机制有利于促进不同主体间的良性互动、促进政府、市场和社会契约关系的构建、增进市场和社会参与、发挥促进和监管作用，促进基本制度规则的制定和整体环境的改善，提高基层机构服务均衡供给的治理能力。

附录

表1   抽样省份基本特征

地理分布	省份	数量	抽选省份	经济发展水平
东部	辽宁、北京、天津、上海、河北、山东、浙江、福建、广东、广西、海南	12	广东	较发达
			山东	较不发达
中部	黑龙江、吉林、山西、内蒙古、安徽、河南、湖北、湖南、江西	9	湖北	较发达
			河南	较不发达
西部	重庆、四川、云南、贵州、西藏、陕西、甘肃、青海、宁夏、新疆	10	重庆	较发达
			贵州	较不发达

表2   36个抽样县（区）

省市	县区
山东济宁	任城区
山东济宁	邹城市
山东济宁	汶上县
山东青岛	市北区
山东青岛	胶州市
山东青岛	莱西市
广东深圳	宝安区
广东深圳	福田区
广东韶关	南雄市
广东韶关	翁源县

续表

省市	县区
广东韶关	乳源县
广东韶关	始兴县
湖北宜昌	西陵区
湖北宜昌	当阳市
湖北宜昌	兴山县
湖北黄冈	黄州区
湖北黄冈	麻城市
湖北黄冈	浠水县
河南信阳	浉河区
河南信阳	新县
河南信阳	淮滨县
河南洛阳	老城区
河南洛阳	新安县
河南洛阳	洛宁县
重庆	九龙坡区
重庆	渝北区
重庆	奉节县
重庆	忠县
重庆	城口县
重庆	丰都县
贵州遵义	红花岗区
贵州遵义	湄潭县
贵州遵义	余庆县
贵州铜仁	碧江区
贵州铜仁	江口县
贵州铜仁	思南县

基层医疗卫生机构服务供给项目调查问卷

机构全称：_____市____县/区____乡/镇卫生院/街道社区卫生服务中心（站）

填表负责人姓名：_____联系电话：

填表日期：_____年____月____日

表1 **基本情况**

编号	问题及选项	回答
1	机构类型： （1）中心乡镇卫生院　　（2）一般乡镇卫生院 （3）社区卫生服务中心（4）社区卫生服务站	
2	机构收支管理方式： （1）全额预算拨款（严格的收支两条线）　（2）差额预算拨款 （3）自收自支 （4）承包经营　　　　（5）其他	
3	事业单位类型： （1）公益一类（2）公益二类（3）混合类，如公益一类财政预算，公益二类绩效管理（4）非事业单位	
4	2017年本乡镇内总数（户）	
5	2017年本乡镇内户籍人口数（人）	
6	2017年本乡镇内常住人口数（人）	
7	本乡镇内公立医院数量（家）	
8	本乡镇内民营医院数量（家）	
9	是否建立医疗联合体（1是；2否）	
10	卫生技术人员是否能参与"基卫中"、"基卫高"职称评审 （1是；2否）	
11	取得基层卫生计生中级（"基卫中"）职称的卫技人员数	
12	取得基层卫生计生高级（"基卫高"）职称的卫技人员数	
13	在职职工的绩效工资中，奖励性绩效工资所占比重（如30%）	
14	目前本单位所有在岗卫生技术人员数量（人）	

填表说明：家庭照护如果填写1，需要能够同时开展：长期照护+长期卧床患者居家护理（上门服务）+晚期肿瘤患者居家护理（上门服务）+行动不便老年人居家护理（上门服务）+残疾人居家护理（上门服务）；同理：家庭医生服务如果填写1，需要能够同时开展：家庭医生上门服务+家庭医生电话指导+在线咨询家庭医生+在线预约家庭医生+家庭医生通过互联网或手机提供健康咨询、慢病随访服务；急诊服务：急救（心肺复苏）+院前急救+急救（外伤止血、包扎、骨折固定搬运）；医学检验服务：便培养+肝功能检查+快速血糖+尿常规+血常规+血型检测；医学影像服务：单器官B超+单器官彩超+腹部彩超+X线透视。

表 2   基本医疗卫生服务项目开展情况

编号	服务项目	（1 = 是，0 = 无）
1	居民健康记录	
2	健康教育	
3	疫苗接种	
4	0—6 岁儿童的健康管理	
5	孕产妇保健	
6	老年人的健康管理	
7	慢性疾病管理	
8	严重精神障碍患者的健康管理	
9	结核病患者的健康管理	
10	中医的健康管理	
11	报告和应对传染病和公共卫生突发事件	
12	卫生计生监督协管	
13	内科服务	
14	外科护理（外科门诊+普外科一级手术）	
15	儿科服务（儿科门诊）	
16	妇科服务（妇科门诊）	
17	产科服务（产科门诊+顺产接生）	
18	口腔科（口腔门诊）	
19	转诊服务（按照规定转诊流程）	
20	家庭照护	
21	远程医疗服务（远程会诊）	
22	全科医生服务（全科门诊/急诊）	
23	家庭医生服务	
24	中医服务（中医门诊）	
25	康复服务（康复科门诊）	
26	精神卫生健康服务（针对有倾向者开展心理健康指导）	
27	急诊服务	
28	安宁疗护	
29	小手术的麻醉服务	
30	医学检验服务	
31	医学影像服务	
32	心电图检查服务	

访谈提纲

一　访谈资料保密承诺书

您好!

首先感谢您接受本课题组的访谈,本研究是国家自然科学基金委员会"健康中国背景下基层卫生服务能力提升研究:理论与机制"课题的重要组成部分。目的是以我国城市和农村典型地区基层医疗卫生机构服务供给为案例,研究基层医疗卫生机构服务供给现状和有效治理的实践经验,同时结合课题组其他定量数据收集和分析过程,进行我国基本医疗卫生机构服务均衡供给和有效治理的理论和机制研究。

我们希望了解您所在政府部门/基层医疗卫生机构(社区卫生服务中心或乡镇卫生院)当前基层医疗卫生机构服务供给、区域居民健康需要满足、制度安排和政策供给、财政补助等资源投入、发展阻碍等方面的影响因素,您可以自由地发表您的观点。

按照定性研究的规范性,我们希望能够对该访谈过程中进行录音、方便访谈资料的整理和备份,如您认为不方便,您也可以拒绝录音或者在访谈过程中关闭录音设备。如您需要,我们可以把访谈录音文件提供给您备份。我们郑重向您承诺:我们将恪守学术研究的道德规范,不将访谈过程中的任何内容和信息泄露给第三方或用于除本研究项目外的任何用途,所有资料保存在加密储存设备上,在课题研究报告和论文发表过程中也不会出现任何您的相关个人信息。

再次感谢您对研究的支持!

访谈者:李忠(本人签名)华中科技大学同济医学院医药卫生管理学院

电话:××

邮箱:lizhongjs@gmail.com

日期:2019 年 7—8 月

二　政府机构人员访谈提纲

1. 访谈对象基本情况

(1)年龄:＿＿＿＿＿＿＿＿

（2）工作单位：＿＿＿＿＿＿＿＿

（3）职务：＿＿＿＿＿＿＿＿

（4）专业技术职称：＿＿＿＿＿＿＿＿

（5）受教育程度：＿＿＿＿＿＿＿＿

（6）您目前所在部门：＿＿＿＿＿＿＿＿

（7）您目前从事专业领域的工作年限（如果从事两个专业领域）：

①专业：＿＿＿＿＿＿＿＿；年限：＿＿＿＿＿＿＿＿

②专业：＿＿＿＿＿＿＿＿；年限：＿＿＿＿＿＿＿＿

2. 居民需要变化

您觉得我们当地居民疾病谱（心脑血管疾病、脑卒中、恶性肿瘤、一般医疗服务）以及人口结构近年来发生了哪些变化，对基层医疗卫生体系和机构会有哪些挑战？

3. 机构功能定位和供给

（1）基层医疗卫生机构（社康中心）的功能定位应该是哪些？如何更好地满足居民的卫生服务需要？未来机构服务提供的趋势，从宽度、深度和保障水平大致会有什么样的趋势？

（2）您觉得近年来基层机构开展门急诊服务、住院服务内容和机构有什么变化？在医疗和公共卫生之间是否取得了一定程度的平衡？您觉得什么原因导致了这种变化？此时如何体现政府的健康责任？

4. 机构有效供给和治理的动力、阻力以及如何创造相应的条件？

（1）您觉得目前主要有哪些方面的原因制约机构开展医疗、公卫等服务？制约因素主要有哪些方面？

（2）本地有相关激励约束医务人员提高优质高效服务的政策吗？主要有哪些？比如在如何推进医疗卫生编制和制度改革、各机构的编制如何核定的？（基本功能？服务人口、卫生服务需求、地域面积、交通状况等综合因素，核定的总体原则是什么？）

5. 基层医疗卫生机构财政投入政策模式研究

（1）政策目标合适与否：基层医疗卫生机构财政投入是根据什么标准和原则进行规模总量和结构核定的？您觉得总量是否合理呢？或者说，各级政府（中央地方）的事权和支出责任是否有改善的空间？关键因素有哪些？设施、设备、人员薪酬、基本药物补助如何？您觉得是否还存在一定的优化空间？您觉得现在的基层机构财政投入相关政策目标明确了吗？这些目标主要包括了哪些？目标的设定与其他政策有可能有潜在的冲突吗？

（2）政策内容合适与否：政策实施内容，包括中央和地方的财政投入结构（经常性投入和专项性投入），以及各级地方政府投入结构与政策目标是否有出入？在实际投入过程中我们是否有相应的政策标准、依据或要求？

6. 基层医疗卫生机构财政投入实施研究

（1）政策实施正确与否？财政资金投入过程中，主要投入在哪些方面？或者说是否按照原计划实施？是否会有一些"适应性调整"？比如不同区域或者发展定位的机构，财政投入的差别在哪里？

（2）政策实施合适与否？

财政投入过程中，遇到了哪些阻力或困难？地方政府是如何创造相应的条件促进政策的实施？体现政策对基层卫生服务体系和区域健康的保障责任？按人头或者服务量吗（是补助还是购买性质呢）？

（3）在中央政府和地方政府不断加大财政投入的基础下，如何避免地方财政大锅饭的问题，比如如何通过投入方式和领域的转变，提供财政投入的使用效率？

7. 基层医疗卫生机构财政投入结果研究

（1）是否取得了预定目标？

从健康产出角度看，基层医疗卫生机构（社康中心）在设施、设备、人力资源建设和发展过程中的目标实现进度如何？能否适应服务网络的发展和能力提升，有效满足居民健康需要？

（2）财政资源的投入对政策效果的取得，效果和效率如何？对于机构的效率和体系的整体效率如何？

（3）基层医疗卫生机构是否有绩效考核？基层卫生财政投入是如何考核的？有哪些目标和制度安排，考核结果是否与财政投入规模、结构和领域挂钩？

8. 基层医疗卫生机构有效治理和财政投入的建议

针对改进基层医疗卫生有效提供和体系的有效治理方面，特别是财政投入规模、领域、方式、结构方面有什么成功经验？或者说财政的事权和支出责任如何充分地体现政府的意志和健康责任？特别是如何做好医院和基层投入的平衡？您有什么建议？

9. 对于本次访谈，您有什么想补充的内容？

三 基层医疗卫生机构医务人员访谈提纲

1. 访谈对象基本情况

（1）年龄：＿＿＿＿＿＿＿＿＿

（2）工作单位：＿＿＿＿＿＿＿＿＿

（3）职务：＿＿＿＿＿＿＿＿＿

（4）专业技术职称：＿＿＿＿＿＿＿＿＿

（5）受教育程度：＿＿＿＿＿＿＿＿＿

（6）您目前主要担任什么工作：①基本医疗；②公共卫生；③行政管理；④其他＿＿＿＿＿＿＿＿＿

（7）您目前从事专业领域的工作年限（如果从事两个专业领域）：

①专业：＿＿＿＿＿＿＿＿年限：＿＿＿＿＿＿＿＿＿

②专业：＿＿＿＿＿＿＿＿年限：＿＿＿＿＿＿＿＿＿

2. 机构的发展与变迁过程

（1）您觉得本机构医疗服务开展数量和结构上及时间趋势上有什么变化？主要是哪些原因导致了这种变化？

3. 目前各级政府（中央和地方）财政投入，主要在哪些方面和领域？

投入的规模总量和结构是如何核定的？总量是否合理？设施、设备、人员薪酬、基本药物补助如何？您觉得是否还存在一定的优化空间？或者说，中央和地方的事权和支出责任是否有区别？比如在哪些方面？

4. 机构服务提供的现状、动力与阻力

（1）我们机构现在是否存在一些本能开展而未开展的服务及原因？医务人员是否希望提供？在不具备相关能力时您是否愿意通过培训和继续教育等来不断提高自己的能力？

（2）您自己所处的机构有相关激励医务人员提供优质高效服务的政策吗？主要有哪些？作用如何？

（3）您觉得目前主要有哪些方面的原因或阻力制约本机构开展医

202

疗卫生服务？

5. 机构收入来源和占比，特别是中央财政和地方财政投入的结构比例

（1）基层收入来源主要由哪几部分构成？

那如果以后服务范围越来越宽泛的情况下，如何能够适应这种变化？您觉得财政投入对于机构的发展作用如何？或者说，政策实际执行过程中，在区域—机构—医务人员三个主要层面上，分别有哪些正向和负向作用？

（2）医务人员发放标准是怎样？分为哪些部分？不同岗位（临床、医技、行政与后勤）薪酬有哪些区别？如何体现不同岗位员工的劳动贡献价值？或者说机构层面的绩效考核是如何开展的？

6. 基层医疗卫生机构财政投入调整与加大

作为一线管理人员，您认为基层医疗卫生机构财政投入总量、结构和领域是否要做相应的调整？调整如何能否吸引和留住人才提供优质高效的服务？中央政府和地方政府应给予哪些补偿？

7. 医务人员收入来源和占比

医务人员的收入来源主要由哪几部分构成？收入主要依据哪些方面核定标准？就您所知，本院员工对目前的薪酬标准是否满意？目前的工资水平能否体现不同的工作强度、工作质量和技术含量？您认为本院平均薪酬水平与其他医院以及社会平均工资相比如何？是否需要调整？与深圳其他非医疗行业相比又如何？再如，基层偏远农村地区，人口规模较小的情况下，基本医疗和公共卫生服务提供数量小，如何有效地做好相应的薪酬激励？

8. 经验总结和政策建议

您觉得我们当地在基层医疗机构有效治理、机构经济运行和财政投入政策方面有哪些比较好的做法，能够进一步总结的，或者有哪些地方需要进一步完善的？对于基层医疗机构财政投入事权和支出责任改革，您有什么建议吗？

9. 对于本次访谈，您有什么想补充的内容吗？

参考文献

中文参考文献

白晨、顾昕：《省级政府与农村社会救助的横向公平——基于2008—2014 年农村最低生活保障财政支出的基尼系数分析和泰尔指数分解检验》，《财政研究》2016 年第 1 期。

白桂花、朱旭峰：《政策模糊性、内外部监督与试点初期执行：基于"新农合"的比较研究》，《学海》2020 年第 2 期。

北京大学中国卫生发展研究中心、山东大学卫生管理与政策研究中心：《医改初期基层卫生服务体系功能和人力资源能研究》2011 年11 月。

陈第华：《公共卫生资源的分配正义：以共享发展为中心的考察》，《探索》2016 年第 3 期。

陈芳：《政策扩散，政策转移和政策趋同——基于概念、类型与发生机制的比较》，《厦门大学学报》（哲学社会科学版）2013 年第 6 期。

陈金甫：《实施价值导向的医保战略性购买》，《健康管理》2017年第 12 期。

陈凯：《转型期乡镇卫生院功能定位与发展策略》，博士学位论文，华中科技大学，2016 年。

陈凌炜：《鼓浪屿社区分级诊疗的实践与效果分析》，《现代医院管理》2016 年第 4 期。

陈竺、高强：《走中国特色卫生改革发展道路使人人享有基本医疗卫生服务》，《求是》2008 年第 1 期。

程艳敏等：《乡镇卫生院功能的政策界定及在实践中的演变》，《卫生软科学》2016 年第 8 期。

储德银、迟淑娴：《转移支付降低了中国式财政纵向失衡吗》，《财贸经济》2018 年第 9 期。

道格拉斯·诺思：《经济史中的结构与变迁》，上海三联出版社1994 年版。

道格拉斯·诺思：《制度、制度变迁与经济绩效》，格致出版社2008 年版。

［法］卢梭：《社会契约论》，李平沤编，商务出版社 2011 年版。

费孝通：《乡土中国》，人民出版社 1984 年版。

丰华琴：《公共治理模式与福利国家发展：国际经验与启示》，《改革》2010 年第 6 期。

付景涛、倪星：《地方政府财政责任机制及其变迁研究》，《当代财经》2012 年第 8 期。

傅虹桥：《新中国的卫生政策变迁与国民健康改善》，《现代哲学》2015 年第 5 期。

傅勇、张晏：《中国式分权与财政支出结构偏向：为增长而竞争的代价》，《管理世界》2007 年第 3 期。

高春亮等：《激励机制、财政负担与中国医疗保障制度演变——基于建国后医疗制度相关文件的解读》，《管理世界》2009 年第 4 期。

高峰、胡云皓：《从马克思的需要理论看新时代中国社会主要矛盾的转化》，《当代世界与社会主义》2018 年第 5 期。

龚锋、卢洪友：《公共支出结构、偏好匹配与财政分权》，《管理世界》2009 年第 1 期。

巩瑞波、韩喜平：《"需要"与"发展"关系视角下的共享理念论说》，《学术交流》2018 年第 5 期。

贡森：《中国特色社会建设理论框架与基本思路》，《国家治理》2017 年第 10 期。

顾昕：《"健康中国"战略中基本卫生保健的治理创新》，《中国社会科学》2019 年第 12 期。

顾昕：《民生中国：新医改的公益性路径》，云南教育出版社 2013年版。

顾昕：《新中国 70 年医疗政策的大转型：走向行政、市场与社群治理的互补嵌入性》，《学习与探索》2019 年第 7 期。

顾昕：《走向互动式治理：国家治理体系创新中"国家—市场—社会关系"的变革》，《学术月刊》2019 年第 1 期。

郭凤林、顾昕：《激励结构与整合医疗的制度性条件：兼论中国医联体建设中的政策思维模式》，《广东行政学院学报》2015 年第 5 期。

国家卫生健康委员会：《70 年来中国人均预期寿命从 35 岁提高到 77 岁》，中国新闻网，http://www.chinanews.com/gn/2019/09 - 26/8966320.shtml.

国家卫生健康委员会规划发展与信息化司：《2019 年我国卫生健康事业发展统计公报》国家卫生健康委员会，http://www.nhc.gov.cn/guihuaxxs/s10748/202006/ebfe31f24cc145b198dd730603ec4442.shtml.

国家卫生健康委员会、国家中医药管理局：《关于开展"优质服务基层行"活动的通知》，国家中医药管理局，http://yzs.satcm.gov.cn/zhengcewenjian/2018-09-26/7925.html.

国务院发展研究中心课题组：《对中国医疗卫生体制的评价与建议》，《中国发展评论》2005 年第 1 期。

［韩］河连燮：《制度分析：理论与争议》，李秀峰、柴宝勇译，中国人民大学出版社 2014 年版。

贺汉魂、许银英：《实现人民的美好生活需要是效率、公平的硬道理——习近平效率、公平观的伦理意蕴探析》，《海派经济学》2020 年第 2 期。

侯承材：《德法共治：新时代国家治理现代化的必由之路》，《湖北经济学院学报》（人文社会科学版）2019 年第 6 期。

胡善联：《基本医疗卫生服务的界定和研究》，《卫生经济研究》1996 年第 2 期。

胡善联：《医疗卫生领域财政事权和支出责任划分研究——基于卫生经济学理论》，《卫生经济研究》2018 年第 10 期。

胡晓毅等：《基本医疗保险治理机制及其完善》，《学术研究》2018 年第 1 期。

黄国武：《供给侧改革视角下我国医疗卫生纵深改革的发展路径》，

《国家行政学院学报》2016 年第 5 期。

贾俊雪等：《财政分权、政府治理结构与县级财政解困》，《管理世界》2011 年第 1 期。

姜姗等：《安宁疗护与缓和医疗：相关概念辨析、关键要素及实践应用》，《医学与哲学》2019 年第 2 期。

靳继东：《政府间事权关系划分：理论逻辑、体制约束和实践方向》，《学海》2018 年第 3 期。

赖静萍、刘晖：《制度化与有效性的平衡——领导小组与政府部门协调机制研究》，《中国行政管理》2011 年第 8 期。

雷海潮：《实现人人享有基本医疗卫生服务的关键问题探讨》，《卫生经济研究》2008 年第 3 期。

李慧等：《2010 年我国基层卫生机构服务功能现状分析》，《中国卫生信息管理杂志》2012 年第 1 期。

李建德：《经济制度演进大纲》，中国财政经济出版社 2000 年版。

李金龙、王英伟：《信仰的变革与回归：倡议联盟框架下中国医疗卫生政策变迁研究》，《中国卫生政策研究》2018 年第 1 期。

李俊生、姚东旻：《财政学需要什么样的理论基础？——兼评市场失灵理论的"失灵"》，《经济研究》2018 年第 9 期。

李莉：《农村医疗保障财政责任的制度变迁》，《软科学》2007 年第 1 期。

李玲等：《公立医院的公益性及其保障措施》，《中国卫生政策研究》2010 年第 5 期。

李玲：《以健康管理推动分级诊疗——厦门市医改调研报告（节选）》，《现代医院管理》2016 年第 4 期。

李小园：《法治中国视阈下的国家治理体系现代化》，《广西社会科学》2014 年第 9 期。

李永友：《国家治理、财政改革与财政转移支付》，《地方财政研究》2016 年第 1 期。

李忠：《基层医疗卫生机构服务供给失衡与治理机制研究》，博士学位论文，华中科技大学，2021 年。

李忠、张亮：《卫生服务体系发展不充分不平衡与有效治理：一个理论分析框架》，《中国卫生政策研究》2019 年第 9 期。

梁海伦、陶磊：《地方政府分级诊疗政策创新扩散研究——基于全国地级市数据的事件史分析》，《中国卫生政策研究》2021 年第 3 期。

林闽钢、张瑞利：《医疗服务体系的纵向整合模式及其选择》，《苏州大学学报》（哲学社会科学版）2014 年第 4 期。

林毅夫等：《比较优势与发展战略——对"东亚奇迹"的再解释》，《中国社会科学》1999 年第 5 期。

刘德吉：《国外社区医疗服务模式比较及对我国的启示》，《中国卫生事业管理》2009 年第 9 期。

刘继同等：《"健康需要满足"是评估医疗服务质量的惟一标准》，《中国卫生经济》2007 年第 1 期。

刘继同：《卫生财政学概念的涵义、范围领域、基本特征与地位作用（上）》，《中国卫生经济》2008 年第 1 期。

刘蓉：《深彻解读十八大基本纲要，构建民生财政制度新框架》，《财经科学》2012 年第 12 期。

刘尚希、李敏：《论政府间转移支付的分类》，《财贸经济》2006 年第 3 期。

刘小勇、李齐云：《省及省以下财政分权与区域公共卫生服务供给——基于面板分位数回归的实证研究》，《财经论丛》2015 年第 4 期。

刘雪松：《毛泽东与新中国医疗卫生》，中国共产党新闻网，http://dangshi. people. com. cn/n1/2016/0509/c85037-28333912. html.

刘云章等：《病人话语权削弱的历史审视与提升对策——基于构建医患命运共同体的目标》，《中国医学伦理学》2021 年第 8 期。

陆小成：《政策执行系统耗散结构演化的方向判别与机制构建研究》，《科技管理研究》2009 年第 5 期。

路桂军等：《安宁疗护服务对象准入标准的国际经验与中国实践》，《医学与哲学》2021 年第 16 期。

罗长林：《合作、竞争与推诿——中央、省级和地方间财政事权配置研究》，《经济研究》2018 年第 11 期。

吕捷等：《"碎片化"还是"耦合"？五年规划视角下的央地目标治理》，《管理世界》2018 年第 4 期。

〔美〕阿图·葛文德：《最好的告别：关于衰老与死亡，你必须知道的常识》，浙江人民出版社 2015 年版。

〔美〕奥斯特罗姆：《公共事务的治理：集体行动制度的演进》，余逊达、陈旭东译，上海译文出版社 2012 年版。

〔美〕戴维·奥斯本，特德·盖布勒：《改革政府：企业家精神如何改革着公共部门》，上海译文出版社 2006 年版。

〔美〕托马斯·W. 李：《组织和管理研究的定性方法》，北京大学出版社 2014 年版。

孟庆跃：《医改应解决医疗服务供需失衡问题》，《卫生经济研究》2014 年第 10 期。

缪建春、刘继同：《我国公立医院卫生财政补偿政策变迁及医院成本核算的战略意义》，《中国医院管理》2010 年第 8 期。

牛亚冬等：《我国七县区农村居民再入院现状分析》，《中国卫生经济》2016 年第 4 期。

欧树军：《作为制度的国家：亨廷顿政治视野的整体性考察》，《学术月刊》2018 年第 9 期。

彭凤莲、陈宏建：《德法合治：国家治理现代化路径的反思与重塑》，《安徽师范大学学报》（人文社会科学版）2021 年第 2 期。

人民日报：《我国每万人拥有全科医生 1.51 名》，新华网，http：//www.xinhuanet.com/politics/2018-01/21/c_129795423.htm.

任飞：《完善区域纵向医联体建设的思考——基于制度理性选择框架》，《中国卫生政策研究》2016 年第 10 期。

任飞、王俊华：《基于差异的正义：我国基本医疗服务资源合理配置与实现路径》，《苏州大学学报》（哲学社会科学版）2019 年第 5 期。

尚虎平、黄六招：《新中国农村合作医疗参合率变迁研究——基于中央层面 316 份合作医疗政策文件的计量探索》，《中国农村经济》2020 年第 7 期。

尚虎平：《"治理"的中国诉求及当前国内治理研究的困境》，《学术月刊》2019 年第 5 期。

申曙光、马颖颖：《新时代健康中国战略论纲》，《改革》2018 年第 4 期。

石光等：《卫生财政拨款方式改革的国际经验——合同购买，按绩效拨款和购买服务》，《中国医院》2007 年第 6 期。

世界卫生组织：《初级卫生保健：过去重要，现在更重要》，世界卫生组织，https：//www. un. org/chinese/esa/health/whoreport08/press_release. html.

唐贤兴：《大国治理与公共政策变迁：中国的问题与经验》，复旦大学出版社 2020 年版。

唐贤兴、马婷：《中国健康促进中的协同治理：结构、政策与过程》，《社会科学》2019 年第 8 期。

田孟：《存量医改与增量医改：中国"新医改"的实践逻辑——基于三明市和厦门市的医改调查》，《暨南学报》（哲学社会科学版）2021 年第 5 期。

万泉等：《完善新时代卫生经济政策体系的基本思路与对策》，《卫生经济研究》2020 年第 8 期。

汪碧刚等：《我国城市治理研究：回顾与展望》，《青岛理工大学学报》2020 年第 2 期。

汪文新等：《我国乡镇卫生院历史沿革实证研究》，《安徽农业科学》2011 年第 35 期。

汪志强、梁玉红：《我国基本公共卫生服务的财政策略优化研究》，《湖北行政学院学报》2012 年第 6 期。

王春晓：《"三明医改"评估：卫生治理框架的分析》，《甘肃行政学院学报》2018 年第 1 期。

王东进：《走进陕西神木静观"免费医疗"》，《中国医疗保险》2010 年第 9 期。

王沪宁：《新政治功能：体制供给和秩序供给》，《上海社会科学院学术季刊》1994 年第 2 期。

王家峰：《国家治理的有效性与回应性：一个组织现实主义的视角》，《管理世界》2015 年第 2 期。

王俊等：《公共卫生体系与医疗服务、医疗保障体系的融合协同：理论机制与案例分析》，《中国科学基金》2020 年第 6 期。

王俊、王雪瑶：《中国整合型医疗卫生服务体系研究：政策演变与理论机制》,《公共管理学报》2021 年第 3 期。

王洛忠、杨济溶:《地方政府医药价格改革的时空演进机理——以政策创新扩散为视角》,《北京行政学院学报》2020 年第 1 期。

王浦劬、赖先进:《中国公共政策扩散的模式与机制分析》,《北京大学学报》(哲学社会科学版) 2013 年第 6 期。

王绍光等:《政策导向、汲取能力与卫生公平》,《中国社会科学》2005 年第 6 期。

王绍光:《学习机制与适应能力:中国农村合作医疗体制变迁的启示》,《中国社会科学》2008 年第 111 期。

王胜男等:《老年人自杀死亡事件特征》,《中国老年学杂志》2018 年第 14 期。

王寿林:《政治、法治、德治:国家治理方式三重奏——中国共产党领导人民治国理政的基本方式研究》,《天津大学学报》(社会科学版) 2021 年第 3 期。

王帅:《我国基层卫生人力资源现状研究及政策建议》,硕士学位论文,首都医科大学,2016 年。

王曦、陈中飞:《"新改革观"论》,《中山大学学报》(社会科学版) 2014 年第 3 期。

王小万等:《卫生部门治理的基本逻辑架构与要素》,《中国卫生经济》2017 年第 8 期。

王小万等:《英国国民卫生服务制度(NHS)的结构性改革与治理模式》,《中国卫生政策研究》2017 年第 11 期。

王亚华:《增进公共事务治理:奥斯特罗姆学术探微与应用》,清华大学出版社 2017 年版。

王轶等:《我国乡镇卫生院防保现状》,《中国农村卫生事业管理》2007 年第 10 期。

王振耀:《我眼中的神木县全民免费医疗》,《公益时报》2010 年 10 月 20 日。

温家宝:《政府工作报告——2008 年 3 月 5 日在第十一届全国人民代表大会第一次会议上》,中国人大网,http://www.npc.gov.cn/zgrdw/huiyi/dbdh/11/2008-03-19/content_1421002htm.

文庠：《初级卫生服务"中国样板"的重塑：赤脚医生与中医药研究述评与展望》，《南京中医药大学学报》（社会科学版）2019 年第 3 期。

吴建南等：《财政管理、角色冲突与组织绩效——面向中国乡镇政府的探索性研究》，《管理世界》2005 年第 12 期。

吴明、李睿：《健康需要与需求的概念及测量》，《中国卫生经济》1995 年第 1 期。

习近平：《坚持和完善中国特色社会主义制度推进国家治理体系和治理能力现代化》，中国政府网，http：//www. gov. cn/xinwen/2020 - 01/01/content_5465721. htm.

习近平：《决胜全面建成小康社会夺取新时代中国特色社会主义伟大胜利——在中国共产党第十九次全国代表大会上的报告》，中国共产党新闻网，http：//cpc. people. com. cn/19th/n1/2017/1027/c414395 - 29613458. html.

习近平：《切实把思想统一到党的十八届三中全会精神上来》，中国共产党新闻网，http：//cpc. people. com. cn/n/2013/1231/c64094 - 23993888. html.

新华社：《全国卫生与健康大会 19 日至 20 日在京召开》，中国政府网，http：//www. gov. cn/xinwen/2016-08/20/content_5101024. htm.

新华社：《习近平在福建考察时强调在服务和融入新发展格局上展现更大作为奋力谱写全面建设社会主义现代化国家福建篇章》，新华社，https：//baijiahao. baidu. com/s？ id = 1695189040711071577&wfr = spider&for＝pc.

新华社：《中共中央关于制定国民经济和社会发展第十三个五年规划的建议》，中国政府网，http：//www. gov. cn/xinwen/2015 - 11/03/content2959432. htm.

熊巨洋等：《乡镇卫生院功能及其绩效评价实践》，《中国初级卫生保健》2008 年第 3 期。

徐凤辉、王俊：《中国新时期医药卫生体制改革研究——基于宏观视角的顶层设计》，2017 年年会暨第 21 次全国财政理论研讨会，北京，2017 年 4 月。

徐勇：《国家治理的中国底色与路径》，中国社会科学出版社 2019 年版。

鄢洪涛：《农村医疗卫生制度的历史变迁与绩效分析》，《湘潭大学学报》（哲学社会科学版）2013 年第 6 期。

杨开峰等：《中国之治：国家治理体系和治理能力现代化十五讲》，中国人民大学出版社 2020 年版。

杨叔禹、陈粮：《慢病先行 三师共管 分级诊疗改革让群众得实惠——厦门市推进分级诊疗改革探索之路》，《现代医院管理》2016 年第 4 期。

杨叔禹、王虎峰：《用分级诊疗统筹医改 实现强基层、促健康、可持续——厦门分级诊疗调研报告》，《中国卫生管理研究》2016 年第 1 期。

杨燕绥、刘懿：《全民医疗保障与社会治理：新中国成立 70 年的探索》，《行政管理改革》2019 年第 8 期。

姚东宁、邵蓉：《德国药品参考定价制度对我国的启示》，《价格理论与实践》2014 年第 9 期。

姚力：《把医疗卫生工作的重点放到农村去——毛泽东"六·二六"指示的历史考察》，《当代中国史研究》2007 年第 3 期。

姚强：《国家卫生系统绩效评价模型理论与方法研究》，博士学位论文，华中科技大学，2015 年。

［英］莱恩·多亚夫、伊恩·高夫：《人的需要理论》，汪淳波、张宝莹译，商务印书馆 2008 年版。

于梦根等：《基层医疗卫生服务整合的国际经验及对我国的启示》，《中国卫生政策研究》2019 年第 6 期。

俞可平：《改善我国公民社会制度环境的若干思考》，《当代世界与社会主义》2006 年第 1 期。

俞可平：《治理和善治：一种新的政治分析框架》，《南京社会科学》2001 年第 43 期。

俞可平：《走向善治：国家治理现代化中的中国方案》，中国文史出版社 2016 年版。

袁媛：《我国农村基本公共服务供给制度变迁中的政府行为研究》，

《农业经济问题》2014 年第 11 期。

岳经纶、王春晓：《三明医改经验何以得到全国性推广？基于政策创新扩散的研究》，《广东社会科学》2017 年第 5 期。

岳远雷：《基本药物制度治理困境及法治化保障研究》，《中国卫生政策研究》2017 年第 12 期。

昝馨：《历史的往复：1978—1992 年的中国公立医院改革》，《中国经济史研究》2020 年第 2 期。

张勃等：《基层医疗卫生机构的基本医疗服务范围研究——基于常见病、多发病的视角》，《中国医院管理》2016 年第 8 期。

张宏翔等：《财政分权、政府竞争和地方公共卫生投入》，《财政研究》2014 年第 8 期。

张菊、李小鹏：《多元主体协同治理：新中国成立初期健康促进的实践探索与历史经验》，《学习月刊》2021 年第 3 期。

张明妍等：《我国社区卫生服务机构服务能力现状、问题及对策》，《中国卫生事业管理》2016 年第 9 期。

张桐叶、王净：《重庆后医改时代的出路——对重庆"七日医改"的反思》，《医学争鸣》2017 年第 4 期。

张肖阳、肖巍：《"全球公共健康伦理"：建构危机时刻的全球伦理共识》，《探索与争鸣》2020 年第 4 期。

张永梅、李放：《农村基本医疗卫生服务供给满意度分析——基于江苏省的调研数据》，《南京农业大学学报》（社会科学版）2010 年第 1 期。

张长东：《国家治理能力现代化研究——基于国家能力理论视角》，《法学评论》2014 年第 3 期。

张自宽：《亲历农村卫生六十年——张自宽农村卫生文选》，中国协和医科大学出版社 2011 年版。

赵黎：《发展还是内卷？——农村基层医疗卫生体制改革与变迁》，《中国农村观察》2018 年第 6 期。

郑大喜：《深入开展卫生财政预算项目绩效管理研究的必要性》，《中国医院管理》2015 年第 10 期。

郑方辉等：《财政绩效评价：理念、体系与实践》，《中国社会科学》2017 年第 4 期。

郑国管等:《患者满意度测评问题与治理路径思考》,《中国卫生政策研究》2019 年第 3 期。

郑文贵等:《医疗和防保功能在乡镇卫生院经营活动中的地位分析》,《中国卫生资源》2000 年第 6 期。

中共中央国务院:《关于深化医药卫生体制改革的意见》,中国政府网,http://www.gov.cn/jrzg/2009-04/06/content_1278721.htm.

中共中央国务院:《"健康中国 2030"规划纲要》,中国政府网,http://www.gov.cn/zhengce/2016-10/25/content_5124174.htm.

中国共产党新闻网:《改革开放三十周年系列策划·党的重要会议之一:1978 历史大转折——十一届三中全会的台前幕后》,中国共产党新闻网,http://cpc.people.com.cn/GB/64162/134580/134581/index.html.

中华人民共和国中央人民政府:《中共中央国务院关于深化医药卫生体制改革的意见》,中国政府网,http://www.gov.cn/gongbao/content/2009/content_1284372.htm.

钟东波:《公立医院治理模式改革的国际经验和趋势》,《中国机构改革与管理》2016 年第 7 期。

仲芷葳:《澳大利亚社区卫生服务筹资和补偿对中国的思考》,《中国公共卫生管理》2011 年第 6 期。

周国雄:《论公共政策执行力》,《探索与争鸣》2007 年第 1 期。

周金玲等:《基本公共卫生服务筹资均等化政策的实证分析:基于对部分农村地区基本公共卫生经费分配的实地调查》,《中国卫生经济》2011 年第 6 期。

周玫琳:《全球卫生史视域下的亚洲跨国卫生合作——以远东热带医学会为例》,《国际政治研究》2021 年第 3 期。

周沛:《基于"增进民生福祉"的制度性福利与服务性福利整合研究》,《东岳论丛》2018 年第 5 期。

周望:《"政策试验"解析:基本类型、理论框架与研究展望》,《中国特色社会主义研究》2011 年第 2 期。

周雪光、练宏:《中国政府的治理模式:一个"控制权"理论》,

《社会学研究》2012 年第 5 期。

周燕、潘遥：《财政补助与税收减免——交易费用视角下的新能源汽车产业政策分析》，《管理世界》2019 年第 10 期。

朱德云、孙若源：《地方财政对转移支付长期依赖问题：理论机制及治理选择》，《财政研究》2018 年第 9 期。

朱亚鹏、丁淑娟：《政策属性与中国社会政策创新的扩散研究》，《社会学研究》2016 年第 5 期。

竺乾威：《从新公共管理到整体性治理》，《中国行政管理》2008 年第 10 期。

英文参考文献

Abbasi J. , "New Guidelines Aim to Expand Palliative Care Beyond Specialists", *JAMA*, Vol. 322, No. 3, Jun 2019.

Aghion P. , Williamson J. G. , Growth, *Inequality*, *and Globalization*: *Theory*, *History*, *and Policy*. Cambridge University Press, 1998.

Aldridge Carlson M. D. , et al. , "Hospices' Enrollment Policies May Contribute to Underuse of Hospice Care in the United States", *Health Aff*, Vol. 31, No. 12, Dec 2012.

Altenstetter C. , "Insights from Health Care in Germany", *American Iournal of Public Health*, Vol. 93, No. 1, Jan 2003.

American Academy of Family Physicians, Primary Care, American Academy of Family Physicians, https://www. aafp. org/about/policies/all/primary-care. html.

American College of Physcian, "Hospice and Palliative Medicine, American College of Physcian", https://www. acponline. org/about-acp/about-internal-medicine/subspecialties-of-internal-medicine/hospice-and-palliative-medicine.

Andrasfay T. , Goldman N. , "Reductions in 2020 US Life Expectancy Due to COVID-19 and the Disproportionate Impact on the Black and Latino Populations", *Proceedings of the National Academy of Sciences*, Vol. 118, No. 5, Feb 2021.

Ankuda C. K. , et al. , "Regional Variation in Primary Care Involvement at the End of Life", *The Annals of Family Medicine*, Vol. 15, No. 1, Jan 2017.

Augustine M. R., et al., "Patient-reported Access in the Patient-centered Medical Home and Avoidable Hospitalizations: An Observational A-nalysis of the Veterans Health Administration", *Journal of General Internal Medicine*, Vol. 34, No. 8, Jan 2019.

Australia Institute of Health and Welfare, "Health Expenditure Australia 2016-2017, Australia Institute of Health and Welfare", https://www.aihw. gov. au/reports/health-welfare-expenditure/health-expenditure-australia-2016-17/data.

Barber R. M., et al., "Healthcare Access and Quality Index Based on Mortality from Causes Amenable to Personal Health Care in 195 Countries and Territories, 1990-2015: a Novel Analysis from the Global Burden of Disease Study 2015", *The Lancet*, Vol. 390, No. 10091, Jul 2017.

Barnes H., et al., "Rural and Nonrural Primary Care Physician Practices Increasingly Rely on Nurse Practitioners", *Health Affairs*, Vol. 37, No. 6, Jun 2018.

Bazemore A., et al., "Higher Primary Care Physician Continuity is Associated with Lower Costs and Hospitalizations", *The Annals of Family Medicine*, Vol. 16, No. 6, Nov 2018.

Bazemore A., et al., "More Comprehensive Care among Family Physi-cians is Associated with Lower Costs and Fewer Hospitalizations", *The An-nals of Family Medicine*, Vol. 13, No. 3, Jan 2015.

Bell B. A., et al., "Cluster Size in Multilevel Models: The Impact of Sparse Data Structures on Point and Interval Estimates in Two-level Mod-els", *JSM Proceedings, Section on Survey Research Methods*, Jan 2008.

Bell S., Hindmoor A., *Rethinking Governance: The Centrality of the State in Modern Society*, Cambridge University Press, 2009.

Benabou R., "Unequal Societies: Income Distribution and the Social Contract", *American Economic Review*, Vol. 90, No. 1, Mar 2000.

Bhattacharyya O., et al., "Evolution of Primary Care in China 1997-

2009", *Health Policy*, Vol. 100, No. 2-3, Jun 2011.

Bitton A., "The Necessary Return of Comprehensive Primary Health Care", *Health Services Research*, Vol. 53, No. 4, Aug 2018.

Bleser W. K., et al., "ACO Serious Illness Care: Survey and Case Studies Depict Current Challenges and Future Opportunities", *Health Affairs*, Vol. 38, No. 6, Jun 2019.

Bodolica V., et al., "A Structuration Framework for Bridging the Macro - micro Divide in Health - care Governance", *Health Expectations*, Vol. 19, No. 4, Aug 2016.

Bowles S., et al., *Recasting Egalitarianism: New Rules for Communities, States and Markets*, Verso, 1998.

Braveman P., "What Are Health Disparities and Health Equity? We Need to Be Clear", *Public Health Reports*, Vol. 129, No. s2, Jan 2014.

Braveman P., "Health Disparities and Health Equity: Concepts and Measurement", *Annual Review of Public Health*, Vol. 27, No. 0, Apr 2006.

Caplan A. L., et al., "Concepts of Health and Disease: Interdisciplinary Perspectives", *Yale Journal of Biology & Medicine*, Vol. 55, No. 1, Nov 1982.

Carreras M., et al., "Ageing and Healthcare Expenditures: Exploring the Role of Individual Health Status", *Health Economics*, Vol. 27, No. 5, May 2018.

Cavanagh, S. and K. Chadwick., *Health Needs Assessment: A Practical Guide*, Natianal Institute for Clinical Excellence, 2005.

Chen M., et al., "Does Economic Incentive Matter for Rational Use of Medicine? China's Experience from the Essential Medicines Program", *Pharmacoeconomics*, Vol. 32, No. 3, Mar 2014.

Chernew M. E., et al., "Public Payment Rates for Hospitals and the Potential for Consolidation - Induced Cost Shifting: Study Examines Public Payment Rates for Hospital Care and the Potential for Consolidation-induced Cost Shifting", *Health Affairs*, Vol. 40, No. 8, Aug 2021.

Cho C. Y. , "From Cure to Care: the Development of Hospice Care in Taiwan", *Hosp Pal Med Int*, Vol. 2, No. 5, Oct 2018.

Christopher F. Kolle, "Getting More Primary Care-Oritented: Measuring Primary Care Health Care Spending, Milbank Memorial Fund", https://www. milbank. org/2017/07/getting-primary-care-oriented-measuring-primary-care-spending/.

Cleary A. S. , "Integrating Palliative Care into Primary Care for Patients with Chronic, Life-limiting Conditions", *The Nurse Practitioner*, Vol. 41, No. 3, Mar 2016.

Coutinho A. J. , et al. , "Comparison of Intended Scope of Practice for Family Medicine Residents with Reported Scope of Practice Among Practicing Family Physicians", *JAMA*, Vol. 314, No. 22, Dec 2015.

Dai B. , et al. , "The Effects of Governmental and Individual Predictors on COVID-19 Protective Behaviors in China: a Path Analysis Model", *Public Administration Review*, Vol. 80, No. 5, May 2020.

Davis K. , et al. , "A 2020 Vision of Patient-centered Primary Care", *Journal of General Internal Medicine*, Vol. 20, No. 10, Oct 2005.

Deber R. , et al. , "Models of Funding and Reimbursement in Health Care: A Conceptual Framework", *Canadian Public Administration*, Vol. 51, No. 3, Sep 2010.

Department of Health & Social Care, "Guidance Handbook to the NHS Constitution for England, Department of Health & Social Care", https:// www. gov. uk/government/publications/supplements-to-the-nhs-constitution-for-england/the-handbook-to-the-nhs-constitution-for-england.

Donahue J. D. , Zeckhauser R. J. , *Collaborative Governance*. Princeton University Press, 2011.

Donaldson, Molla S. , et al. , *Primary Care: America's Health in a New Era*, National Acedemies Press, 1996.

Dower C. , et al. , "It Is Time to Restructure Health Professions Scope-of-practice Regulations to Remove Barriers to Care", *Health Affairs*, Vol. 32, No. 11, Nov 2013.

Doyle D. , "Palliative Medicine: the First 18 Years of a New Sub-specialty of General Medicine", *Journal-Royal College of Physicians of Eninburgh*, Vol. 35, No. 3, Jan 2005.

Economist Intelligence Unit, "The Quality of Death Index: Ranking Palliative Care Across the World", Economist Intelligence Unit, https://impact. economist. com/perspectives/sites/default/files/2015% 20EIU% 20Quality%20of%20Death%20Index%20Oct%2029%20FINAL. pdf.

Edwards R. B. , "Mental Health as Rational Autonomy", *The Journal of Medicine and Philosophy*, Vol. 6, No. 3, Aug 1981.

Ehospice, "Hospice and Palliative Care in Taiwan. Ehospice", https://ehospice. com/international_posts/hospice-and-palliative-care-in-taiwan/.

Erickson J. I. , et al. , "The Value of Collaborative Governance/Staff Empowerment", *JONA: The Journal of Nursing Administration*, Vol. 33, No. 2, Feb 2003.

Etienne C. , et al. , *Health Systems Financing: the Path to Universal Voverage*, World Health Organization, 2010.

European Association for Palliative Care, "Toolkit for the Development of Palliative Care in Primary Care 2019", European Association for Palliative Care, https://www. eapcnet. eu/Portals/0/EAPC%20Toolkit%202019. pdf.

European Commission, "*Germany: Health Care and Long-term Care Systems*", European Commission, https://ec. europa. eu/info/sites/info/files/file_import/joint-report_de_ en_2. pdf.

Feng X. , et al. , "Extending Access to Essential Services Against Constraints: the Three-tier Health Service Delivery System in Rural China (1949-1980)", *International Journal for Equity in Health*, Vol. 16, No. 1, May 2017.

Feng Z. , et al. , "Long-term Care System for Older Adults in China: Policy Landscape, Challenges, and Future Prospects", *The Lancet*, Vol. 396, No. 10259, Oct 2020.

Ferrell B. R. , et al. , "Dissemination and Implementation of Palliative Care in Oncology", *Journal of Clinical Oncology*, Vol. 38, No. 9,

Sep 2020.

Fredriksson M. , Winblad U. , "Medicine: Consequences of a Decentralized Healthcare Governance Model: Measuring Regional Authority Support for Patient Choice in Sweden", *Social Science & Medicine*, Vol. 67, No. 2, Jun 2008.

Government UK, "Partnering with the NHS to Sell Goods and Services", https://www. gov. uk/guidance/partnering−with−the−nhs−to−sell−goods−and−services#innovation−and−adoption−in−nhs−england.

Grant C. G. , et al. , "Community Health Needs Assessment: a Pathway to the Future and a Vision for Leaders", *The Health Care Manager*, Vol. 34, No. 2, Aug 2015.

Graves J. A. , et al. , "Role of Geography and Nurse Practitioner Scope−of−practice in Efforts to Expand Primary Care System Capacity", *Medical Care*, Vol. 54, No. 1, Jan 2016.

Groom L. , et al. , "Telemedicine and Telehealth in Nursing Homes: An Integrative Review", *Journal of the American Medical Directors Association*, Vol. 22, No. 9, Apr 2021.

Gu E. , Page−Jarrett I. , "The Top−level Design of Social Health Insurance Reforms in China: Towards Universal Coverage, Improved Benefit Design, and Smart Payment Methods", *Journal of Chinese Governance*, Vol. 3, No. 3, Jul 2018.

Gu E. , "Market Transition and the Transformation of the Health Care System in Urban China", *Policy Studies*, Vol. 22, No. 3−4, Sep 2001.

Haggerty J. L. , et al. , "Comprehensiveness of Care from the Patient Perspective: Comparison of Primary Healthcare Evaluation Instruments", *Healthcare Policy*, Vol, No. 7, Dec 2011.

Hagist C. , Kotlikoff L. , Who's Going Broke? Comparing Growth in Healthcare Costs in Ten OECD Countries, National Bureau of Economic Research, 2005.

He A. , "Manoeuvring within a Fragmented Bureaucracy: Policy Entrepreneurship in China's Local Healthcare Reform", *The China Quarterly*,

Vol 236, Dec 2018.

He R. , et al. , "Medical Service Quality, Efficiency and Cost Control Effectiveness of Upgraded Case Payment in Rural China: a Retrospective Study", *International Journal of Environmental Research and Public Health*, Vol. 15, No. 12, Dec 2018.

Hefele J. G. , et al. , "Fewer Bonuses, More Penalties at Skilled Nursing Facilities Serving Vulnerable Populations", *Health Affairs*, Vol. 38, No. 7, Jul 2019.

Hicks N. , Streeten P. , "Indicators of Development: the Search for a Basic Need Yardstick", *World Development*, Vol. 7, No. 6, Jun 1979.

Hirschman A. O. , *The Strategy of Economic Development*. Yale University Press, 1958.

Hollingsworth J. , et al. , *Contemporary Capitalism: the Embeddedness of Institutions*, Cambridge University Press, 1997.

Horton R. , "Offline: 'A Sea of Suffering'", *Lancet*. Vol. 391, No. 10129, Apr 2018.

Hsiao W. , "the Chinese Health Care System: Lessons for Other Nations", *Social Science & Medicine*, Vol. 41, No. 8, Oct 1995.

Hu H. , et al. , "Longitudinal Study of the Earliest Pilot of Tiered Healthcare System Reforms in China: Will the New Type of Chronic Disease Management Be Effective?", *Social Science & Medicine*, Vol. 285, Sep 2021.

Huang Q. S. , "A Review on Problems of China's Hospice Care and Analysis of Possible Solutions", *Chinese Medical Journal*, Vol. 128, No. 2, Jan 2015.

Hui D. , et al. , "Improving Patient and Caregiver Outcomes in Oncology: Team-based, Timely, and Targeted Palliative Care", *CA: a Cancer Journal for Clinicians*, Vol. 68, No. 5, May 2018.

Humphreys J. S. , et al. , "Workforce Retention in Rural and Remote Australia: Determining the Factors that Influence Length of Practice", *Medical Journal of Australia*, Vol. 176, No. 10, May 2002.

Hung P. , et al. , "Access to Obstetric Services in Rural Counties Still Declining, with 9 Percent Losing Services, 2004 – 2014", *Health Affairs*, Vol. 36, No. 9, Sep 2017.

Hung P. , et al. , "Primary Care Physician Continuity, Survival, and End – of – life Care Intensity", *Health Services Research*, Vol. 35, No. 5, May 2021.

Hutchison B. , et al. , "Primary Health Care in Canada: Systems in Motion", *The Milbank Quarterly*, Vol. 89, No. 2, Jun 2011.

Jessop B. , "The Rise of Governance and the Risks of Failure: The Case of Economic Development", *International Social Science Journal*, Vol. 50, No. 155, Mar 1998.

Jing R. , et al. , "The Association Between Panel Size and Health Outcomes of Patients with Hypertension in Urban China: a Population – Based Retrospective Cohort Study", *Journal of General Internal Medicine*, Vol. 36, No 11, Mar 2021.

Kato D. , et al. , "Building Primary Care in Japan: Literature Review", *Journal of General and Family Medicine*, Vol. 20, No. 5, Sep 2019.

Kay Adrian. , *The Dynamics of Public Policy: Theory and Evidence*, Edwadr Elgar Publising Limited, 2006.

Kim A. E. , et al. , "Coverage and Framing of Racial and Ethnic Health Disparities in US Newspapers, 1996 – 2005", *American Journal of Public Health*, Vol. 100, No. S1, Apr 2010.

Knudsen C. , "Modelling Rationality, Institutions and Processes in Economic Theory", *Rationality, Institutions and Economic Methodology*, Routledge, 1993.

Kozhimannil K. B. , et al. , "Association between Loss of Hospital – based Obstetric Services and Birth Outcomes in Rural Counties in the United States", *JAMA*, Vol. 319, No. 12, Mar 2018.

Kringos D. S. , et al. , "Building Primary Care in a Changing Europe: Case Studies", World Health Organization – Regional Office for Europe, https：//apps. who. int/iris/handle/10665/330346.

Kruk M. E. , et al. , "The Contribution of Primary Care to Health and Health Systems in Low-and Middle-income Countries: a Critical Review of Major Primary Care Initiatives", *Social Science & Medicine*, Vol. 70, No. 6, Jan 2010.

Kruk M. E. , Freedman L. P. , "Assessing Health System Performance in Developing Countries: a Review of the Literature", *Health Policy*, Vol. 85, No. 3, Aug 2008.

Li X. , et al. , "Quality of Primary Health Care in China: Challenges and Recommendations", *The Lancet*, Vol. 395, No. 10239, Jun 2020.

Li X. , et al. , "The Primary Health-care System in China", *The Lancet*, Vol. 390, No. 10112, Dec 2017.

Li Z. , et al. , "Challenges for the Surgical Capacity Building of Township Hospitals among the Central China: a Retrospective Study", *International Journal for Equity in Health*, Vol. 17, No. 1, May 2018.

Li Z. , et al. , "End-of-life Cost and Its Determinants for Cancer Patients in Urban China: a Population-based Retrospective Study", *BMJ Open*, Vol. 9, No. 3, Mar 2019.

Lin J. Y. , *New Structural Economics: A Framework for Rethinking Development and Policy*, The World Bank, 2012.

Liu S. , et al. , "Caesarean Section Rate and Cost Control Effectiveness of Case Payment Reform in the New Cooperative Medical Scheme for Delivery: Evidence from Xi County, China", *BMC Pregnancy and Childbirth*, Vol. 18, No. 1, Mar 2018.

Lowe R. A. , et al. , "Association between Primary Care Practice Characteristics and Emergency Department Use in a Medicaid Managed Care Organization", *Medical Care*, Vol. 356, No. 16, Feb 2005.

Luo R. , et al. , "Elections, Fiscal Reform and Public Goods Provision in Rural China", *Journal of Comparative Economics*, Vol. 35, No. 3, Jun 2007.

Ma X. , et al. , "Realigning the Incentive System for China's Primary

Healthcare Providers", *BMJ*, Vol. 365, Jun 2019.

Maas M. , Hox J. , "Sufficient Sample Sizes for Multilevel Modeling", *Methodology*, Vol. 1, No. 3, Jan 2005.

Marchildon G. P. , *Health Systems in Transition, Canada*. University of Toronto Press, 2013.

Martinez-Vazquez J. , Timofeev A. , "Regional-local Dimension of Russia's Fiscal Equalization", *Journal of Comparative Economics*, Vol. 36, No. 1, Feb 2008.

May P. , et al. , "Economics of Palliative Care for Hospitalized Adults with Serious Illness: a Meta-analysis", *JAMA Internal Medicine*, Vol. 178, No. 6, Jun 2018.

Mechanic D. , "Disadvantage, Inequality, and Social Policy", *Health Affairs*, Vol. 21, No. 2, Mar 2002.

Meng Q. , et al. , "What Can We Learn from China's Health System Reform?", *BMJ*, Vol. 365, Jun 2019.

Mick S. F. , Shay P. D. , "Accountable Care Organizations and Transaction Cost Economics", *Medical Care Research and Review*, Vol. 73, No. 6, Dec 2016.

Ministry of Health, Labour and Welfare, "Health Statistics in Japan 2016", https://www. mhlw. go. jp/english/database/.

Ministry of Health, Labour and Welfare, "Medical Fee Revision 2018", https://www. mhlw. go. jp/english/new-info/2018. html.

Ministry of Health, Labour and Welfare, "Medical Fee Revision Related Materials 2019", https://www. mhlw. go. jp/english/new-info/2018. html.

Ministry of Health, Labour and Welfare, "The Number of Clinics and Specialty in Japan 2011", https://www. mhlw. go. jp/english/.

Moine S. , et al. , "Palliative Care and the Endless Cycle of Serious Health-related Suffering", *Lancet*, Vol. 392, No. 10146, Aug 2018.

Morrison R. S. , et al. , "Palliative Care Consultation Teams Cut Hospital Costs for Medicaid Beneficiaries", *Health Affairs*, Vol. 30, No. 3, Mar 2011.

Mountford N. and Geiger S. , "(Re) −Organizing the Evolving Health-care Market: Collaborative Governance in Bureaucratic Contexts", *Academy of Management Proceeding*, 2018, Vol. 2018, No. 1 Aug 2018.

Munday D. , et al. , "Integrated Management of Non−communicable Diseases in Low−income Settings: Palliative Care, Primary Care and Community Health Synergies", *BMJ Supportive & Palliative Care*, Vol. 9, No. 4, Dec 2019.

Murray S. A. , et al. , "Palliative Care from Diagnosis to Death", *BMJ*, Vol. 356, Feb 2017.

Murray S. A. , Sheikh A. , "Care for All at the End of Life", *BMJ*, Vol. 336, No. 7650, Apr 2008.

Myrdal G. , Sitohang P. , *Economic Theory and Under−developed Regions*. Gerald Duckworth & Co; First Edition, 1957.

Müller A. , "Institutional Ambiguity in Primary and Preventive Care: Reforming Village Health Services in 21st Century China", *Journal of Contemporary China*, Vol. 28, No. 119, Sep 2019.

National Center for Health Workforce Analysis, "Projecting the Supply and Demand of Primary Care Practitioners through 2020", U. S. Department of Health and Human Services, https: //bhw. hrsa. gov/sites/default/files/bureau−health−workforce/data−research/projecting−primary−care. pdf.

National Hospice and Palliative Care Organization, "NHPCO Facts and Figures 2020 Edition", https: //www. nhpco. org/wp − content/uploads/NHPCO−Facts−Figures−2020−edition. pdf.

National Hospice and Palliative Care Organization, "NHPCO Releases New Facts and Figures Report on Hospice Care", https: //www. nhpco. org/hospice−facts−figures/.

National Insitution of Health, "What are Palliative Care and Hospice Care?", National Institute on Aging, https: //www. nia. nih. gov/health/what−are−palliative−care−and−hospice−care#requirement.

National Institute of Population and Social Security Research, "The Cost of Social Security Benefits", FY2016: Ministry of Health, Labour and

Welfare.

Naylor C. D. , *Private Practice*, *Public Payment*: *Canadian Medicine and the Politics of Health Insurance*, McGill-Queen's Press, 1986.

Norris C. M. , et al. , "Ordinal Regression Model and the Linear Regression Model Were Superior to the Logistic Regression Models", *Journal of Clinical Epidemiology*, Vol. 59, No. 5, May 2006.

North D. C. , "Institutions", *Journal of Economic Perspectives*, Vol. 5, No. 2, Dec, 1991.

Nuffield Trust and Health Foundation, Closer to Critical? Quality Watch Annual Statement, 2015.

Nurse Practitioner Association for Continuing Education, "Nurse Practitioners and Palliative Care: What to Know and How to Help", https://www. npace. org/nurse-practitioners-and-palliative-care-what-to-know-and-how-to-help/.

Office for National Statistics, Healthcare Expenditure, "UK Health Accounts, 2017", https://www. ons. gov. uk/peoplepopulationandcommunity/healthandsocialcare/healthcaresystem/bulletins/ukhealthaccounts/2017/previous/v1.

Office of Disease Prevention and Health Promotion, "Disparities", https://www. healthypeople. gov/2020/about/foundation - health - measures/Disparities.

Onukwugha E. , et al. , "A Primer on Marginal Effects—Part II: Health Services Research Applications", *Pharmacoeconomics*, Vol. 33, No. 2, Feb 2015.

Organisation for Economic Co-operation and Development, "Better Polices for Better Lives", Spending on Primary Care: First Estimates, Organisation for Economic Co-operation and Development, "National Accounts Statistics", Organisation for Economic Co - operation and Development, https://www. oecd. org/regional/regional-policy/profile-Germnay. pdf.

Organization for Economic Co-operation and Development, "Health Care Systems: Getting More Value for Money", Organization for Economic Co-operation and Development, https：//www. oecd. org/economy/growth/46508904. pdf.

Organization for Economic Co-operation and Development, "Realising the Potential of Primary Health Care", Organization for Economic Co-operation and Development, https：//www. oecd. org/health/realising-the-potential-of-primary-health-care-a92adee4-en. htm.

Ostrom E. , et al. , *Rules, Games, and Common-pool Resources.* University of Michigan Press, 1994.

Ostrom E. , "A Grammar of Institutions", *American Political Science Review*, Vol. 89, No. 3, Sep 1995.

Ostrom E. , *Institutional Rational Choice：An Assessment of the Institutional Analysis and Development Framework*, Routledge 2019.

Ovseiko P. V. , et al. , "Implementation of Collaborative Governance in Cross-sector Innovation and Education Networks：Evidence from the National Health Service in England", *BMC Health Services Research*, Vol. 14, No. 1, Nov 2014.

O' brien R. M. , "A Caution Regarding Rules of Thumb for Variance Inflation Factors", *Quality & Quantity*, Vol. 41, No. 5, Mar 2007.

O' Malley A. S. , et al. , "New Approaches to Measuring the Comprehensiveness of Primary Care Physicians", *Health Services Research*, Vol. 54, No. 2, Apr 2019.

O' Malley A. S. , Rich E. C. , "Measuring Comprehensiveness of Primary Care：Challenges and Opportunities", *Journal of General Internal Medicine*, Vol. 30, No. 3, Aug 2015.

Pacheco J. , et al. , "Urgent Care Centres Reduce Emergency Department and Primary Care Same-day Visits：a Natural Experiment", *Health Policy and Planning*, Vol. 34, No. 3, Apr 2019.

Papanicolas I. , et al. , "Health Care Spending in the United States and Other High-income Countries", *JAMA*, Vol. 319, No. 10, Mar 2018.

Parrish M. , et al. , "Weaving Palliative Care into Primary Care：A Guide for Community Health Leaders", *Oakland, CA：California Healthcare Foundation*, 2015.

Phillips R. L., Bazemore A. W., "Primary Care and Why it Matters for US Health System Reform", *Health Affairs*, Vol. 29, No. 5, May 2010.

Pierson Paul, *Politics in Time: History, Institutions, and Social Analysis*, Princeton University Press, 2004.

Ramesh M., et al., "Health Governance and Healthcare Reforms in China", *Health Policy and Planning*, Vol. 29, No. 6, Sep 2014.

Ramsey J. B., "Tests for Specification Errors in Classical Linear Least-squares Regression Analysis", *Journal of the Royal Statistical Society: Series B (Methodological)*, Vol. 31, No. 2, Jul 1969.

Rice T. H., "The Impact of Changing Medicare Reimbursement Rates on Physician-induced Demand", *Medical Care*, No. 9, Aug 1983.

Roberts M., et al., *Getting Health Reform Right: a Guide to Improving Performance and Equity*, Oxford University Press, 2003.

Roemer M. I., "Bed Supply and Hospital Utilization: a Natural Experiment", *Hospitals*, Vol. 35, Nov 1961.

Roncarolo F., et al., "What Do We Know about the Needs and Challenges of Health Systems? A Scoping Review of the International Literature", *BMC Health Services Research*, Vol. 17, No. 1, Sep 2017.

Roy R., et al., "Primer on Skill Shortages in Canada. Human Resources Development Canada", *Applied Research Branch*, Strategic Policy, Jul 1997.

Sakamoto H., et al., "Japan Health System Review", World Health Organization, https://apps.who.int/iris/handle/10665/259941.

Saltman R. B., Duran A., "Governance, Government, and the Search for New Provider Models", *International Journal of Health Policy and Management*, Vol. 5, No. 1, Jan 2016.

Sanborn, B. J., "Shift in Physician Workforce Towards Specialists Fuels Primary Care Shortage, Potential Spending Growth, Healthcare Finance", https://www.healthcarefinancenews.com/news/shift-physician-workforce-towards-specialists-fuels-primary-care-shortage-potentialspending.

Sansoni J., et al., "Nurses and Research: an Analysis of Two International Nursing Journals", *Professioni infermieristiche*, Vol. 59, No. 1, Jan 2006.

Schoen C., et al., "A Survey of Primary Care Doctors in Ten Countries Shows Progress in Use of Health Information Technology, Less in Other Areas", *Health Affairs*, Vol. 31, No. 12, Dec 2012.

Schuppert G. F., *Alles Governance Oder was?* Nomos Verlagsgesellschaft MBH & Co. KG, 2011.

Scott A., et al., "The Effect of Financial Incentives on the Quality of Health Care Provided by Primary Care Physicians", *Cochrane Database of Systematic Reviews*, Vol. 9, No. CD008451, Sep 2011.

Sekhri N., et al., "Public–private Integrated Partnerships Demonstrate the Potential to Improve Health Care Access, Quality, and Efficiency", *Health Affairs*, Vol. 30, No. 8, Aug 2011.

Shibata A., et al., "Challenges in Providing Maternity Care in Remote Areas and Islands for Primary Care Physicians in Japan: a Qualitative Study", *BMC Family Practice*, Vol. 19, No. 1, Jul 2018.

Shiroiwa T., et al., "New Decision-making Processes for the Pricing of Health Technologies in Japan: The FY 2016/2017 Pilot Phase for the Introduction of Economic Evaluations", *Health Policy*, Vol. 121, No. 8, Aug 2017.

Shrank W. H., et al., "Hospice Carve-in—Aligning Benefits with Patient and Family Needs", *JAMA*, Vol. 324, No. 1, June 2020.

Sinaiko A. D., et al., "Marketwide Price Transparency Suggests Significant Opportunities for Value – Based Purchasing", *Health Affairs*, Vol. 38, No. 9, Sep 2019.

Snaman J., et al., "Pediatric Palliative Care in Oncology", *Journal of Clinical Oncology*, Vol. 38, No. 9, Sep 2020.

Soljak M., et al., "Does Higher Quality Primary Health Care Reduce Stroke Admissions? A National Cross–sectional Study", *British Journal of General Practice*, Vol. 61, No. 593, Dec 2011.

Stacey M. , *The Sociology of Health and Healing: a Textbook*, Routledge, 2003.

Starfield B. , et al. , "Contribution of Primary Care to Health Systems and Health", *The Milbank Quarterly*, Vol. 83, No. 3, Jul 2005.

Starfield B. , *Primary Care: Balancing Health Needs, Services, and Technology*. Oxford University Press, 1998.

Takamura A. , "The Present Circumstance of Primary Care in Japan", *Quality in Primary Care*, Vol. 23, No. 5, Sep 2015.

Tamiya N. , et al. , "Population Ageing and Wellbeing: Lessons from Japan's Long - term Care Insurance Policy", *The Lancet*, Vol. 378, No. 9797, Jun 2011.

Tammes P. , et al. , "Continuity of Primary Care and Emergency Hospital Admissions among Older Patients in England", *The Annals of Family Medicine*, Vol. 15, No. 6, Nov 2017.

Temel J. S. , et al. , "Early Palliative Care for Patients with Metastatic Non - Small - Cell Lung Cancer", *New England Journal of Medicine*, Vol. 363, No. 8, Sep 2010.

The Commonwealth Fund, "The German Health Care System", The Commonwealth Fund, https://international. commonwealthfund. org/countries/germany/.

The Worldwide Hospice Palliative Care Alliance, "WHO Global Atlas of Palliative Care at the End of Life", Worldwide Hospice & Palliative Care Alliance, http://www. thewhpca. org/resources/global-atlas-on-end-of-life-care.

Thompson V. A. , "Bureaucracy and Innovation", *Administrative Science Quarterly*, Vol. 10, No. 1, 1965.

Trubek L. G. , Das M. , "Achieving Equality: Healthcare Governance in Transition", *American Journal of Law & Medicine*, Vol. 29, No. 2 - 3, Jul 2003.

United Health Foundation, "America's Health Rankings Annual Report 2018, United Health Foundation", https://assets. americashealthrankings.

org/app/uploads/2018ahrannual_020419. pdf.

United Kindom National Health Services, "What End of Life Care In-volves, National Health Services", https：//www. nhs. uk/conditions/end-of-life-care/what-it-involves-and-when-it-starts/.

US Centers for Medicare and Medicaid Services, "Hospice, US Centers for Medicare and Medicaid Services", https：//www. cms. gov/Medicare/Medicare-Fee-for-Service-Payment/Hospice.

Van Olmen J. , et al. , "the Health System Dynamics Framework：the Introduction of an Analytical Model for Health System Analysis and Its Appli-cation to Two Case-studies", *Health Culture and Society*, Vol. 2, No. 1, Mar 2012.

Van Olmen J. , et al. , *Analysing Health Systems to Make Them Stronger*, ITG Press, 2010.

Warr P. , Work, *Unemployment, and Mental Health*, Oxford Universi-ty Press, 1987.

Webster F. , et al. , "The Mismeasurement of Complexity：Provider Narratives of Patients with Complex Needs in Primary Care settings", *Inter-national Journal for Equity in Health*, Vol. 18, No. 1, Jul 2019.

Wenghofer E. F. , et al. , "Geographic Variation in FP and GP Scope of Practice in Ontario：Comparative Provincial Study", *Canadian Family Physician*, Vol. 64, No. 6, Feb 2018.

Wennberg J. , Gittelsohn A. , "Small Area Variations in Health Care Delivery：a Population-based Health Information System Can Guide Plan-ning and Regulatory Decision-making", *Science*, Vol. 182, No. 4117, Dec 1973.

Whitcomb M. E. , "Preparing the Personal Physician for Practice：Meet-ing the Needs of Patients：Redesign of Residency Training in Family Medi-cine", *The Journal of the American Board of Family Medicine*, Vol. 20, No. 4, Jul 2007.

Whitehead M. , "The Concepts and Principles of Equity and Health", *Health Promotion International*, Vol. 6, No. 3, Jul 1991.

Whittaker W. , et al. , "Associations between Extending Access to Primary Care and Emergency Department Visits: a Difference-in-differences Analysis", *PLoS Medicine*, Vol. 13, No. 9, Sep 2016.

Williams A. , *Need as a Demand Concept (with Special Reference to Health)*, *Economic Policies and Social Goals*, Martin Robertson, 1974.

World Bank, et al. , "Deepening Health Reform in China: Building High-Quality and Value-Based Service Delivery", World Bank, https://openknowledge. worldbank. org/bitstream/handle/10986/31458/9787509591 802. pdf.

World Bank, "Healthy China: Deepening Health Reform in China: Building High-Quality and Value-Based Service Delivery", World Bank Publications, https://openknowledge. worldbank. org/bitstream/handle/10986/31458/9787509591802. pdf.

World Health Organization, *A Vision for Primary Health Care in the 21st Century: Towards Universal Health Coverage and the Sustainable Development Goals*, World Health Organization, 2018.

World Health Organization, *Implementing Health Fnancing Reform: Lessons from Countries in Transition*, World Health Organization. Regional Office for Europe, 2010.

World Health Organization, "Integrating Palliative Care and Symptom Relief into Primary Health Care", World Health Organization, http://apps. who. int/iris/bitstream/handle/10665/274559/9789241514477-eng. pdf? ua=1.

World Health Organization, "Japan Health System Review 2018", World Health Organization, http://apps. searo. who. int/PDS_DOCS/B5390. pdf.

World Health Organization, *Primary Health Care on the Road to Universal Health Coverage* 2019 *Monitoring Report*, World Health Organization, 2019.

World Health Organization, "WHO Definition of Palliative care/WHO Definition of Palliative Care for Children", World Health Organization, http://www. who. int/cancer/palliative/definition/en/.

World Health Organization, *Closing the Gap in a Generation: Health Eq-*

uity Through Sction on the Social Determinants of health: *Commission on Social Determinants of Health Final Report*, World Health Organization, 2008.

Xu J., et al., "Effectiveness of Primary Care Gatekeeping: Difference-in-differences Evaluation of a Pilot Scheme in China", *BMJ global health*, Vol. 5, No. 8, Aug 2020.

Xu J., et al., "Historical Roots of Hospital Centrism in China (1835-1949): a Path Dependence Analysis", *Social Science & Medicine*, Vol. 226, Apr 2019.

Xu J., Mills A., "Challenges for Gatekeeping: a Qualitative Systems Analysis of a Pilot in Rural China", *International Journal for Equity in Health*, Vol. 16, No. 1, Jul 2017.

Yang G., et al., "Rapid Health Transition in China, 1990-2010: Findings from the Global Burden of Disease Study 2010", *The Lancet*, Vol. 381, No. 9882, Jun 2013.

Yin Z., et al., "Development of Palliative Care in China: a Tale of Three Cities", *Oncologist*, Vol. 22, No. 11, Nov 2017.

Yip W., et al., "Early Appraisal of China's Huge and Complex Health-care Reforms", *The Lancet*, Vol. 379, No. 9818, Jun 2012.

Yip W., "Healthcare System Challenges in Asia", Oxford Research Encyclopedia of Economics and Finance, https://oxfordre.com/economics/view/10.1093/acrefore/9780190625979.001.0001/acrefore-9780190625979-e-245.

Yip W., Hsiao W., "A Systemic Approach to Reform Hong Kong's Health Care Financing: the Harvard Proposal", Jan 2004.

Zhang X., et al., "Local Governance and Public Goods Provision in Rural China", *Journal of Public Economics*, Vol. 88, No. 12, Jun 2004.

Zhang Y., et al., "Effects of Public Hospital Reform on Inpatient Expenditures in Rural China", *Health Economics*, Vol. 26, No. 4, Feb 2017.

Zimbroff R. M., et al., "Home-Based Primary and Palliative Care in the Medicaid Program: Systematic Review of the Literature", *Journal of the American Geriatrics Society*, Vol. 69, No. 1, Sep 2021.

Zimmermann C., et al., "Early Palliative Care for Patients with Advanced Cancer: a Cluster – Randomised Controlled Trial", *The Lancet*, Vol. 383, No. 9930, Jun 2014.

Zurn P., et al., "Imbalance in the Health Workforce", *Human Resources for Health*, Vol. 2, No. 1, Jun 2004.